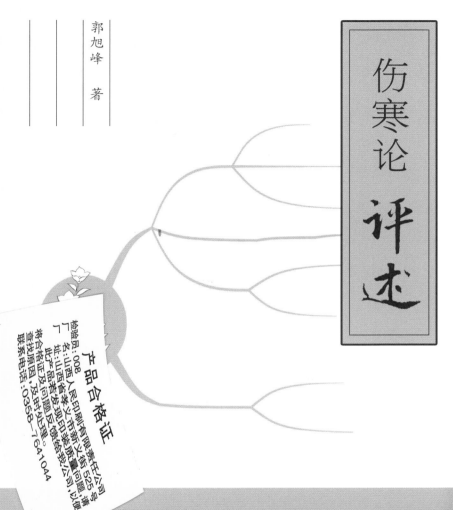

郭旭峰 著

伤寒论 评述

……究《伤寒论》20 余载，推崇用现代知识剖析《伤寒论》条文，从而理解中医辨证的实质，强调辨证就是辨机体的病理生理状态，而不仅仅是辨病或辨症状。善于用古方治疗今病，推崇防病于未然，强调中医八纲辨证。

山西出版传媒集团 · 山西科学技术出版社

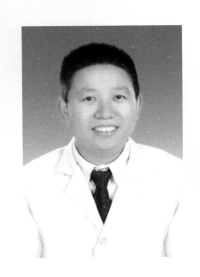

作者介绍

郭旭峰，男，1976 年出生，毕业于山西中医药大学中西医结合专业，获学士学位。研究《伤寒论》20 余载，推崇用病理生理学等现代知识来理解《伤寒论》中的内容，从而理解中医辨证的实质，强调辨证就是要辨机体的病理生理状态，而不仅仅是辨病或辨症状。善于用古方治疗今病，推崇防病于未然，强调中医八纲辨证。

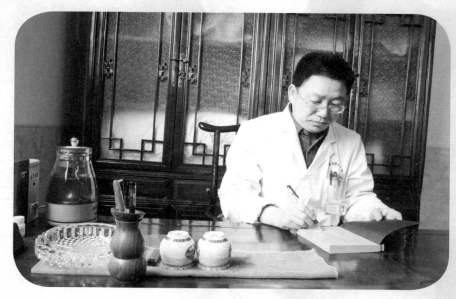

临床出诊

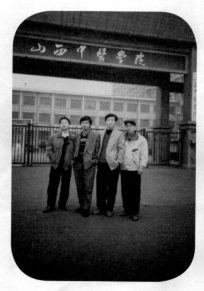

大学同学

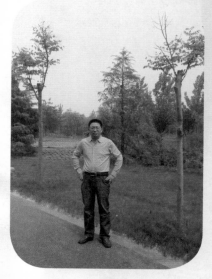

在临汾

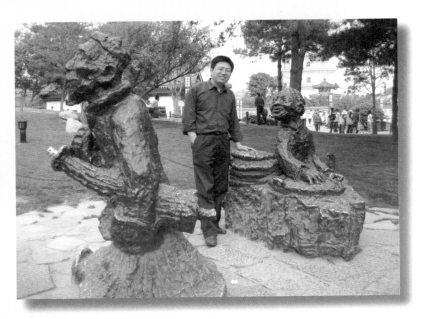

在西安

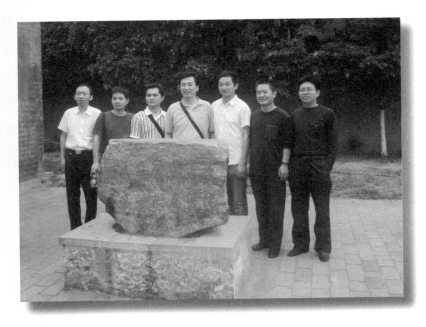

西京进修与老师合影

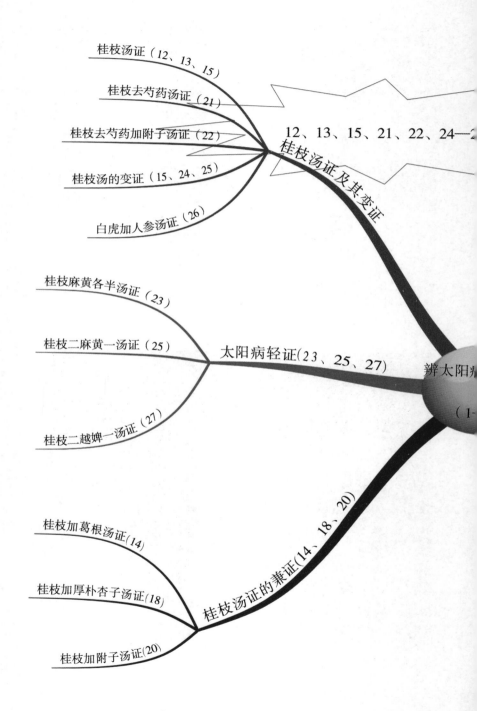

桂枝汤证（12、13、15）

桂枝去芍药汤证（21）

桂枝去芍药加附子汤证（22）

桂枝汤的变证（15、24、25）

白虎加人参汤证（26）

12、13、15、21、22、24—2

桂枝汤证及其变证

桂枝麻黄各半汤证（23）

桂枝二麻黄一汤证（25）

太阳病轻证（23、25、27）

辨太阳病

（1-

桂枝二越婢一汤证（27）

桂枝加葛根汤证(14)

桂枝加厚朴杏子汤证(18)

桂枝汤证的兼证(14、18、20)

桂枝加附子汤证(20)

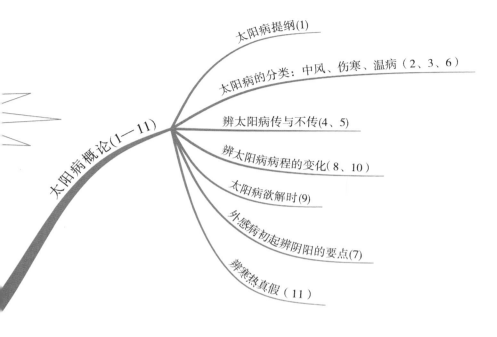

太阳病提纲(1)

太阳病的分类：中风、伤寒、温病（2、3、6）

辨太阳病传与不传(4、5)

辨太阳病病程的变化（8、10）

太阳病欲解时(9)

外感病初起辨阴阳的要点(7)

辨寒热真假（11）

太阳病概论(1—11)

坏病处理原则与桂枝汤禁忌证(16、17、19)

桂枝汤证疑似证(28—30)

桂枝去桂加茯苓白术汤证(28)

甘草干姜汤证、芍药甘草汤证(29)

证象阳旦(30)

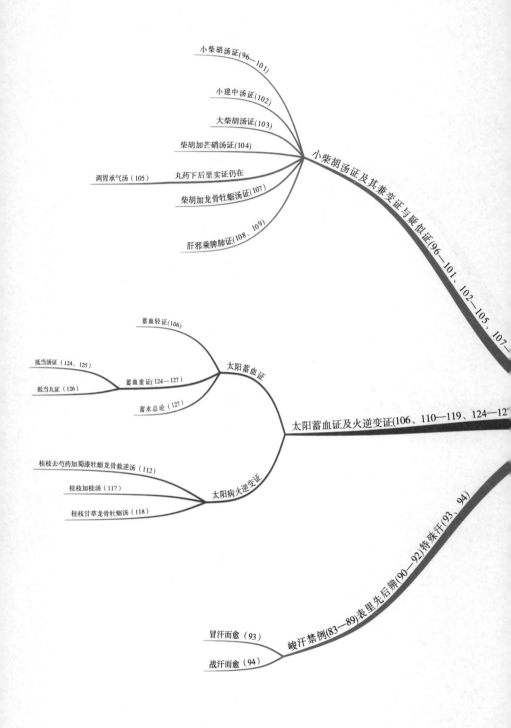

小柴胡汤证(96—101)

小建中汤证(102)

大柴胡汤证(103)

柴胡加芒硝汤证(104)

调胃承气汤（105） 丸药下后里实证仍在

柴胡加龙骨牡蛎汤证(107)

肝邪乘脾肺证(108、109)

小柴胡汤证及其兼变证与疑似证(96—101、102—105、107—

蓄血轻证(106)

抵当汤证（124、125）

抵当丸证（126） 蓄血重证(124—127)

蓄水总论（127）

太阳蓄血证

太阳蓄血证及火逆变证(106、110—119、124—12

桂枝去芍药加蜀漆牡蛎龙骨救逆汤（112）

桂枝加桂汤（117）

桂枝甘草龙骨牡蛎汤（118）

太阳病火逆变证

峻汗禁例(83—89)表里先后辨(90—92)特殊汗(93、94)

冒汗而愈（93）

战汗而愈（94）

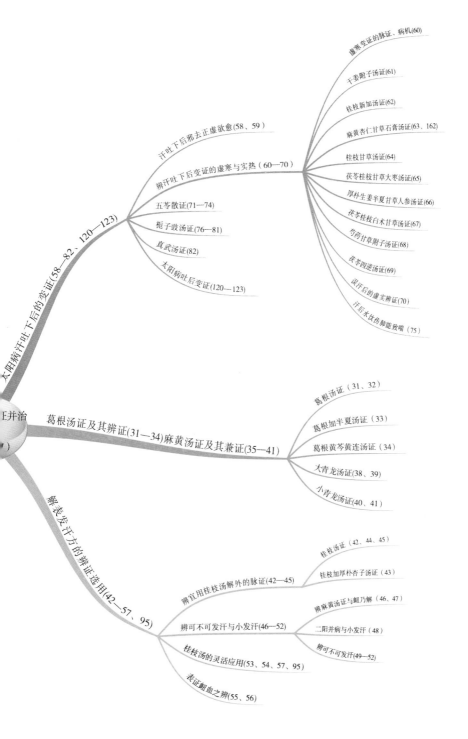

虚寒变证的脉证、病机(60)

干姜附子汤证(61)

桂枝新加汤证(62)

麻黄杏仁甘草石膏汤证(63、162)

桂枝甘草汤证(64)

茯苓桂枝甘草大枣汤证(65)

厚朴生姜半夏甘草人参汤证(66)

茯苓桂枝白术甘草汤证(67)

芍药甘草附子汤证(68)

茯苓四逆汤证(69)

误汗后的虚实辨证(70)

汗后水饮伤肺能致喘(75)

汗吐下后邪去正虚欲愈(58、59)

辨汗吐下后变证的虚寒与实热（60—70）

五苓散证(71—74)

栀子豉汤证(76—81)

真武汤证(82)

太阳病吐后变证(120—123)

太阳病汗吐下后的变证(58—82、120—123)

葛根汤证(31、32)

葛根加半夏汤证（33）

葛根黄芩黄连汤证（34）

大青龙汤证(38、39)

小青龙汤证（40、41）

葛根汤证及其辨证(31—34)麻黄汤证及其兼证(35—41)

E并治

桂枝汤证（42、44、45）

桂枝加厚朴杏子汤证（43）

辨宜用桂枝汤解外的脉证(42—45)

辨麻黄汤证与衄乃解（46、47）

二阳并病与小发汗(48)

辨可不可发汗(49—52)

辨可不可发汗与小发汗(46—52)

桂枝汤的灵活应用(53、54、57、95)

表证衄血之辨(55、56)

解表发汗方的辨证选用(42—57、95)

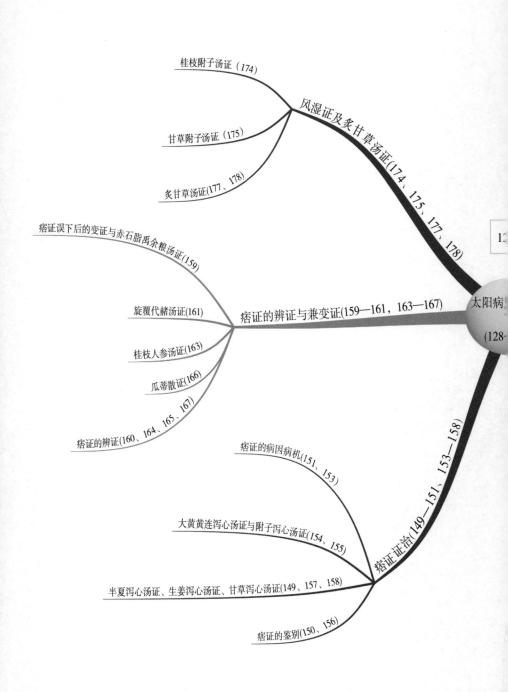

桂枝附子汤证（174）

甘草附子汤证（175）

炙甘草汤证(177、178)

风湿证及炙甘草汤证(174、175、177、178)

痞证误下后的变证与赤石脂禹余粮汤证(159)

旋覆代赭汤证(161)

桂枝人参汤证(163)

瓜蒂散证(166)

痞证的辨证(160、164、165、167)

痞证的辨证与兼变证(159—161，163—167)

太阳病

(128-

痞证的病因病机(151、153)

大黄黄连泻心汤证与附子泻心汤证(154、155)

半夏泻心汤证、生姜泻心汤证、甘草泻心汤证(149、157、158)

痞证的鉴别(150、156)

痞证证治(149—151、153—158)

1

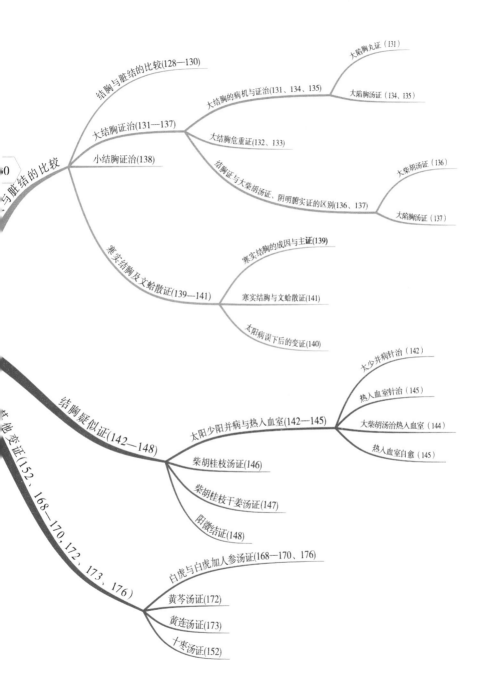

结胸与脏结的比较

结胸与脏结的比较(128—130)

大结胸证治(131—137)

大结胸的病机与证治(131、134、135)
大陷胸丸证（131）
大陷胸汤证（134、135）

大结胸危重证(132、133)

结胸证与大柴胡汤证、阳明腑实证的区别(136、137)
大柴胡汤证（136）
大陷胸汤证（137）

小结胸证治(138)

寒实结胸及文蛤散证(139—141)

寒实结胸的成因与主证(139)

寒实结胸与文蛤散证(141)

太阳病误下后的变证(140)

结胸疑似证(142—148)

太阳少阳并病与热入血室(142—145)
太少并病针治（142）
热入血室针治（145）
大柴胡汤治热入血室（144）
热入血室自愈（145）

柴胡桂枝汤证(146)

柴胡桂枝干姜汤证(147)

阳微结证(148)

其他变证(152、168—170、172、173、176)

白虎与白虎加人参汤证(168—170、176)

黄芩汤证(172)

黄连汤证(173)

十枣汤证(152)

茵陈蒿汤证（260）

栀子豉汤证（261）

麻黄连翘赤小豆汤证（262）

阳明发黄辨（259—2

栀子豉汤证（221）

白虎加人参汤证（222）

阳明病攻下与多汗的辨证(221—224)

猪苓汤证（223、224）

四逆汤证（225）

阳明病攻下后寒热之辨(225—228)

栀子豉汤证（228）

阳明兼少阳证治（229、230）

小柴胡汤证（231）

阳明中风发黄(231、232)

麻黄汤证（232）

导法(233)

221—237

阳明病兼变证的辨

阳明兼太阳证治(234、235)

阳明发黄与阳明蓄血的辨治(236、237)

茵陈蒿汤证（236）

抵当汤证（237）

辨转属阳明与脾约证(243、247)

转属阳明有寒热之辨(243、246)

脾约证(247)

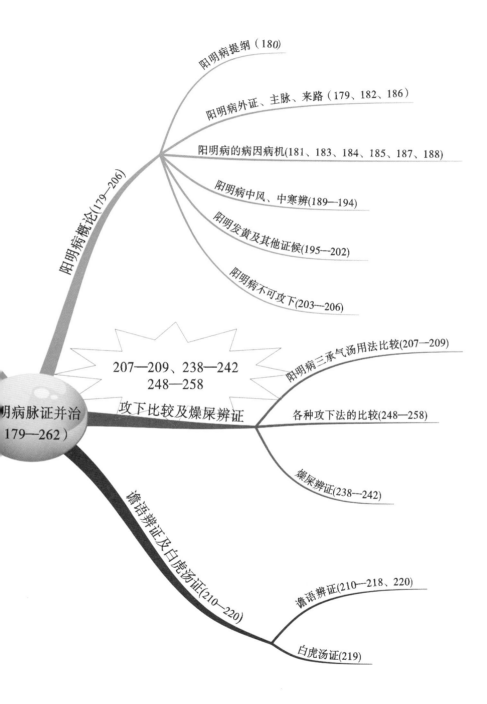

阳明病提纲（180）

阳明病外证、主脉、来路（179、182、186）

阳明病的病因病机(181、183、184、185、187、188)

阳明病中风、中寒辨(189—194)

阳明发黄及其他证候(195—202)

阳明病不可攻下(203—206)

阳明病概论(179—206)

207—209、238—242
248—258
攻下比较及燥屎辨证

阳明病三承气汤用法比较(207—209)

各种攻下法的比较(248—258)

燥屎辨证(238—242)

明病脉证并治
（179—262）

谵语辨证及白虎汤证(210—220)

谵语辨证(210—218、220)

白虎汤证(219)

少阳病的转归（267—272）

辨少阳
（2

小柴胡汤证（266）

少阳病提纲(263)

E并治
2）

少阳病禁忌(264—265）

太阴利慎用大黄芍药（280）

太阴寒湿发黄（278）

太阴兼证桂枝加芍药（大黄）汤证(279)

太陰

太阴病提纲及治则(273、277)

并治
0)

太阴中风及太阴转归(274、275)

太阴兼证桂枝汤证(276)

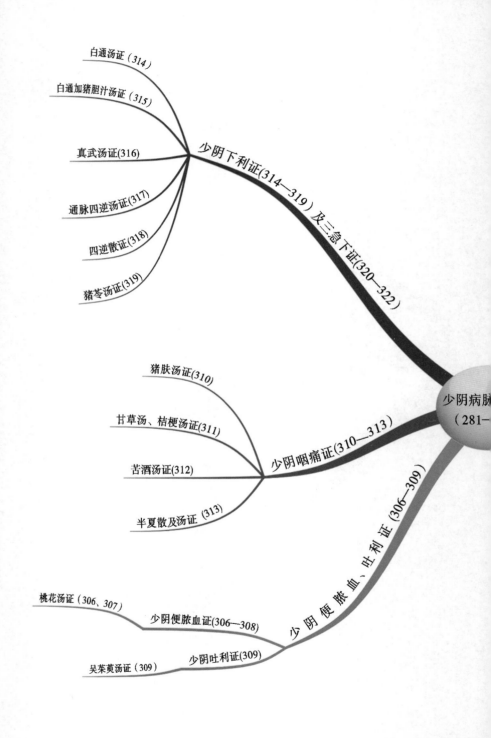

白通汤证（314）

白通加猪胆汁汤证（315）

真武汤证(316)

通脉四逆汤证(317)

四逆散证(318)

猪苓汤证(319)

少阴下利证(314—319)

及三急下证(320—322)

猪肤汤证(310)

甘草汤、桔梗汤证(311)

苦酒汤证(312)

半夏散及汤证(313)

少阴咽痛证(310—313)

少阴病脉

（281—

少阴便脓血、吐利证(306—309)

桃花汤证（306、307）

少阴便脓血证(306—308)

吴茱萸汤证（309）

少阴吐利证(309)

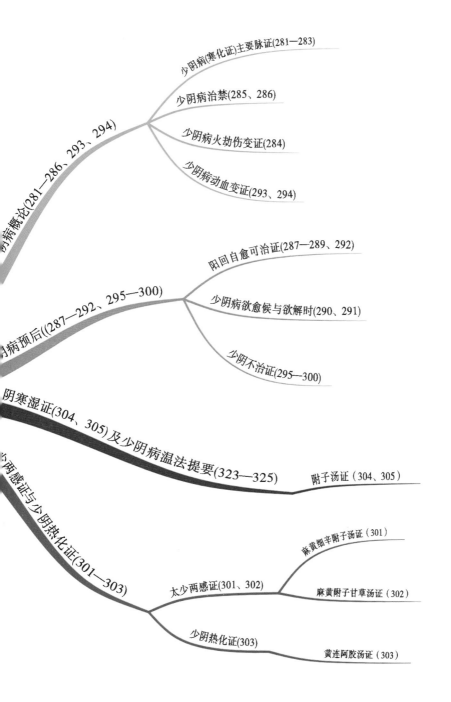

少阴病概论(281—286、293、294)
  少阴病(寒化证)主要脉证(281—283)
  少阴病治禁(285、286)
  少阴病火劫伤变证(284)
  少阴病动血变证(293、294)

少阴病预后((287—292、295—300)
  阳回自愈可治证(287—289、292)
  少阴病欲愈候与欲解时(290、291)
  少阴不治证(295—300)

少阴寒湿证(304、305)及少阴病温法提要(323—325)
  附子汤证（304、305）

大少两感证与少阴热化证(301—303)
  大少两感证(301、302)
    麻黄细辛附子汤证（301）
    麻黄附子甘草汤证（302）
  少阴热化证(303)
    黄连阿胶汤证（303）

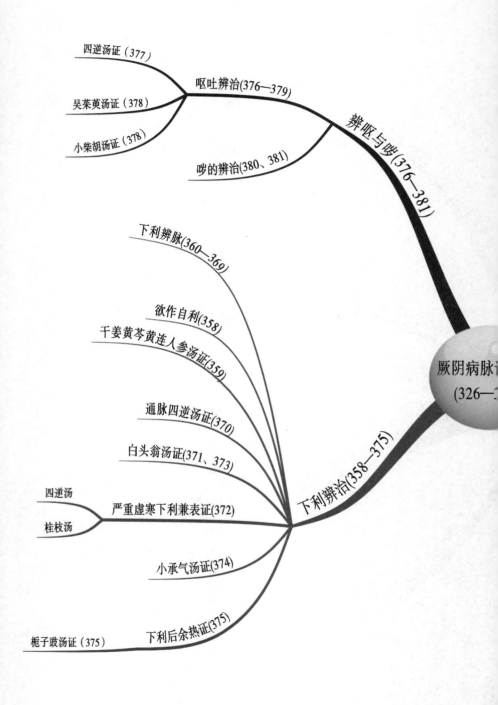

四逆汤证（377）

吴茱萸汤证（378）

小柴胡汤证（378）

呕吐辨治(376—379)

哕的辨治(380、381)

辨呕与哕(376—381)

下利辨脉(360—369)

欲作自利(358)

干姜黄芩黄连人参汤证(359)

通脉四逆汤证(370)

白头翁汤证(371、373)

四逆汤

桂枝汤

严重虚寒下利兼表证(372)

小承气汤证(374)

栀子豉汤证（375）

下利后余热证(375)

下利辨治(358—375)

厥阴病脉证
(326—

厥的概念(337)

厥热胜复(331—334、336、341、342)

厥的危重证(343—346、348)

(326—330)及辨厥

蚘厥(338)　　乌梅丸（338）

寒凝下焦之厥(340)

亡血之厥(347)

阳虚寒厥(349)

厥证辨治

热厥(335、339、350)　　白虎汤证（350）

35、338—340

47、349—357

血虚寒厥(351、352)

当归四逆汤证（351）

当归四逆加吴茱萸生姜汤证（352）

寒厥(353、354)　　四逆汤证（353、354）

痰厥(355)　　瓜蒂散证（355）

水厥(356)　　茯苓甘草汤证（356）

上热下寒之厥(357)　　麻黄升麻汤证（357）

病后调理(387、391)

通脉四逆加猪胆汁汤证(390)

辨霍乱
(3

四逆汤证(388、389)

霍乱病脉证(382—384)

四逆加人参汤证(385)

并治
)

五苓散证与理中丸(汤)证(386)

竹叶石膏汤证（397）

理中丸（396）

辨阴阳易
劳复
脉证并治
398

牡蛎泽泻散证（395）

病瘥饮食

阴阳易证治（392）　　烧裈散（392）

枳实栀子豉汤证（393）

小柴胡汤证（394）

杏仁50枚=20g，附子1枚=15g，

吴茱萸2升=160g，麦门冬半升=60

麻仁半升=45g

发奔豚，气上冲　　桂枝汤+桂2　　桂枝加桂汤 *(3)*

叉手自冒心，心下悸，欲得按　　桂4草2　　桂枝甘草汤（1）

因烧针烦躁者　　桂1草2龙2牡2　　桂枝甘草龙骨牡蛎汤 *(3T)*

惊狂，卧起不安　　桂枝汤-芍3+蜀3龙4牡5　　桂枝去芍药加蜀漆牡蛎龙骨救逆汤 *(3)*

降

太阳病，下之后，脉促胸满　　桂枝汤-芍3　　桂枝去芍药汤 *(3)*

下之后，脉促胸满，微恶寒　　桂枝汤-芍3+附1枚　　桂枝去芍药加附子汤 *(3)*

手足厥寒，脉细欲绝　　桂枝汤-姜3+归3辛3通2枣13枚　　当归四逆汤 *(3T)*

内有久寒　　当归四逆汤+姜半升萸2升　　当归四逆加吴茱萸汤（5）

通脉

心动悸，脉结代　　桂3草4姜3枣30枚参2生地1斤阿胶2门冬半升麻仁半升　　炙甘草汤 *(3T)*

越婢汤：麻黄6生姜3甘草2石膏半斤大枣15

备注：T代表原方中每日服药3次；B代表原方中每日服药

桂枝汤（3） 桂3芍4姜3草2枣12枚 太阳中风，发热汗出，恶风而脉浮弱

病常自汗出，或时发热，自汗出

霍乱吐利止，身痛不休

太阳病，下之后，气上冲

桂枝加葛根汤（3） 桂枝汤+葛4 汗出恶风，项背强几几

桂枝加厚朴杏子汤（3） 桂枝汤+厚2杏50枚 汗出恶风，喘

新加汤（3） 桂枝汤+芍1姜1参3 汗后身痛，脉沉迟

桂枝加芍药汤（3T） 桂枝汤+芍3 太阳病，下后腹满时腹痛

桂枝加大黄汤（3T） 桂枝汤+芍3黄2 太阳病下后腹大实痛

桂枝麻黄各半汤（3） 桂枝汤1/3麻黄汤1/3 面有热色，身痒无汗

桂枝二麻黄一汤（2B） 桂枝汤5/12麻黄汤2/9 发热形似疟，一日再发

桂枝二越婢一汤（2） 桂枝汤1/4越婢汤1/8 发热恶寒，热多寒少

解肌

桂枝去桂加茯苓白术汤（3） 原方-桂+苓3术3 心下满，尿不利

化气

桂枝加附子汤（3） 桂枝汤+草1附1 汗出恶风，小便难，四肢微急

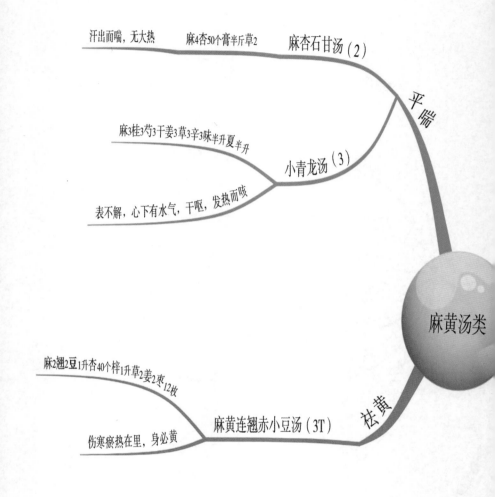

汗出而喘，无大热　　麻4杏50个膏半斤草2　　麻杏石甘汤（2）

平喘

麻3桂3芍3干姜3草3辛3味3半升半夏半升

小青龙汤（3）

表不解，心下有水气，干呕，发热而咳

麻黄汤类

麻2翘2豆1升杏40个梓1升草2姜2束12枚

麻黄连翘赤小豆汤（3T）

伤寒瘀热在里，身必黄

祛黄

半斤=120g，1铢=0.625g，杏仁70个=28g，杏仁40个=16克，附子1枚
鸡子大石膏=90g，半斤半夏=60g，半斤五味子=40g，1升赤小豆=120g，1升生

麻黄汤（3）　麻3桂2草1杏70个　太阳伤寒，发热、恶风、无汗而喘，头痛、身疼、腰痛、骨节疼痛

麻黄附子细辛汤(3T)　麻2附1枚辛2　少阴病，始得之，反发热，脉沉

麻黄附子甘草汤(3T)　麻2附1枚草2　少阴病得之二三日

麻黄升麻汤（3）铢　麻60升30归30桂6芍6草6干姜6膏6知18芩18葳18天冬6苓6术6

寸脉沉而迟，手足厥逆，喉咽不利，唾脓血，泄利不止

大青龙汤(3)　麻6桂2膏鸡杏40个草2姜3枣10枚　发热恶寒，身疼痛，不汗出而烦躁

身不疼但重，乍有轻时，无少阴证

葛根汤（3）　葛4麻3桂2芍2草2姜3枣12枚　项背强几几，无汗，恶风；下利

葛根加半夏汤（3）　葛4麻3桂2芍2草2姜3枣12枚夏半升　不下利，但呕

虚烦不得眠，反复颠倒，心中懊恼

身热不去，心中结痛　　栀14个豉4合　　栀子豉汤（2）

烦热胸中窒

反复颠倒，心中懊恼，少气　　栀14个草2豉4合　　栀子甘草豉汤（2）

反复颠倒，心中懊恼，呕　　栀14个姜5豉4合　　栀子生姜豉汤（2）

下后，身热不去，微烦　　栀14个干姜2　　栀子干姜汤（2）

心烦腹满，卧起不安　　栀14个枳4枚朴4　　栀子厚朴汤（2）

大病瘥后，劳复　　枳3枚栀14个豉1升　　枳实栀子豉汤（2）

栀子

1斤=240g，6合粳米=100g，半升粳米=85g，1升麦冬=1

2把竹叶=10g，14个栀子=12g，4合豆豉=48g，4枚枳实

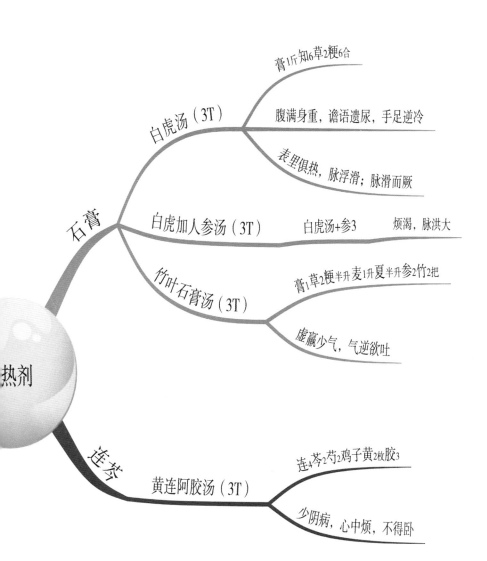

白虎汤（3T）
膏1斤知6草2粳6合
腹满身重，谵语遗尿，手足逆冷
表里俱热，脉浮滑；脉滑而厥

石膏

白虎加人参汤（3T）　白虎汤+参3　烦渴，脉洪大

竹叶石膏汤（3T）
膏草2粳半升麦1升夏半升参2竹2把
虚羸少气，气逆欲吐

热剂

连翘

黄连阿胶汤（3T）
连4芩2芍2鸡子黄2枚胶3
少阴病，心中烦，不得卧

半夏=60g，
豆豉=120g

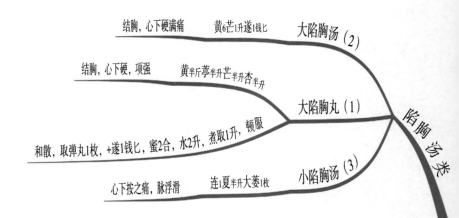

结胸，心下硬满痛　　黄6芒1升遂1钱匕　　**大陷胸汤（2）**

结胸，心下硬，项强　　黄半斤葶半升芒半升杏半升　　**大陷胸丸（1）**

和散，取弹丸1枚，+遂1钱匕，蜜2合，水2升，煮取1升，顿服

心下按之痛，脉浮滑　　连1夏半升大蒌1枚　　**小陷胸汤（3）**

陷胸汤类

3合芒硝=48g，半升芒硝=80g，1升芒硝=160g，3枚枳实=43.5g，5枚枳实=72.5g，2升火麻仁=180g，
1尺厚朴=45g，1升杏仁=120g，1钱匕十枣汤=0.9g，半钱匕白散=0.9g，20个桃仁=6g，50个桃仁=15g，
20个水蛭=30g，30个水蛭=45g，20个虻虫=2.6g，30个虻虫=3.9g，1钱匕甘遂=1.6g，半升葶苈子=70g，
半升杏仁=60g，半升半夏=60g，1枚大瓜蒌=85g，7合食蜜=190g，1枚猪胆汁=64g，
1钱匕瓜蒂散=0.5g，1合豆豉=12g

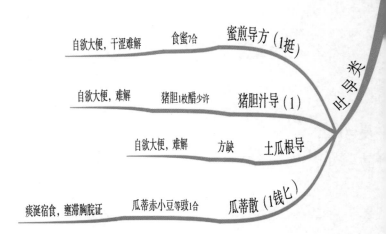

自欲大便，干涩难解　　食蜜7合　　**蜜煎导方（1挺）**

自欲大便，难解　　猪胆1枚醋少许　　**猪胆汁导（1）**

自欲大便，难解　　方缺　　**土瓜根导**

痰涎宿食，塞滞胸脘证　　瓜蒂赤小豆等豉1合　　**瓜蒂散（1钱匕）**

吐导类

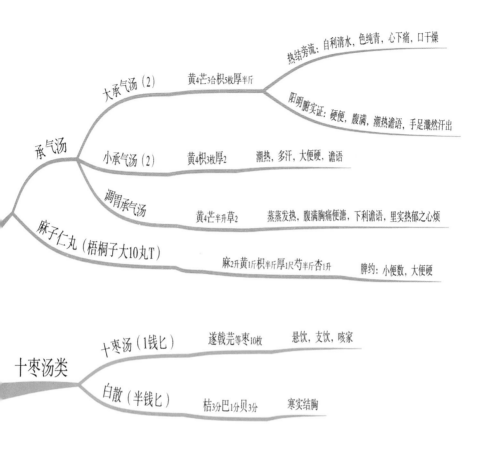

承气汤

大承气汤（2）　黄4芒3合枳5枚厚半斤

热结旁流：自利清水，色纯青，心下痛，口干燥

阳明腑实证：硬便，腹满，潮热谵语，手足濈然汗出

小承气汤（2）　黄4枳3枚厚2　　潮热，多汗，大便硬，谵语

调胃承气汤　黄4芒半升草2　　蒸蒸发热，腹满胸痛便溏，下利谵语，里实热郁之心烦

麻子仁丸（梧桐子大10丸T）

麻2升黄1斤枳半斤厚1尺芍半斤杏1升　　脾约：小便数，大便硬

十枣汤类

十枣汤（1钱匕）　遂戟芫等枣10枚　　悬饮，支饮，咳家

白散（半钱匕）　桔3分巴1分贝3分　　寒实结胸

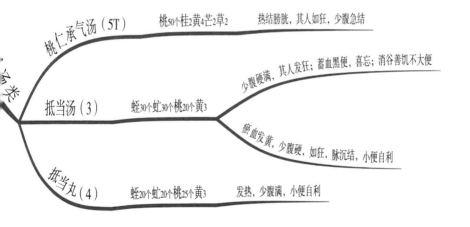

桃仁承气汤（5T）　桃50个桂2黄4芒2草2　　热结膀胱，其人如狂，少腹急结

少腹硬满，其人发狂；蓄血黑便，喜忘；消谷善饥不大便

抵当汤（3）　蛭30个虻30个桃20个黄3

瘀血发黄，少腹硬，如狂，脉沉结，小便自利

抵当丸（4）　蛭20个虻20个桃25个黄3　　发热，少腹满，小便自利

满面不痛，呕而肠鸣，下利　芩3连1夏半升干姜3参3草枣12枚　半夏泻心汤（浓3T）

心下痞硬，干噫食臭，腹中雷鸣，下利　芩3连1夏半升姜4干姜1参3草枣12枚　生姜泻心汤（浓3T）

心下痞硬，干呕，腹中雷鸣，下利，心烦不得安　芩3连1夏半升干姜3参3草枣4枣12枚　生姜泻心汤（浓3T）

心下痞硬，噫气不除　旋藕1夏半升姜5参2草枣3枣12枚　旋覆代赭汤（浓3T）

胸有热，胃有邪气，腹痛欲呕　桂连3夏半升干姜3参3草枣12枚　黄连汤（6昼3夜2）

心下痞，按之濡，其脉关上浮　黄2连1（芩1）　大黄黄连泻心汤（渍2）

心下痞，恶寒汗出　黄2连1芩1附1枚　附子泻心汤（渍，纳附汁2）

寒格，食入则呕　干姜黄芩黄连人参汤（2）

蛔厥，久利　梅300枚辛6桂连16柏16归4参6椒4干姜10附6　乌梅丸（10～20梧桐子T）

咽中干，烦躁，脚挛急　各4　芍药甘草汤（2）

风寒发汗，病不解，反恶寒　芍3草3附1枚　芍药甘草附子汤（3）

泻心汤

芍药甘草汤类

2.5合半夏=30g，半升半夏=60g，4枚枳实=58g
1铢=0.625g，1枚附子=15g，300枚乌梅=600g，1升粳米=1

小柴胡汤（浓3T）　　柴8芩3夏半升姜3参3草3枣12枚　　往来寒热，胸胁苦满，心烦喜呕，不欲食

大柴胡汤（浓3T）　　柴8芩3夏半升姜5枣12枚枳4枚芍3黄3　　呕不止，心下急，微烦；心下痞硬，呕而下利

柴胡桂枝干姜汤（浓3T）　　柴8芩3桂3干姜2楼4牡2草2　　往来寒热，胸胁满微结，心烦，

小便不利，渴而不呕，但头汗出

柴胡芒硝汤（2）　　柴8/3芩3夏20铢姜1参1草1枣4枚硝2　　胸胁满而呕，日晡潮热，微利

柴胡加龙骨牡蛎汤（4）　　柴4芩1.5夏2.5铅1.5参1.5枣6桂1.5芩1.5黄2龙1.5牡1.5铅1.5　　胸满烦惊，谵语尿不利，一身尽重

柴胡桂枝汤（3T）　　柴4芩1.5夏2.5铅1.5参1.5桂1.5芍1.5草1枣6枚　　发热，微恶寒，支节烦疼，微呕，心下支结

四逆散（方寸匕T）　　柴枳芍草等　　四逆，或咳，或悸，或小便不利，或腹中痛，或泄利下重

黄芩汤（3T）　　芩3芍2草2枣12枚　　太少合病之下利

黄芩加半夏生姜汤（3T）　　芩3芍2草2枣12枚夏半升姜3　　太少合病之下利，兼呕吐

葛根黄芩黄连汤（2）　　葛8芩3连3草2　　利遂不止，脉促，喘而汗出

白头翁汤（2）　　翁2连3柏3秦3　　热利下重，欲饮水

腹胀下利剂

厚朴生姜半夏甘草人参汤（3T）　　厚8姜8夏半升草2参1　　发汗后，腹胀满

赤石脂禹余粮汤（3）　　赤石脂1斤禹余粮1斤　　下利不止，心下痞硬

桃花汤（赤方寸匕T）　　赤石脂1斤（1半全用，1半筛末）干姜1粳米1升　　下利便脓血

1方寸匕五苓散=1.6g，1方寸匕文蛤散=3.33g，1方寸匕牡蛎泽泻散=1.27g，
1铢=0.625g，15枚大枣=45g，14个栀子=12g

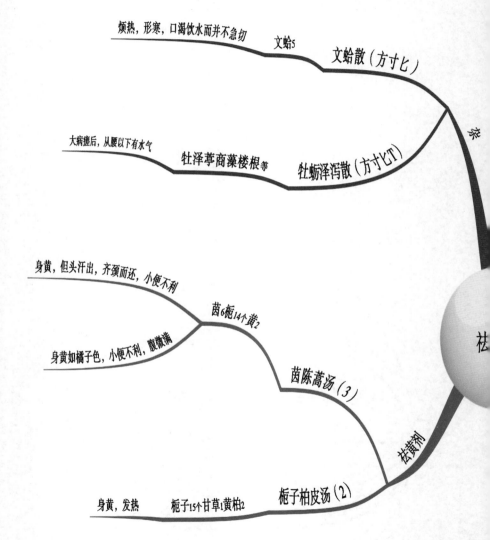

烦热，形寒，口渴饮水而并不急切　文蛤5　文蛤散（方寸匕）

大病瘥后，从腰以下有水气　牡泽葶商藻楼根等　牡蛎泽泻散（方寸匕）

身黄，但头汗出，齐颈而还，小便不利　茵6栀14个黄2

身黄如橘子色，小便不利，腹微满　茵陈蒿汤（3）

栀子15个甘草1黄柏2　栀子柏皮汤（2）　身黄，发热

祛黄剂

五苓散（方匕T）　桂12茯18猪18泽30术18铢

蓄水证：脉浮，小便不利，微热烦渴

水逆证：发热，渴欲饮水，水入则吐

霍乱，头痛发热，身疼痛，热多欲饮水

猪苓汤（3T）　猪1苓1泽1胶1滑1

脉浮发热，渴欲饮水，小便不利

下利，咳血呕渴，心烦不得眠

苓桂术甘汤（3）　苓4桂3术2草2　　心下逆满，气上冲胸，起则头眩，脉沉紧

苓桂枣甘汤（3T）　苓8桂4枣15枚草2　　心下悸，欲作奔豚

茯苓甘草汤（3）　苓2桂2姜3草1　　伤寒，汗出不渴；伤寒厥而心下悸

桂剂

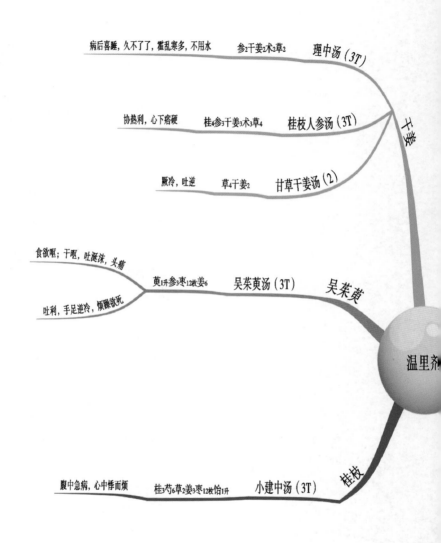

病后喜睡, 久不了了, 霍乱寒多, 不用水　　参₂干姜₂术₂草₂　　理中汤 (3T)

协热利, 心下痞硬　　桂₄参₃干姜₃术₃草₄　　桂枝人参汤 (3T)

厥冷, 吐逆　　草₄干姜₂　　甘草干姜汤 (2)

食欲呕; 干呕, 吐涎沫, 头痛
吐利, 手足逆冷, 烦躁欲死　　萸1升参₃枣₁₂枚姜₆　　吴茱萸汤 (3T)

腹中急病, 心中悸而烦　　桂₃芍₆草₂姜₃枣₁₂枚饴1升　　小建中汤 (3T)

干姜

吴茱萸

桂枝

温里剂

1枚附子=15g,1枚大附子=30g, 1合=20ml, 4茎葱白=300g, 1升吴茱萸=80g, 1升胶

四逆汤类

四逆汤（2）　　　附1枚干姜1.5草2　　　阳虚欲脱，冷汗自出，下利清谷，手足寒（厥），脉沉

通脉四逆汤（2）　　附大1枚干姜3草2　　　下利清谷，手足厥逆，里寒外热，其人面赤，脉微欲绝

通脉四逆加猪胆汁汤（2）　附大1枚干姜3草2胆0.5合　　吐已下断，汗出而厥，四肢拘急，脉微欲绝

白通汤（2）　　　附1枚干姜1葱4茎

白通加猪胆汁汤（2）　附1枚干姜1葱4茎尿5合胆1合　　少阴病，利不止，厥逆无脉，干呕烦

干姜附子汤（1）　　附1枚干姜1　　　昼烦夜静，脉沉微

四逆加人参汤（2）　　附1枚干姜1.5草2参1　　　恶寒脉微，复利

茯苓四逆汤（4B）　　附1枚干姜1.5草2苓4参1　　　汗下后烦躁

真武汤类

真武汤（4T）　　芍3姜3苓3术2附1枚　　　心下悸，头眩，身瞤，振振欲擗地

　　　　　　　　　　　　　　　　　　少阴病，腹痛，小便不利，四肢沉重疼痛，自下利

附子汤（3T）　　芍3参2苓3术4附2枚　　　身体痛，手足寒，骨节痛，脉沉

甘草附子汤（3T）　桂4草2术2附2枚　　　风湿，骨节疼烦，掣痛不得屈伸，汗出短气，小便不利

桂枝附子汤（3）　桂4草2姜3枣12枚附3枚　　风湿，身体疼烦，不能自转侧，脉浮虚涩

去桂加白术汤（3）　草2姜3枣12枚术4附3枚　　风湿身疼，小便利，大便硬

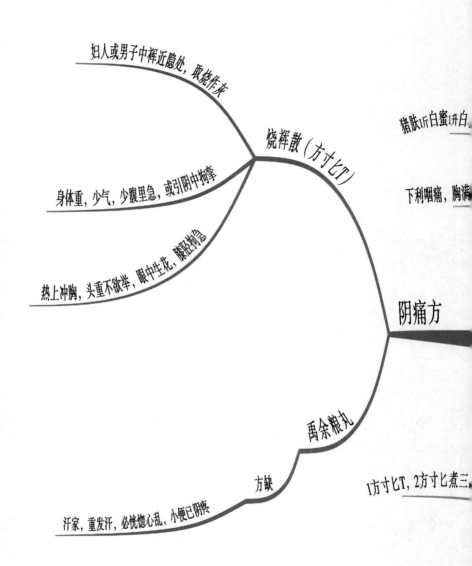

妇人或男子中裈近隐处, 取烧作灰

烧裈散 (方寸匕T)

猪肤1斤白蜜1升白...

下利咽痛, 胸满...

身体重, 少气, 少腹里急, 或引阴中拘挛

阴痛方

热上冲胸, 头重不欲举, 眼中生花, 膝胫拘急

禹余粮丸

方缺

1方寸匕T, 2方寸匕煮三...

汗家, 重发汗, 必恍惚心乱, 小便已阴疼

1升白蜜=270g, 50合白粉=80g, 破如枣核14枚半夏=4g
1方寸匕半夏散=1.5g, 1方寸匕烧裈散=1.2g

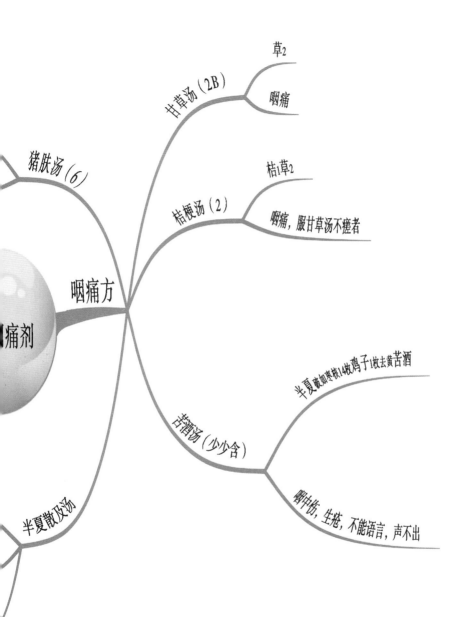

甘草汤（2B）
　草2
　咽痛

猪肤汤（6）

桔梗汤（2）
　桔1草2
　咽痛，服甘草汤不瘥者

咽痛方

咽痛剂

苦酒汤（少少含）
　半夏敲如枣核14枚鸡子1枚去黄苦酒
　咽中伤，生疮，不能语言，声不出

半夏散及汤

序

　　我出生在山区，从小体弱多病，就医条件差。每次生病时，我妈就从大山里拔点草，熬汤给我喝，很奇怪，每次喝后病就好了，于是从小就对这些草很感兴趣。上小学时在父母身边，而上初中时，我就要走3个多小时的山路去上学。记得有一次我感冒发烧，呕吐不能进食，自己扛了3天，实在扛不住了，就去乡医院就诊，医生开了五六元钱（当时对我来说这是个大钱）的药，吃上也不管用，终于扛到周六下午回家，我妈又熬了些草药，我喝后病终于好了。从此，我就对这些草药更加感兴趣，开始收集民间偏方，并且下决心要学医。

　　1995年，我以优异的成绩考入山西中医药大学，开始了我的学医生涯，专业为中西医结合，学习了3年还不知道什么是医学，什么是中医，更别提给人看病了。彷徨中我读完了大学，毕业后不会看病，更不会用中药，跟在上级大夫后面，每天写病例、换药、查房，大量学习相关西医课程，以应付临床。初起，哪个科室需要人，就去哪个科。当年，山西黑煤窑多，安全条件差，事故多，骨科病人应接不暇，于是就干了骨科，以手术为主，然而工作中，总能遇上棘手的病例，让大家处理起来左右为难。比如，有一多发伤病人，肋骨、股骨、胫骨多处骨折，结肠破裂，经抢救、手术，病人转危为安，术后十余天，病人突然高热、腹胀，经查为肝脓肿，经全院专家多次会诊，束手无策，用多种抗生素无效，病人极度消瘦，体质差，不适合再次手术。我查阅多方资料亦无策，突然想起中医治疗。此时，只能靠此一搏，查阅相关中医书籍，最后拟一方，以仙方活命饮加减用药，鼻饲，少量多次，一周后病人精神好转，渐有食欲，查 CT 示肝脓肿消失，真是奇迹！于是便对中医临证产生了更加浓厚的兴趣！

以后每遇难题，均用中药破之，常有奇效。如遇一八旬老人，宫颈癌术后放疗出现膀胱炎，尿出黑红色尿液，甚至血块，经导尿、膀胱造瘘、抗炎止血、持续膀胱冲洗 20 余天无效，家属欲放弃治疗，经辨证用小蓟饮子加减 5 天则愈，让我感慨中医药的精深，从此也坚定了我深入研究中医的信心！

我先从痹证开始，翻阅了众多杂志，仍然没法理出思绪，遇病不会分析，不知如何下手，苦恼过，但从来没想过放弃，后来又精读了《中国百年百名中医临床家丛书》，研读了书中各位老师如何论述诊治痹证，从中发现，多位名医都能熟用仲景方，比如胡希恕、李可。于是，我也开始认真研究《伤寒论》。听伤寒大家郝万山教授讲课，反复多遍，认真记录。又看刘渡舟教授关于《伤寒论》的相关书籍，对比南京中医药大学教研室（1959年）编著的《伤寒论译释》，再对比大学期间《伤寒论》课本，研读百余遍，耗时近 10 年，多数东西仍似懂非懂，模棱两可。有一次偶然听了胡希恕老师的讲课录音，茅塞顿开，原来《伤寒论》中的条文可以换一种思维去理解——用现代医学知识阐释，于是我开始了新的探索。

中国古代医学认为疾病是阴阳五行的失调，而现代医学则认为疾病是在一定病因作用下，机体内稳态调节紊乱而导致的生命活动障碍。由于历史时期不同，科技水平差异，人们对疾病的认识也不同，但其客观事实是相同的。纵观《伤寒论》全书，其论述的更像是感染性疾病的发病诊治规律，代表的是疾病发生发展的一般规律。所以，解释《伤寒论》就可以用现代观点，比如恶寒发热，就可以用"调定点"学说来解释。如果用现代医学理论来与《伤寒论》对接，我认为病理生理学更为贴近。其实《伤寒论》中非常重视水、电解质紊乱、酸碱平衡紊乱、休克、脏器功能障碍等内容。如果我们认真分析，就会发现古人已经对这些知识有所了解。《伤寒论》中还有治疗方法，有些论述内容，现代知识并不能完全解释，我们可以借助假说来分析。

《伤寒论》中的论述，有时很宏观，有时很微观，但有些确实是古人的伟大发现。比如第1条："太阳之为病，脉浮、头项强痛而恶寒。"多数感染性疾病早期会出现这样的情况，书中谓之太阳病。其宏观之处在于，总结了感染初期机体的大体反应，要理解这一句话，需要病理生理学上的发热、应激、炎症等理论。多数人感染早期会出现头痛、发热等证。若阐其理，恶寒发热可以用"调定点学说"来解释，"脉浮、头项强痛"，这个就很微观了，古人不但看到了炎症时机体整体体液变化，也就是体温上升时皮肤血管收缩，使得脉管内总血流量相对增多，而出现外周大血管呈现的脉搏形象。还看到了头项部的微循环障碍，局部正常的物质交换受阻，而出现强痛。

本书所述观点中，词解、译文及中医分析部分大多数源于先人，而解读部分是我个人的一点认识和心得，是一种思路。中医药是一个伟大的宝库，我梦想着能够有一天我们所有的医学科研单位都能够利用现代科技研究中医、研究中药，随着综合国力的增强，中国不再分中医、西医、中西医，而就一个叫"中国医学"！渴望"中国医学"为中国人民造福，为世界人民造福！

前　言

　　《伤寒论》是汉代张仲景所著的一部理论与实践相结合的中医典籍，为学习研究祖国医学打基础的必读之书。由于该书年代久远，文字古朴，注家学说不同，学习时困难重重。本人经过多年研究，在继承先学者的基础上，结合现代医学研究成果，对《伤寒论》进行了重新注译和解读，希望对读者能有一定的帮助。

　　本书原文以刘渡舟教授据明·赵开美摹宋刻本《伤寒论》而主编之《伤寒论校注》为蓝本，起自太阳病，至厥阴、霍乱、瘥后劳复而终。本书依据原文编次，逐条注译和解读，其中译文和中医分析部分，延续了前人的研究成果或说法，而解读部分的有些内容则独标新义，结合了现代病理生理学和相关学科，为研究《伤寒论》的辨证论治提供了新的思路，值得我们广大中医爱好者阅读和参考。

　　为了又快又好地学习《伤寒论》，其提纲以思维导图的方式列出，其内容条理分明，一目了然，易于深入理解，便于记忆。这样既能适应现代中医学的发展，同时也有利于中、西医学科的交流。

　　本书分为上、下两篇，上篇主要逐条分析解读《伤寒论》原文；下篇为类方解析。

　　《伤寒论》原文一共有 115 方，本书将其分为桂枝汤类、麻黄汤类、攻里剂类、清热剂类、和解剂类、祛湿剂类、温里剂类、阴痛咽痛剂类。为了便于理解并掌握各方，用思维导图列出其方的组成、原方剂量、用法和主治。其中，只标阿拉伯数字的，其单位为两，如桂枝汤中桂枝 3，表示桂枝三两；汤名后括号中的数字表示每剂方的服药次数，数字后的 T 或 B，分别表示每日服药 3 次或每日服药 2 次，如桂枝加芍药汤（3T），表示原方是 3 次量，每日服药 3 次；导图中的古今折算，是根据李宇航主编《<伤寒论>方药剂量与配伍比例研究》折算而成。

　　由于写作经验不足和知识水平有限，书中一定存在着不足之处，敬请广大同仁及读者予以指正。

郭旭峰

2019－01－15

目　录

上篇

《伤寒论》原文解读

第一章 辨太阳病脉证并治上

1.【原文】太阳之为病，脉浮、头项强痛而恶寒。

【词解】

太阳病：为《伤寒论》六经病之一，是太阳所主肤表与经络感受外邪，正邪交争于体表，营卫功能失调而发生的疾病，分太阳伤寒、太阳中风、太阳温病三大类。按传染病分期，太阳病为前驱期。

脉浮：指轻取即得，重按稍减而不空，举之泛泛而有余，如水上漂木的脉象，主表证。按之感觉有力的为表实证；按之感觉无力的属表虚证。在体温上升期，由于皮肤血管的收缩，使得脉管内总血流量相对增多，外周大血管呈现的脉搏形象。

头项强痛：即头痛项强。项即颈的后部。强即强硬不柔和貌。

恶寒：根据"调定点"学说，在体温调节中枢内有一个调定点，体温调节机构围绕调定点来调控体温。发热激活物（外致热原、免疫复合物、类固醇等）作用于机体，激活产内生致热原细胞，引起内生致热原（EP）的产生和释放，EP（如白细胞介素－1、肿瘤坏死因子、干扰素、白细胞介素－6、巨噬细胞炎症蛋白

－1等）再经血液循环到达颅内，在下丘脑视前区（POAH）或终板血管器（OVLT）附近，引起中枢发热介质（如前列腺素E、环磷酸腺苷、Na^+/Ca^{2+}↑、促肾上腺皮质激素释放素、一氧化氮）的释放，后者相继作用于相应的神经元，使调定点上移。此时原来的正常体温变成了"冷刺激"，病人感到恶寒，中枢对"冷刺激"起反应，发出指令经交感神经到达散热中枢，引起皮肤血管收缩和血流减少，导致皮肤温度降低和散热减少，同时指令到达产热器官，引起寒战和物质代谢加强，产热随之增加。这一期是体温上升期。

【译文】

太阳病所表现的证候：脉浮、头痛、项部痛而牵强不适、怕冷。

【中医分析】

这是太阳病的脉证提纲。太阳主一身之表，外邪侵袭人体，体表受邪，则出现太阳病。外邪袭表，卫气向外抗邪，见脉浮。太阳经脉起于目内眦，上额交巅，还出别下项，太阳经受邪，经气运行受阻，见头项强痛。卫阳被外邪郁遏，不能温煦分肉，则怕冷；若卫阳伸展后必有发热。

【解读】

当发热激活物如细菌、病毒、真菌、螺旋体、疟原虫等作用于人体时，经过一系列环节使体温调节中枢的调定点上移。此时原来的正常体温变成了"冷刺激"，所以病人感觉到恶寒。机体通过减少散热，增加产热而达到新的体温调定点。此时中心温度已经开始上升，皮肤血管收缩而血流减少，脉管内总血流量相对增多，外周大动脉呈现浮脉。为了维持血液和组织液之间的正常物质交换，皮肤微循环的毛细血管前括约肌松弛（简称"开网"），真毛细血管相对充盈（简称"网内充盈"）。其中，头项部正常的物质交换受阻，组织向外释放一些化学物质如前列腺素、缓激肽、5－羟色胺等，使其出现强痛。脉浮、头项强而恶寒，这是一组非特异性证候群。

此时机体的自稳调节失调。全身浅表的"网内充盈"，以头项部为甚，致痛物质堆积，可以通过发汗，消除部分有害代谢产物，以改善微循环，减轻症状，即发汗解表。

机体自我调节：

发热→关网→微 AV 短路开放→皮肤血流↑→散热→T↓；

恶寒→开网→微 AV 短路关闭→皮肤血流↓→保热→T↑。

2.【原文】太阳病，发热、汗出、恶风、脉缓者，名为中风。

【词解】

恶风：在当风处即感到肌栗寒凛，在无风的地方，即无此感觉。恶寒是在无风的地方亦感到寒凛畏冷，甚至向火覆被，仍不能获得缓解。其实恶风与恶寒只是程度上轻重的分别，很难截然划分。

脉缓：与脉紧相对，是血管紧张度不高的表现。

【译文】

太阳病，见到发热、汗出、恶风、脉缓，就叫中风。

【中医分析】

中风属于太阳病的一种证型，"发热、汗出、恶风、脉缓"是其特点。风邪侵袭人体，体表受邪，阳气被遏，与邪相争，故发热。太阳受病，不能起到"卫外固密"的作用，故汗出。风性不像寒邪那样紧急，故脉也缓和。

【解读】

发热激活物使体温的调定点上移，经过一系列环节后，体温已经上升，还未达到调定点时，机体的恶寒已明显减轻，称之为"恶风"。体温上升时，皮肤血管收缩，皮肤微循环的毛细血管"开网"，使得真毛细血管相对充盈，机体自身调节或药物治疗，通过"出汗"使皮肤的真毛细血管网内体液及代谢产物（如肾上腺素、儿茶酚胺）得以排泄，血管紧张度下降，出现脉缓。然而其肌层的网内仍充盈，故治疗需调节肌层的微循环，也就是解肌或调和营卫。

3. **【原文】 太阳病，或已发热，或未发热，必恶寒、体痛、呕逆、脉阴阳俱紧者，名曰伤寒。**

【词解】

脉阴阳俱紧：寸为阳，尺为阴，故寸关尺三部脉都是紧脉。脉紧，是血管紧张度高。

【译文】

太阳病或者已经发热或者还未发热，必先出现恶寒、身体疼痛、呕吐气逆，寸关尺三部脉都呈现紧张状态的就是伤寒。

【中医分析】

伤寒属于太阳病的一种证型，"恶寒、体痛、呕逆、脉阴阳俱紧者"是其特点。寒邪伤表，卫阳失温煦，故恶寒。寒邪外束，肌表的阳气不能舒展，故体痛。寒邪内侵，胃气被寒邪所束，不能顺其下降之性，故呕逆。寒主收引，肌肤敛束，皮毛闭塞，故脉浮紧。太阳病应该有发热的，由于体质的原因或是病邪轻重不同，其发热时间也有迟速之分。

【解读】

发热激活物使体温的调定点上移，经过一系列环节后，体温还未开始上升，或是虽已上升，其实际体温与调定点差距较大时，自觉"恶寒"。全身皮肤血管收缩，皮肤微循环的毛细血管"开网"，使得真毛细血管相对充盈，致痛物质堆积，故"体痛"，代谢产物（如肾上腺素、儿茶酚胺）聚集，故"脉阴阳俱紧"。胃肠黏膜的网内也充盈，功能紊乱，故"呕逆"。

此时机体全身浅表的"网内充盈"，甚至胃肠黏膜的网内也充盈，致痛物质大量堆积，只有通过发汗，消除其有害代谢产物，改善全身浅表的微循环，才能减轻症状，使机体恢复自稳调节。也就是发汗解表。

4. 【原文】伤寒一日，太阳受之，脉若静者，为不传；颇欲吐，若躁烦，脉数急者，为传也。

【词解】

传：是指疾病按照一定的规律发展演变，从一经的证候发展为另一经的证候。

【中医分析】

伤寒一日，病在太阳阶段。脉若静，不会传至少阳经或阳明经。如伤寒一日，见到欲吐，说明欲传至少阳；如伤寒一日，见到躁烦，脉数急者，为欲传至阳明。

【解读】

伤寒早期，浅表的微循环调节紊乱，网内过度充盈，证见体痛，脉见浮紧，若脉不急数，汗之（如用桑菊饮或姜枣汤）即可。若见欲吐（这时脉多弦细），说明胃肠道的微循环调节亦紊乱；若躁烦（这时脉多急促），说明神经系统受到影响。见到欲吐或躁烦，说明病情不单一，即使正确合理的用汗法，病情也不会快速治愈。

5. 【原文】伤寒二三日，阳明少阳证不见者，为不传也。

【译文】

伤寒病已经有二三天，既没有阳明的症状（如躁烦），也没有少阳的症状（如欲吐），可知病势仍在太阳表分，这就是不传。

【中医分析】

《内经·热论》传经规律：一日太阳，二日阳明，三日少阳。伤寒二日，并未见到不恶寒，但恶热，口渴欲饮等阳明证；伤寒三日，并未见到口苦、咽干、目眩等少阳证。可以断定此时病邪仍在太阳，没有传变。所以，病情是否传变，是以证候为主的。

【解读】

伤寒二三日内的微循环调节紊乱，容易影响到消化系统或神经系统。

6.**【原文】太阳病，发热而渴，不恶寒者，为温病。若发汗已，身灼热者，名曰风温。风温为病，脉阴阳俱浮，自汗出，身重，多眠睡，鼻息必鼾，语言难出。若被下者，小便不利，直视失溲。若被火者，微发黄色，剧则如惊痫，时瘛疭，若火熏之。一逆尚引日，再逆促命期。**

【词解】

温病：外感病中的一种病证。属于广义伤寒范畴，其主证为不恶寒而口渴。

身灼热：体温很高，犹如烧灼，为发热加重之意。

风温：不同于温病学说的风温，是温病误治的坏病，其主证是汗出与口渴并见，且浑身灼热。

失溲（sòu）：二便失禁。

被火：灸、熏、熨、温针等治法。

瘛疭（chì zòng）：手足抽搐。

若火熏之：像被烟火熏过一样，形容病人肤色暗黄。

逆：错误的治疗方法。

【译文】

太阳病，见到发热口渴，不恶寒的叫温病。如果使用发汗的办法后，发热加重，就叫风温。风温的证候，寸、关、尺都见浮脉，常自动出汗，身体沉重，睡眠多，且睡时有鼾声，言语困难；此时如果误用下法，便会引起小便不利，两眼直视，大小便失禁；如果误用火法，轻则皮肤发黄，重则如同惊痫，时而手足抽搐，肤色暗黄，像被烟火熏过一样。一次误治，病人尚可苟延时日，再次误治，就有生命危险了。

【中医分析】

本条指出温病的主要特点及误治后的变证。以下分段分析。

【原文】

太阳病，发热而渴，不恶寒者，为温病。

【中医分析】

此为邪热内蕴之证，属于广义伤寒范围。后世医学进一步发展，逐渐形成了完整的温病学说体系。

【解读】

发热激活物使体温的调定点上移，经过一系列环节后，体温已经达到调定点时，机体已经不恶寒。随着体温的升高，人体物质消耗明显增多，水分经皮肤和呼吸道大量蒸发，出现高渗性脱水，故口渴。这时不能再用麻黄汤等发汗，就是用银翘散、桑菊饮也不行，可以用白虎汤。如出现大便干，可以加大黄、生地、麦冬等。

【原文】

若发汗已，身灼热者，名曰风温。风温为病，脉阴阳俱浮，自汗出，身重，多眠睡，鼻息必鼾，语言难出。

【中医分析】

这里的风温是温病误治后的变证。太阳病初起，当汗之，伤寒用麻黄汤，中风用桂枝汤，而温病初起是风热在表，应该用辛凉发汗法，如银翘散、桑菊饮之类，若误用麻桂等辛温之剂，助热劫津，必发变证。"若发汗已"，就是指误用辛温发汗而言，发汗以后，热势有增无减，出现热度更高的"身灼热"。

热邪充斥于表分，故六部脉皆浮；阳热太甚，津液外泄，故自汗出；热邪伤气，故身重；热邪熏灼神明，故多眠睡；热邪充斥肺胃，故鼻息必鼾，语言难出。

【解读】

温病若误用汗法，则发热加重，此时叫风温。风温时，机体全身炎性反应明显，高温血液充斥于脉管，见脉浮而大。植物神经功能失调，故自汗出。中枢神经受损，见身重，多眠睡，鼻息必鼾，语言难出。这时可用安宫牛黄丸。

【原文】

若被下者，小便不利，直视失溲。

【中医分析】

风温若误用下法，复夺津液，水源枯竭，故小便不利；精神昏愦，二便不能约束，故尿便失禁；阴精不能上注于目，故两目转动不灵。

【解读】

温病若误用下法，使体液进一步丢失，出现尿少，并出现神经系统症状，双目直视，二便失禁。

【原文】

若被火者，微发黄色，剧则如惊痫，时瘛疭，若火熏之。一逆尚引日，再逆促命期。

【中医分析】

若再用火法，轻则阳热熏灼致皮肤出现黄色，重则热邪内迫神明，见惊痫。由于热邪熏灼，阴液更加枯耗，无以滋养筋脉，故筋脉抽掣。经过以上的一误再误之后，热邪越来越重，若再用火熏的方法，使津液更加耗竭，必然导致病人死亡。

【解读】

温病若误用火攻，（血液或肝胆系统受到影响），轻则体表微黄，重则引发惊痫，时而手足抽搐，一次误治尚有挽救的机会，若再用火熏之，则生命危险就迫在眉睫了。

7.**【原文】病有发热恶寒者，发于阳也；无热恶寒者，发于阴也。发于阳，七日愈。发于阴，六日愈。以阳数七、阴数六故也。**

【中医分析】

病有发热恶寒者，发于阳，无发热恶寒者，发于阴，其阴阳的区别是以热之有无为主要标志。发热恶寒指外邪侵袭人体，正气不衰，邪气较实，正邪交争，病情呈亢奋状态。比如太阳病发热恶寒，少阳病往来寒热，阳明病但热不寒（初期有暂时的恶寒）。总之，邪在三阳，多为正盛邪实，正邪交争剧烈，以发热为特点，故曰"发热恶寒者，发于阳也"。无热恶寒指病在三阴，正气不足，抗邪无力，病情呈抑制状态，如太阴脾虚湿盛，少阴心肾阳虚，厥阴虚寒致厥等，均不发热，而恶寒显著，甚则厥冷脉微，故曰"无热恶寒者，发于阴也"。

发于阳，七日愈，发于阴，六日愈。这是对疾病预后的一种预测，这是依据伏羲氏的河图"水火成数"推演而来。生成数为"天一生水，地六成之。地二生火，天七成之。天三生木，地八成之。地四生金，天九成之。天五生土，地十成之"。其大意为孤阴不生，独阳不长，必阴阳合而后物方能化生。以阴阳代表天地，水、火、木、金、土代表天地间之一切物质；一、二、三、四、五代表水、火、木、金、土之数；自一至五，等于孤阴、孤阳，不起变化。自五加一，乃起生化作用，其意为阳生者阴成，阴生者阳成。从五算起，以万物生于上的缘故，五加一为六，六为偶数，偶为阴，故云阴数六。五加二为七，七为奇数，奇为阳，故云阳数七。病为阳证，当在阳数之期愈，故云"七日愈"。病为阴证，当在阴数之期愈，故云"六日愈"。这种推算方法的科学意义尚待进一步研究。就普通感冒而言，其疾病的愈期，与现代医学的观察是一致的。

胡希恕认为，发于阳，就是发于"太阳"，方用麻黄汤、桂枝汤类；发于阴，就是发于"少阴"，方用麻黄附子细辛汤类。

【解读】

发热激活物使体温调节中枢的调定点上移，病人感觉恶寒。当然，一些代谢性疾病，机体代谢低下，也会感觉到怕冷，这不在外感病讨论的范畴。机体通过减少散热，增加产热而达到新的体温调定点，此时体温就高于正常，称为发热。

如果感染等引起的应激反应重，免疫引起的自体损伤重，则发热重，恢复也慢；若应激反应轻，免疫引起的自体损伤轻微，则发热轻，恢复也快。体质强的人免疫反应多剧烈，体质弱的人免疫反应多轻微。

8. **【原文】太阳病，头痛至七日以上自愈者，以行其经尽故也。若欲作再经者，针足阳明，使经不传则愈。**

【译文】

太阳病，头痛到了七天以后，就自动痊愈的，是因为太阳经已经行完的缘故；假如病还未愈，并有继续发展的趋势，可以针足阳明经穴,使其不传入阳明,病就可以好了。

【中医分析】

太阳病单举头痛是一种省文,应有脉浮,头项强痛而恶寒。七日以上自愈,说明七日之内,邪气都在太阳经。据7条"发于阳,七日愈",说明病至七日,已经正胜邪却,故可自愈。据《内经》的"一日太阳,二日阳明,三日少阳,四日太阴,五日少阴,六日厥阴"之六经传变规律,若欲作再经者,邪气有向阳明传变的趋势。邪气欲向阳明发展,则先针足阳明的经穴,如足三里,使其经气流通,抗邪之力增强,防止传经的发生。

【解读】

太阳病七日以上可自愈,如流行性感冒。流行性感冒病毒颗粒吸入呼吸道后,吸附在呼吸道的纤毛柱状上皮细胞,继而进入细胞内,在细胞内复制,复制的子代病毒,以出芽方式排出上皮细胞,排出的病毒扩散感染附近的细胞,使大量呼吸道上皮细胞受染,变性、坏死和脱落,产生炎性反应,见畏寒、发热、头痛、乏力、全身酸痛等,一般持续2~3天后渐退,全身症状逐渐好转,但鼻塞、流涕、咽痛、干咳等上呼吸道感染症状较显著,少数患者可有鼻衄、食欲不振、恶心、便秘或腹泻等轻度胃肠道症状。4~5日后,基底细胞层开始增生,形成未分化的上皮细胞,两周后纤毛上皮细胞重新出现和修复。

再如普通感冒。大部分由病毒引起,如鼻病毒、冠状病毒、副流感病毒、呼吸道合胞病毒、腺病毒和肠道病毒等,是一组呼吸道急性自限性常见病。成人感冒后2~3日症状达到最高峰,体温往往不超过39℃,大约3~4天热退,病期一般不超过5~7天,很少出现气管炎症状。小儿感冒发热可达39℃以上,有某些下呼吸道和消化道症状,出现食欲不振、呕吐、腹泻,约有50%

患儿下呼吸道受病毒侵犯，咳嗽可持续 1 周以上，引起气管炎、支气管炎、肺炎及哮喘等。

9.【原文】太阳病欲解时，从巳至未上。

【译文】

太阳病要好的时候，大多在上午 9 点至下午 3 点。

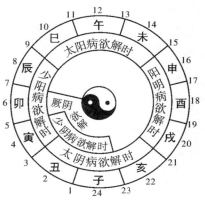

六经病欲解时示意图

【中医分析】

根据天人相应理论，太阳为阳中之阳，而一昼夜之中，从巳时至未时，也是阳气最旺之时，故太阳病不论自愈或服药而解，都须借助于阳气旺盛之时。

10.【原文】风家，表解而不了了者，十二日愈。

【译文】

患太阳病的人，当表证解除以后，仍觉得不十分清爽的，大概要到十二天方能痊愈。

【中医分析】

风家，指易患太阳病之人或反复患太阳病之人。太阳病狭义上有伤寒、中风。本书中谈到"表"证即为服用麻黄汤之后，谈到"外证未解"即为服用桂枝汤之后。发于阳者七日愈，发于阴者六日愈。然其体质差，易患伤寒，其外邪解除后，正气恢复略慢。

【解读】

分析：太阳病伤寒或中风之人，体表微循环调节已恢复正常，但仍有周身不适，如酸痛等证，可能是皮肤或肌层等部位的某些代谢产物还没有排完或转化，等其排完或转化完就好了。

11.**【原文】病人身太热，反欲得衣者，热在皮肤，寒在骨髓也；身大寒，反不欲近衣者，寒在皮肤，热在骨髓也。**

【词解】

太：通"大"。

皮肤：言浅，是指外表而言。

骨髓：言深，是指内里而言。

身大热、身大寒：描述病人的体表情况，既是病人的感觉，又是医生用手触摸病人的结果。

【译文】

身发高热的病人，反而欲穿很多的衣服，这是外显假热，里有真寒；周身寒冷的病人，反而不欲穿衣盖被，这是外露假寒，里蕴真热。

【中医分析】

本条指出真假寒热的辨证原则。病人身大热，欲得近衣，这是由于阴寒内盛，虚阳浮越于外所致。因此，身大热在皮肤，属外有假热，欲得近衣是寒在骨髓，属内有真寒。而病人身大寒，反不欲近衣是里热过盛，阳郁不达所致。因此，身大寒是寒在皮肤，属外有假寒，不欲近衣是热在骨髓，属内有真热。"欲"与"不欲"是病人的主观愿望，却常常是疾病的本质反应。因此，对于辨别病情的寒热真假，具有十分重要的意义。除了以上的表现外，寒热真假的辨别还应以其他临床表现为佐证。这里主要是告诫医生要认真分析病情，不要被表面现象所迷惑。

【解读】

如病原体（如革兰氏阳性菌）或其毒素侵入机体后，引起高代谢和高动力循环状态，即出现发热、心排出量增加、外周阻力降低、脉压增大等临床特点。这时心排出量增加，微循环的动静脉短路开放，真毛细血管网血液灌流量仍然减少，组织仍然缺血缺氧。患者临床表现为皮肤呈粉红色，温热而干燥，少尿，血压下降及乳酸酸中毒等。此为真寒假热或阴盛格阳证，方可用四逆汤、通脉四逆汤。

病人自觉手脚发凉，身冷，甚至烦渴饮饮，不欲近衣被，可能是汗多致机体体液不足所致。此为"真热假寒证"，方可用白虎汤。

12.【原文】太阳中风，阳浮而阴弱。阳浮者，热自发；阴弱者，汗自出。啬啬恶寒，淅淅恶风，翕翕发热，鼻鸣干呕者，桂枝汤主之。［方一］

桂枝汤

桂枝三两，去皮　芍药三两　甘草二两，炙　生姜三两，切　大枣十二枚，擘

上五味，㕮咀三味，以水七升，微火煮取三升，去滓，适寒温，服一升。服已须臾，啜热稀粥一升余，以助药力。温覆令一时许，遍身漐漐微似有汗者益佳，不可令如水流漓，病必不除。若一服汗出病瘥，停后服，不必尽剂。若不汗，更服依前法。又不汗，后服小促其间。半日许，令三服尽。若病重

者，一日一夜服，周时观之。服一剂尽，病证犹在者，更作服。若汗不出，乃服至二三剂。禁生冷、黏滑、肉面、五辛、酒酪、臭恶等物。

【词解】

阳浮而阴弱：对于脉象而言，轻按浮取为阳，重按沉取为阴。指轻取即得，重按稍减而不空。

啬啬：啬，音色，形容畏缩怕冷之状。

淅淅：淅，音析，如冷雨寒风侵入肌肤之状。

翕翕发热：翕，音夕。说明发热轻浅，如羽毛披覆在身上一样。

鼻鸣：鼻塞呼吸时气粗而似鸣。

干呕：呕而无物。

㕮咀：读 fǔ jǔ，古代无铁器，将药用口咬细，如黄豆大，入水煎煮。现在多用刀切成饮片。

须臾：很短的时间。

温覆：盖衣被，使周身温暖，以助出汗。

漐漐：音折，汗出极微，量为全身湿润。

小促其间：缩短服药间隔时间。

周时：一日一夜 24 小时。

五辛：《本草纲目》中指小蒜、大蒜、韭、芸苔、胡荽。这时指有香窜刺激性气味的食物。

臭恶：有特异气味或不良气味的食品。

【译文】

太阳中风，脉象轻取即得，重按稍减而不空，浮是由发热引起的，弱是汗自出的原因。病人啬啬然怕冷，淅淅然畏风，发热好像皮毛披在身上一样，并伴有鼻鸣及干呕。此类病证用桂枝汤治疗。

【中医分析】

本条论述桂枝汤证的脉证。热自表发，阳气外盛，故脉用浮取的方法候之，应之而浮；汗从里出，阴液不足，故脉用沉取的方法候之，应之而弱。风寒外邪，束于肌表，尚未传里，故恶寒发热；外邪犯表，肺气不利，则见鼻鸣；外邪干胃，胃气上逆，则见干呕。鼻鸣干呕不是桂枝汤的主证。邪正相争，正败（胃气败）不足以祛邪，治应促进胃气加大祛邪力度。

桂枝汤方解：方中桂枝辛温，解肌祛风，为君药；芍药酸寒，敛阴和营，为臣药；生姜辛散，助桂枝解肌泄邪的同时可以止呕；大枣味甘，助芍药益阴和营；炙甘草味甘平，调和诸药。共奏调和营卫，解肌发表之功。

【解读】

发热激活物使体温的调定点上移，经过一系列环节后，体温已经上升，还未达到调定点时，机体的恶寒已明显减轻，称之为"恶风"。体温上升时，皮肤血管收缩，皮肤微循环的毛细血管"开网"，使得真毛细血管相对充盈，机体自身调节或药物治疗，通过"出汗"使皮肤的真毛细血管网内体液及代谢产物（如肾上腺素、儿茶酚胺）得以排泄，血管紧张度下降，出现脉浮而缓。然而其肌层的网内仍充盈，故治疗需调节肌层的微循环，也就是解肌或调和营卫。太阳中风易影响到肺胃两系，然其轻微，表现为鼻鸣干呕。

桂枝解肌通脉，善于改善肌层的微循环，与生姜相配能使肌表及胃肠之网内疏松，从而使微循环正常。白芍可利尿，与桂枝之通脉相配，使微循环之水分进入血液后，从尿而解。甘草、大枣健胃。

13.【原文】太阳病，头痛，发热，汗出，恶风，桂枝汤主之。［方二］用前第一方。

【译文】

太阳病，如果头痛、发热、汗出、怕风，用桂枝汤治疗。

【中医分析】

本条指出桂枝汤证的主要表现。太阳主表，统辖营卫，风寒之邪外袭，太阳首当其冲，太阳经"从巅入络脑，还出别下项"，故其后头痛。风寒束表，正邪相争，见恶风寒，发热。太阳受病，不能起到"卫外固密"的作用，故汗出。

【解读】

发热、汗出、恶风即为太阳中风，不管有没有头痛，或是鼻鸣干呕，机理相同，都是浅表网内空，肌层网内实，只是涉及的范围不同罢了。桂枝汤不适宜用于急性传染病的前驱期，也不能代替麻黄汤。

14.【原文】太阳病，项背强几几，反汗出恶风者，桂枝加葛根汤主之。［方三］

桂枝加葛根汤

葛根四两　麻黄三两，去节　芍药二两　生姜三两，切
甘草二两，炙　大枣十二枚，擘　桂枝二两，去皮

上七味，以水一斗，先煮麻黄、葛根，减二升，去上沫，内诸药，煮取三升，去滓。温服一升，覆取微似汗，不须啜粥，余如桂枝法将息及禁忌。

臣亿等谨按：仲景本论，太阳中风自汗用桂枝，伤寒无汗用麻黄，此证云汗出恶风，而方中有麻黄，恐非本意也。第三卷有葛根汤证，云无汗，恶风，正是此方同，是合用麻黄也。

此云桂枝加葛根汤，恐是桂枝中但加葛根耳。

【词解】

项背强几几："几"，音殊。形容项背拘急，俯仰不能自如。

【译文】

太阳病，项部连背部强直拘急，俯仰不能自如。这种病，本来应当没有汗，现在反而有汗，并且恶风，当用桂枝加葛根汤来治疗。

【中医分析】

本条指出桂枝加葛根汤证的主要表现。太阳病本有头项强痛，现在项强，背也强，可见"强"的范围大了。伤寒者多无汗，今见项背强几几，反汗出恶风者，为中风使然，所以要以桂枝汤为主方。不论伤寒还是中风，出现项背强，加用葛根即可。葛根具有解肌舒筋之功。

15.**【原文】太阳病，下之后，其气上冲者，可与桂枝汤，方用前法。若不上冲者，不可与之。**［方四］

【词解】

其气上冲：病人自觉胸中有逆气上冲。

【译文】

太阳病，误用了泻下的方法以后，病人自觉胸中有逆气上冲，这时可用桂枝汤降逆，服药的方法和前面一样。如果病人没有气上冲的感觉，就不能用之。

【中医分析】

太阳病，本应发汗，今误用下法，未衰之正气与欲陷之邪相争，出现气上冲的感觉，故应用桂枝汤，助正气以解肌达表。如果正不胜邪，表邪内陷，气不上冲，则不能用桂枝汤。

【解读】

太阳病，其浅表网内充盈主要在颈项部，应用麻黄汤汗之，若项背强几几还要加葛根。若下之后，使体循环减少，若机体自身机能强，则将胃肠等体液向上送，以达项背部，出现上冲症状，其通道多走腺体，故用桂枝汤解肌通脉，改善腺体深层的微循环，则上冲即可缓解。若不上冲者，当然不用之。

16.**【原文】太阳病三日，已发汗，若吐、若下、若温针，仍不解者，此为坏病，桂枝不中与之也。观其脉证，知犯何逆，随证治之。桂枝本为解肌，若其人脉浮紧，发热汗不出者，不可与之也。常须识此，勿令误也。**[方五]

【词解】

坏病：因治疗错误致病情发生恶化。

【译文】

患太阳病三天，经过用发汗剂或者吐法、下法、温针等一系列的疗法，病仍未解，此为治法不当，使病情变化，成了坏病。这时用桂枝汤也无能为力，要根据病势的重点，来随证治疗。因为桂枝汤的作用是解肌发表，调和营卫，适用于汗出恶风的表证。如果是脉浮紧，发热而汗不出的表证，就不是桂枝汤所能主治的。这个应该记好，不可有误。

【中医分析】

本条指出太阳病误治后成坏病，不可再用桂枝汤治疗。太阳病，本当汗之，但有时或病人体质关系，或因给药方法不当，或药物剂量不够等原因，一汗不能解的，只要表邪仍在，可再汗之。若用汗法后，病仍未解，疑邪入上焦而用吐法，疑在中焦而用下法，或疑汤剂不行，更用温针逼汗。这样一来，使病情加重，产生变证，成为坏病。坏病之多，不可用一方解决，要辨证施治。比如：误汗而见汗出不止，宜桂枝加附子汤；若误汗致汗出过多，心下悸，欲得按，宜苓桂术甘汤；若误汗后脐下悸，欲作奔豚，用茯苓桂枝甘草大枣汤；若误汗致心下悸，头眩身眴动，振振欲擗地，宜真武汤；若误汗致汗出恶寒者，宜芍药甘草附子汤等。再如：误下成结胸，用大小陷胸汤；误下后痞气内结者，用诸泻心汤等。脉浮紧，发热而汗不出用麻黄汤，发热，汗出，恶风者用桂枝汤。麻、桂二方的运用应严格分开，否则易造成变证，故强调"常须识此，勿令误也"。

【解读】

太阳病三日，用麻黄汤发汗，以解其浅表的网内充盈，然后再用桂枝汤解肌，改善腺体深层的微循环，此为正治。若用吐、下、温针等法，使体液减少，可引起结胸，或发热而渴，重则可引起惊痫等，成为坏病。此时再用桂枝汤当然不行。强调发热汗不出，其主要是浅表的网内充盈，汗不得出，应用麻黄汤，不能用桂枝汤。不得不知。

17.【原文】若酒客病，不可与桂枝汤，得之则呕，以酒客不喜甘故也。

【词解】

酒客：嗜酒之人。

【译文】

若平素喜欢饮酒之人患太阳中风，不可用桂枝汤治疗，吃了桂枝汤，就会发生呕吐的现象，这是因为嗜酒之人，不宜吃甜的缘故。

【中医分析】

嗜酒之人，多湿热重，患太阳中风后，不宜用桂枝汤。因为桂枝辛温，能助其热，甘草、大枣甘缓能助其湿。湿热体质之人服有桂枝汤每致壅遏湿热，胃逆失降，发生呕吐。

【解读】

嗜酒之人多有胃炎、胃溃疡甚至肝硬化，胃黏膜处于水肿充血状态，桂枝汤内的生姜、桂枝对胃黏膜有刺激作用，大枣中的糖可以增加胃酸，再加之太阳病对胃的影响，故酒客患太阳中风后服用桂枝汤可能会引起呕吐。

18.**【原文】**喘家，作桂枝汤，加厚朴、杏子佳。［方六］

桂枝三两，去皮　芍药三两　甘草二两，炙　生姜三两，切　大枣十二枚，擘　厚朴去皮，炙二两　杏仁五十枚，去皮尖

上七味，以水七升，微火煮取三升，去滓，温服一升，覆取微似汗。

【词解】

喘家：素有喘病的人。

【译文】

素有喘病的人，因患外感，触动宿疾，用桂枝汤时应加上厚朴、杏仁。

【中医分析】

素有喘病，感受新邪，旧病必乘势发作，故治疗采用标本兼顾之法。这里桂枝汤解肌发表，以治新邪，厚朴、杏仁，宣肺降气，以治宿喘。本见证，必须具有桂枝汤证兼见喘息者，方可用之。若证见脉紧无汗或内有水饮（用小青龙汤）者，就不能用本方了。

【解读】

慢性气管炎、肺气肿、喘息性气管炎、支气管哮喘等肺部疾病，即为常喘之人，其患新感后，治疗新感的同时，常需兼顾其

宿疾的治疗。杏仁中含的苦杏仁甙具有抑制呼吸中枢的作用，厚朴具有降低支气管平滑肌张力的作用，可以改善支气管阻塞的状况，故常用之。

19.【原文】**凡服桂枝汤吐者，其后必吐脓血也。**

【译文】

凡服桂枝汤后发生呕吐现象的，以后有吐脓血的可能。

【中医分析】

对比 17 条。桂枝辛温助阳，若内热素盛，服用桂枝汤后，可以出现呕吐。若服用桂枝汤后，使热势加重，可能出现吐血。

【解读】

胃炎、胃溃疡或肝硬化时，胃黏膜充血水肿，服用桂枝汤后呕吐，可诱发出血，引起吐血。

20.【原文】**太阳病，发汗，遂漏不止，其人恶风，小便难，四肢微急，难以屈伸，桂枝加附子汤主之。**[**方七**]

桂枝加附子汤

桂枝三两，去皮　芍药三两　甘草三两，炙　生姜三两，切　大枣十二枚，擘　附子一枚，炮，去皮，破八片

上六味，以水七升，煮取三升，去滓，温服一升。本云桂枝汤，今加附子。将息如前法。

【译文】

太阳病，发汗太过，以致汗出不断，病人出现了恶风，小便困难而不畅，四肢肌肉感到微微紧张，并且屈伸不自如，用桂枝加附子汤治疗。

【中医分析】

太阳病，用麻黄汤发汗，汗之太过，使大汗淋漓。汗为人身的阴液与阳气所化，大汗不但伤阳，同时也能伤阴。阳虚不能卫外或表邪未尽，故恶风。阴液不足，故小便难。阳气主温煦，阴血主濡润，二者不足，见四肢微急，难以屈伸。本证漏汗恶风，仅是卫阳虚，而未达到肾阳虚的地步，小便难（即尿少），四肢拘急，也仅是暂时液脱不继，而未达到真阴耗竭的程度，况且病机侧重在外卫不固，所以不需四逆诸方，只用桂枝汤加附子一味以复阳固表为主，阳复则表固汗止，汗止则液复，而小便难、四肢拘急自愈。

【解读】

汗出过多引起失盐失水，机体血容量减少，肾远曲小管和集合管对水分的重吸收增加，尿量减少，所以小便难。大汗使机体血容量减少，血液在体内重新分配，皮肤、肌肉血液供应减少，所以出现恶风和四肢拘急的感觉。此时机体通过代偿，重要脏器如心、脑、肾等功能代谢得以维持正常。用桂枝加附子汤，扩张皮肤、内脏毛细血管（使网内充盈的体液进入血循环），兴奋副交感神经，抑制汗腺的分泌，增加体液从胃肠道的吸收，机体通过自我调整，恢复正常血容量。

太阳病误治引起的诸阳虚证都属于休克的代偿期，其处于轻度血容量不足的状态，故不用四逆汤。

21.**【原文】太阳病，下之后，脉促胸满者，桂枝去芍药汤主之。［方八］**促，一作纵。

桂枝去芍药汤

桂枝三两，去皮　甘草二两，炙　生姜三两，切　大枣十二枚，擘

上四味，以水七升，煮取三升，去滓，温服一升。本云桂枝汤，今去芍药。将息如前法。

【词解】

脉促：脉象急促有力。

【译文】

太阳病，误下之后，脉现促象，又见胸部胀满的，用桂枝去芍药汤治疗。

【中医分析】

表证误下之后，邪气欲随之内陷，而正气向外抗拒，故自觉胸满。邪陷胸中，损伤胸阳，胸阳不振，故脉促。芍药性味偏于敛束，阳气被遏者不宜。

【解读】

太阳病，其浅表的网内充盈，本当汗之（可能也发汗了），今（又）下之，使其体液丢失过多，体循环减少（比20条重），出现脉急促，甚则胸闷，此时腺体深层的网内仍充盈，需用桂枝汤解肌通脉，然白芍有利尿功能，又可使体循环进一步减少，故需去之。

22.【原文】若微寒者，桂枝去芍药加附子汤主之。［方九］

桂枝去芍药加附子汤

桂枝三两，去皮　甘草二两，炙　生姜三两，切　大枣十二枚，擘　附子一枚，炮，去皮，破八片

上五味，以水七升，煮取三升，去滓，温服一升。本云桂枝汤，今去芍药加附子。将息如前法。

【译文】

如果微恶寒的，用桂枝去芍药加附子汤治疗。

【中医分析】

接上条，表阳虚而见恶寒。加辛温之附子，以补阳气。

【解读】

接上条，若体循环过少，末梢有厥之象。觉寒时，需加用附子来扩张皮肤、内脏毛细血管，使网内充盈的体液进入血循环，增加体液从胃肠道的吸收，机体通过自我调整，恢复正常血容量。

23.【原文】太阳病，得之八九日，如疟状，发热恶寒，热多寒少，其人不呕，清便欲自可，一日二三度发。脉微缓者，为欲愈也；脉微而恶寒者，此阴阳俱虚，不可更发汗、更下、更吐也；面色反有热色者，未欲解也，以其不能得小汗出，身必痒，宜桂枝麻黄各半汤。［方十］

桂枝麻黄各半汤

桂枝一两十六铢，去皮　芍药　生姜，切　甘草，炙　麻黄，去节，各一两　大枣四枚，擘　杏仁二十四枚，汤浸，去皮尖及两仁者

上七味，以水五升，先煮麻黄一二沸，去上沫，内诸药，煮取一升八合，去滓，温服六合。本云：桂枝汤三合，麻黄汤三合，并为六合，顿服。将息如上法。

臣亿等谨按：桂枝汤方，桂枝、芍药、生姜各三两，甘草二两　大枣十二枚。麻黄汤方，麻黄三两，桂枝二两，甘草一两，杏仁七十个。今以算法约之，二汤各取三分之一，即得桂枝一两十六铢，芍药、生姜、甘草各一两，大枣四枚，杏仁二十三个，收之得二十四个，合方。详此方乃三分之一，非各半也。宜云合半汤。

【词解】

如疟状：寒热发作呈阵发性。

清便欲自可：大小便正常。

脉微缓：脉象和缓。

阴阳俱虚：表里都虚。

热色：红色。

【译文】

患太阳病，已经八九天，恶寒发热的情况，好像疟疾的发作一样，发热的时间较长，恶寒的时间较短，一天之中有二三次发作，病人不呕吐，大小便正常，若脉象柔和的，就是将要痊愈的表现；若脉象微弱，并有恶寒现象的，是表里都虚，不能再用发汗、攻下、催吐的方法治疗了；若面部发红的，说明病势还未解除，这是因为未达到轻微出汗，病人身体必定有瘙痒的感觉，可以用桂枝麻黄各半汤来治疗。

【中医分析】

本条说明太阳病日久不解，可以有三种不同的转归。以下分段分析。

【原文】

太阳病，得之八九日，如疟状，发热恶寒，热多寒少，其人不呕，清便欲自可，一日二三度发。脉微缓者，为欲愈也。

【中医分析】

太阳病六、七天多可愈，到八九日时仍有恶寒发热之证，一天内二三次发热，观饮食正常（不恶心呕吐），大小便正常（无大便燥结，小便黄赤），脉微而缓，微为邪气已衰，缓为正气将复，故为欲愈。

【解读】

太阳病八九日，心、脑、肾及胃肠均未涉及，无其他变证。恶寒时，皮肤血管收缩而血流减少，但皮肤微循环的毛细血管前括约肌松弛，真毛细血管相对充盈。疾病发生到此时，机体体液没有过少，体表的微循环也趋于正常，故疾病将愈。

【原文】

脉微而恶寒者，此阴阳俱虚，不可更发汗、更下、更吐也。

【中医分析】

病人脉象微弱，恶寒加重，为表里阳气俱虚，故不能再用发汗、攻下、涌吐等法。

【解读】

太阳病八九日时，脉微说明体液过少，恶寒这是微循环不足，再不可汗吐下了，应加用附子之类，复兴细胞功能。

【原文】

面色反有热色者，未欲解也，以其不能得小汗出，身必痒，宜桂枝麻黄各半汤。

【中医分析】

若病人出现面赤、身痒，为太阳日久不解，又不能得小汗出，阳气怫郁在表，不能发泄。

【解读】

太阳病得之八九日，面有热色，即发红，说明上身浅表部汗腺浅部与深处的网内尚充盈，未解，余处如项背部已解，此时发小汗即可，同时仍得解肌，故用桂枝麻黄各半即可。前人经验：此时不发小汗，则会出现身痒。

24.【原文】太阳病，初服桂枝汤，反烦不解者，先刺风池、风府，却与桂枝汤则愈。[**方十一**] 用前第一方。

【词解】

风池：足少阳胆经穴。位于颈部，当枕骨之下，与风府穴相平，胸锁乳突肌与斜方肌上端之间的凹陷处。

风府：督脉的穴位。在项后入发际一寸，在枕骨与第一颈椎之间。

【译文】

患太阳中风病，初起即服桂枝汤，病势不但没有减轻，相反增加了烦闷的现象，此时先用针刺风池和风府两穴，然后再服桂枝汤，病就好了。

【中医分析】

太阳中风，用桂枝汤，治疗正确无误，然服后反烦不解，是因为表邪太盛，邪正剧烈抗争，欲作汗而不能之势，是病重药轻。先刺风池、风府，以泄太阳之风邪，然后再服桂枝汤，才能使病势解除。

【解读】

如第4条，太阳伤寒可见躁烦，多为变病。太阳中风也可见烦，服用桂枝汤不能解其烦，需先刺风池、风府后再服桂枝汤就好了。原因是太阳中风时表现的是项背部腺体深层网内充盈，用药多加用葛根，今刺风池、风府也可，开辟了另一种治疗方法。

25.【原文】服桂枝汤，大汗出，脉洪大者，与桂枝汤如前法。若形似疟，一日再发者，汗出必解，宜桂枝二麻黄一汤。[方十二]

桂枝二麻黄一汤

桂枝一两十七铢，去皮　芍药一两六铢　麻黄十六铢，去节　生姜一两六铢，切　杏仁十六个，去皮尖　甘草一两二铢，炙　大枣五枚，擘

上七味，以水五升，先煮麻黄一二沸，去上沫，内诸药，

煮取二升。去滓，温服一升，日再服。本云：桂枝汤二分，麻黄汤一分，合为二升，分再服。今合为一方，将息如前法。

臣亿等谨按：桂枝汤方，桂枝、芍药、生姜各三两，甘草二两，大枣十二枚。麻黄汤方，麻黄三两，桂枝二两，甘草一两，杏仁七十个。今以算法约之：桂枝汤取十二分之五，即得桂枝、芍药、生姜各一两六铢，甘草二十铢，大枣五枚；麻黄汤取九分之二，即得麻黄十六铢，桂枝十铢三分铢之二，收之得十一铢，甘草五铢三分铢之一，收之得六铢，杏仁十五个九分枚之四，收之得十六个。二汤所取相合，即共得桂枝一两十七铢，麻黄十六铢，生姜芍药各一两六铢，甘草一两二铢，大枣五枚，杏仁十六个，合方。

【词解】

脉洪大：脉形盛大如洪水泛滥，但来盛去衰，是其特点。

【译文】

太阳中风，服桂枝汤后，汗出太多，病仍不除，如果脉象洪大，还可以服桂枝汤，按法服用。如果恶寒发热好像疟疾一样，一日发作两次，还需要发汗治疗，可以用桂枝二麻黄一汤。

【中医分析】

太阳中风用桂枝汤治疗，用的药方正确，但服药方法不对，导致汗出过多，病反不除。这时有两种情况：一是因用桂枝使一身的气血都鼓舞而振奋，邪未去但势难容，出现脉洪大，这与白虎汤证不同，无烦渴饮水，此时，仍与桂枝汤，按法服用，因势利导，使其遍身漐漐汗出则愈。一是汗出不彻，玄府复闭，邪仍留于皮毛肌肉之间，与正气相争，故寒热如疟，如果用麻黄汤嫌其太峻，若用桂枝汤又不能胜任，故采取桂枝二麻黄一汤以和其营卫，略佐疏表。还有一种情况见 26 条。

【解读】

太阳中风，肌层的网内充盈，用桂枝汤解肌通脉，改善肌层的微循环，使其充盈的网内的体液进入血液循环，病理产物从尿液排出。若大汗，体液汹涌直走浅表，使血管内液排出，脉洪大，但肌层的网内充盈并未解除，故治疗仍用桂枝汤解肌。

若用桂枝汤使部分肌内的病理产物进入血循环，又大汗逼其至皮肤，则出现寒热如疟。这是单用桂枝汤只能解决肌层的网内充盈，还得用麻黄汤解决皮肤的网内充盈，用桂枝二麻黄一汤，实际桂枝汤用 5/12，麻黄汤用 2/9。

26.【原文】服桂枝汤，大汗出后，大烦渴不解，脉洪大者，白虎加人参汤主之。［方十三］

白虎加人参汤

知母六两　石膏一斤，碎，绵裹　甘草二两，炙　粳米六合　人参三两

上五味，以水一斗，煮米熟汤成，去滓，温服一升，日三服。

【词解】

大烦渴不解：心烦、大渴、大热或大渴为甚，以至于饮水数升而不能解。

【译文】

太阳中风，服桂枝汤后，汗出过多，出现心烦、渴饮的现象，脉搏洪大，用白虎加人参汤治疗。

【中医分析】

服桂枝汤只要微微有汗即可，今汗出太多，肌表之邪虽去，而胃中津液反为耗伤，胃燥化热，故见心烦渴饮的现象。此时热

势已由太阳转至阳明，阳明里热蒸腾，气血涌盛，故脉洪大。

【解读】

太阳中风服桂枝汤，大汗，肌层的网内充盈的体液进入血液循环，其病理产物连同血液汹涌直走浅表，故脉洪大。这时，肌层的网内充盈已解除，但是由于出汗过多，机体大量失盐、失水，处于低钠性脱水，甚至细胞内缺水，致大烦渴不解。与25条相比，已经出现质的变化。这时需用白虎汤，白虎汤是一个不发汗的解热剂，热退后，水、电解质紊乱会自动调整，加用人参补气生津，起到调整全身的作用，防止休克的发生。

27.**【原文】太阳病，发热恶寒，热多寒少。脉微弱者，此无阳也，不可发汗。宜桂枝二越婢一汤。**［方十四］

桂枝二越婢一汤

桂枝，去皮　芍药　麻黄　甘草，炙，各十八铢　大枣四枚，擘　生姜一两二铢，切　石膏二十四铢，碎，绵裹

上七味，以水五升，煮麻黄一二沸，去上沫，内诸药，煮取二升，去滓，温服一升。本云，当裁为越婢汤、桂枝汤合之，饮一升。今合为一方，桂枝汤二分，越婢汤一分。

臣亿等谨按：桂枝汤方，桂枝、芍药、生姜各三两，甘草二两，大枣十二枚。越婢汤方，麻黄六两，生姜三两，甘草二两，石膏半斤，大枣十五枚。今以算法约之：桂枝汤取四分之一，即得桂枝、芍药、生姜各十八铢，甘草十二铢，大枣三枚；越婢汤取八分之一，即得麻黄十八铢，生姜九铢，甘草六铢，石膏二十四铢，大枣一枚八分之七，弃之。二汤所取相合，即共得桂枝、芍药、麻黄、甘草各十八铢，生姜一两三铢，石膏二十四铢，大枣四枚，合方。旧云：桂枝三，今取四

分之一，即当云桂枝二也。越婢汤方，见仲景杂方中。《外台秘要》：一云起脾汤。

【译文】

太阳病，发热恶寒，热重寒轻，可用桂枝二越婢一汤治疗。若脉象微弱，说明阳已虚，不可发汗。

【中医分析】

太阳表证迁延时日，因循失汗，以致邪郁不解，形成内热外寒的证候。其病机与大青龙汤相似，病势较轻。

【解读】

太阳中风，大汗，肌层的网内充盈未完全解除，其病理产物入血循环后，引起全身炎性反应，还有部分病理产物入皮肤，出现热多寒少之况。所以皮肤、肌层的网内充盈及全身炎性反应均需用药，麻黄、桂枝、石膏并用各行其道，各司其职，麻黄解表，桂枝解肌，石膏清里热。脉微弱，说明机体处于低血容量状态，不可再发汗，若继续丢液，可能引起休克。

28.【原文】服桂枝汤，或下之，仍头项强痛，翕翕发热，无汗，心下满，微痛，小便不利者，桂枝去桂加茯苓白术汤主之。[方十五]

桂枝去桂加茯苓白术汤

芍药三两　甘草二两，炙　生姜三两，切　茯苓　白术各三两　大枣十二枚，擘

上六味，以水八升，煮取三升，去滓，温服一升，小便利则愈。本云，桂枝汤，今去桂枝加茯苓、白术。

【译文】

吃了桂枝汤后，或又用了下法，仍然感到头项部强直而痛，

翕翕发热，没有汗，胸脘之间满闷而微感疼痛，小便不利的，用桂枝去桂加茯苓白术汤来治疗。

【中医分析】

若见到"头项强痛，翕翕发热"，就用桂枝汤；若见到"心下满，微痛"，就用下法。然汗下后，诸证仍在，其故为何？观"小便不利，无汗"，知其里有停水。患者素有水饮内停，感受外邪后，水饮与邪气搏结不化，使太阳经府之气不畅，故无汗且小便不利。饮邪结于中焦，则心下满痛。水邪郁遏太阳经中之阳气，经脉不利，见头项强痛，翕翕发热。故汗、下两法均非所宜。方用桂枝去桂加苓术汤，有利水之功，无伤津之弊。

【解读】

素体水电解质紊乱，或机体处于低血容量状态，外邪袭入机体后，机体体液重新分布，向头项部分布，其肌层的网内充盈，致痛物质等聚集，故头项强痛。外感后胃肠道腺体深层的网内充盈，其功能及代谢失常，则心下满，微痛。机体整体体液不足，则无汗且小便不利。其属腺体深层之微循环的问题，故用桂枝汤加减治疗，将充网之体液回收致循环，同时利尿，使其微循环通畅，才能中病机。然桂枝能促进胃肠蠕动，不利于心下满微痛，故去之。苓术帮助消化道吸收的同时又有利尿作用，故可以调整水、电解质紊乱。当然如果机体机能低下者需配附桂；气上冲者，也需配桂枝。

29.**【原文】伤寒脉浮，自汗出，小便数，心烦，微恶寒，脚挛急，反与桂枝欲攻其表，此误也。得之便厥，咽中干，烦躁，吐逆者，作甘草干姜汤与之，以复其阳；若厥愈足温者，更作芍药甘草汤与之，其脚即伸；若胃气不和，谵语者，少与调胃承气汤；若重发汗，复加烧针者，四逆汤主之。[方十六]**

甘草干姜汤

甘草四两，炙　干姜二两

上二味，以水三升，煮取一升五合，去滓，分温再服。

芍药甘草汤

白芍药　甘草，炙　各四两

上二味，以水三升，煮取一升五合，去滓，分温再服。

调胃承气汤

大黄四两，去皮，清酒洗　甘草二两，炙　芒硝半升

上三味，以水三升，煮取一升，去滓，内芒硝，更上火微煮令沸，少少温服之。

四逆汤

甘草二两，炙　干姜一两半　附子一枚，生用，去皮，破八片

上三味，以水三升，煮取一升二合，去滓，分温再服。强人可大附子一枚，干姜三两。

【词解】

挛急：筋肉拘急，伸展不利。

厥：手足发冷。

谵语：神昏妄言，也就是说胡话。

【译文】

患伤寒病，出现脉浮自汗，小便次数增多，而尿量减少，心里不安，有轻微的恶寒，两足拘急难伸的，反用桂枝加桂汤来治疗，这种治疗是错误的。服了桂枝加桂汤后，便四肢发冷，咽喉干燥，烦躁不安，呕吐气逆的，用甘草干姜汤来治疗，以恢复其阳气。服药后如果手足转温的，再用芍药甘草汤来治疗，两脚拘

挛即能伸开；假如见到胃燥而谵语的，可少少与调胃承气汤；如果再以误汗，又用烧针的，就用四逆汤来治疗。

【中医分析】

表阳虚，腠理不固，故自汗出，微恶寒；阳虚液耗，膀胱输送失司，故小便数；阴液不足，阳气不化，心神虚怯，故心烦；津少不能濡养，阳虚不能温煦，故肢挛急。治当用桂枝加附子汤类。

前证若误用桂枝加桂汤治疗，使阳气阴液更加受伤。阳虚不能敷布到四肢则厥冷，阴液不能上承于肺胃，则咽中干。阳虚则阴盛，阴阳相格，则烦躁吐逆。当前阳虚为急，故先复其阳，方用甘草干姜汤，阳气得复后，再复其阴液，方用芍药甘草汤。服甘草干姜汤后如脚转暖，说明阳气已回，厥逆得解，否则继续服用。待阳回后再用芍药甘草汤，复其阴，阴复则两脚得以自伸。若邪从燥化，转入阳明胃府，见谵语者，可用调胃承气汤。

若误用桂枝加桂汤后，再用发汗、烧针等方法，则亡阳。用四逆汤回阳救逆。

【解读】

机体处于低血容量状态，故尿量减少，尿频，若水、电解质紊乱，血液在体内重新分配，肌肉血液供应减少，所以出现脚挛急、心烦的感觉。植物神经功能紊乱，见自汗出。这时可用桂枝加附子汤，扩张皮肤、内脏毛细血管，兴奋副交感神经，抑制汗腺的分泌，增加体液从胃肠道的吸收，机体通过自我调整，恢复正常血容量。

前证若误用桂枝加桂汤，则发展为低血容量休克，从而出现四肢发凉（厥）、咽干，胃肠道功能紊乱，则吐逆，甚至出现精神症状如烦躁（低血容量休克可以引起大便秘结，严重者可引起肠梗阻，肠道细菌、毒素移位等引起精神症状）。这时用甘草干姜汤，调整胃肠道的吸收功能，增强血液循环，纠正低血容量状态。如果手足转温，用芍药甘草汤治疗脚挛急（似腓肠肌痉挛）。若精神症状加重，与调胃承气汤，以祛除毒素。

假如再用麻黄汤，或用烧针者，使体液丢失更多，机体处于休克状态，微循环瘀滞，这时用四逆汤，以改善微循环瘀滞。

30. 【原文】问曰：证象阳旦，按法治之而增剧，厥逆，咽中干，两胫拘急而谵语。师曰：言夜半手足当温，两脚当伸，后如师言，何以知此？答曰：寸口脉浮而大，浮为风，大为虚，风则生微热，虚则两胫挛，病形象桂枝，因加附子参其间，增桂令汗出，附子温经，亡阳故也。厥逆咽中干，烦躁，阳明内结，谵语烦乱，更饮甘草干姜汤，夜半阳气还，两足当热，胫尚微拘急，重与芍药甘草汤，尔乃胫伸，以承气汤微溏，则止其谵语，故知病可愈。

【译文】

问道：病人的症状很像阳旦汤证，用阳旦汤来治疗，病情反而加重，出现四肢厥冷，咽喉干燥，两膝以下不能伸展，时而烦乱谵语。老师说：到了半夜手足就会转温，两脚就会伸展，后来果然如此，这是怎么知道的呢？答道：寸口的脉搏浮而大，浮为中风，大为阴阳两虚，中风则微发热，阴阳两虚，则两胫部挛急，症状虽似桂枝汤，而实非桂枝之证，应用桂枝加附子汤以温其经，若误用桂枝汤，并重用桂枝，使得汗出亡阳，而出现四肢厥冷，咽喉干燥，烦躁不安，如果阳明燥热内结，便会出现谵语烦乱，治疗的方法是先用甘草干姜汤，半夜阳气来复，两脚就会转热，两胫部还有些拘急的，再用芍药甘草汤，两脚就可以伸展了。用承气汤使大便微溏，言语谵妄就可以停止，所以知道病可痊愈。

【中医分析】

脉浮汗出微恶寒等症状，很像是桂枝汤证，不过桂枝汤证不会有小便数，心烦，脚挛急等症状，若按照常规方法服用桂枝汤，是药不对证，但病势没有好转，病情反而加剧，出现了四肢发凉、咽腔干燥、两腿肌肉紧张，伸屈不自如，严重者出现谵语。但是老师怎么能够预知：半夜以后手足应当变温暖，两只脚就能伸开了，并且事实果然如此，这是什么道理呢？他说：病人寸口脉象浮而且大，脉象浮是太阳病中风的指征，脉象大是身体虚的指征。因为中风故微热，因其下虚，故两胫挛急。看起来这种病人像是太阳病中风，好像是桂枝汤的适应证，而实际上是阳气、阴液两虚之候。此时应用桂枝汤加附子，以温经复阳，固表敛液，可是没有加入附子，反而用了桂枝汤并增加桂枝的用量，以致阳气益虚而成厥逆，阴液更伤，而成咽干烦躁等变证。救治之法，当以固阳为急，所以先与甘草干姜汤，使阳复而足温，但是因为此前之液虚未复，两胫挛急尚未痊愈，故再用芍药甘草汤，使阴复而胫伸，如果阴阳已复而见阳明内结之谵语烦乱，宜用调胃承气汤使大便微溏，肠胃调和，则谵语自止。

【解读】

机体处于低血容量状态，浅表网内空虚，应用桂枝加附子汤，以温经回阳，不可用桂枝加桂汤再令其汗出，用之则亡阳，即近乎休克状态。这里注意，如小便频数（如泌尿系感染），且不可用桂枝汤，可用猪苓汤或用八正散之类。

用桂枝加桂汤后见四肢发凉，咽干，甚至出现精神症状如烦躁、谵语，这时用甘草干姜汤，调整胃肠道的吸收功能，增强血液循环，纠正低血容量状态。用后夜半两足即热，循环逐渐改善。仅有胫拘急（电解质紊乱未得到纠正），再与芍药甘草汤即可。脚挛急也可用桂枝汤加芍药人参或用白虎加人参汤，可辨证用之。

机体处于低血容量状态，也可以引起大便秘结，严重者可引起肠梗阻，肠道细菌、毒素移位等，出现大便秘结、腹满、谵语，用调胃承气汤使其溏，排出毒素即可。

第二章 辨太阳病脉证并治中

31.【原文】太阳病，项背强几几，无汗恶风，葛根汤主之。［方一］

葛根汤

葛根四两 麻黄三两，去节 桂枝二两，去皮 生姜三两，切 甘草二两，炙 芍药二两 大枣十二枚，擘

上七味，以水一斗，先煮麻黄、葛根，减二升，去白沫，内诸药，煮取三升，去滓，温服一升。覆取微似汗，余如桂枝汤将息及禁忌。诸汤皆仿此。

【译文】

患太阳病，颈项及肩背部都有拘急强直，俯仰不舒的感觉，没有汗，又怕风，用葛根汤治疗。

【中医分析】

本证与麻黄汤证相近，本证没有喘而有项背强几几，麻黄汤证有喘而无项背强几几，葛根汤重在发汗生津，麻黄汤重在发汗定喘。本证与桂枝加葛根汤证的症状相近，其差别是有汗无汗。本证是表实无汗，后者是表虚有汗。

【解读】

机体受病，皮肤血管收缩而血流减少，故恶风，皮肤微循环的毛细血管前括约肌松弛，真毛细血管相对充盈，主要表现在项背部，致痛物质聚集，故项背部强直，俯仰不舒。本病的病位主要是项背部的肌肉这一层网内充盈，故需用桂枝汤解肌，然其无汗，浅表层的网内也充盈，故加用麻黄发汗。葛根能直接扩张外周血管，解除肌肉痉挛，专治项背强几几，故其必不可少，并为君药。

说明：凡是项背部深层的网内充盈的疾病都可用本方，如腰肌劳损。

32.**【原文】太阳与阳明合病者，必自下利，葛根汤主之。**［**方二**］用前第一方。一云，用后第四方。

【词解】

合病：两经同时受邪，同时出现症状。

【译文】

太阳病与阳明病合病的，必定有下利的症状，用葛根汤治疗。

【中医分析】

表热无汗，表邪不得外泄，内迫阳明，下走大肠而下利，病势偏重在表。葛根汤解肌发汗，双解二阳，肌表之邪能外泄，下利也就愈了。

【解读】

病人同时有感冒及消化道感染症状如腹泻等，这是胃肠型感冒的表现，用葛根汤治疗。葛根具有收缩和舒张平滑肌的双向作用，对因寒冷刺激或者细菌毒素刺激引起的胃肠道痉挛都具有缓解作用；葛根含淀粉，遇水即膨胀，具有吸附作用，可以止泻；

葛根还具有解热作用。

33.【原文】太阳与阳明合病，不下利但呕者，葛根加半夏汤主之。[方三]

葛根加半夏汤

葛根四两 麻黄三两，去节 甘草二两，炙 芍药二两 桂枝二两，去皮 生姜二两，切 半夏半升，洗 大枣十二枚，擘

上八味，以水一斗，先煮麻黄、葛根，减二升，去白沫，内诸药，煮取三升，去滓，温服一升，覆取微似汗。

【译文】

太阳与阳明合病，不腹泻只呕吐，用葛根加半夏汤治疗。

【中医分析】

表邪不得外泄，内迫阳明，上犯于胃，故呕吐。治以解表为主，方用葛根汤，加半夏降逆止呕。

【解读】

冬春季发生的胃肠型感冒，多是由病毒如鼻病毒、流行性感冒病毒、冠状病毒、肠道病毒等引起的。以腹泻为主要症状的是肠炎，以呕吐为主要症状的是胃炎。肠炎用葛根汤治疗，胃炎用葛根加半夏汤治疗。姜半夏对呕吐中枢具有抑制作用。

34.【原文】太阳病，桂枝证，医反下之，利遂不止，脉促者，表未解也；喘而汗出者，葛根黄芩黄连汤主之。[方四]促，一作纵。

葛根黄芩黄连汤

葛根半斤 甘草二两，炙 黄芩三两 黄连三两

上四味，以水八升，先煮葛根，减二升，内诸药，煮取二

升，去滓，分温再服。

【词解】

脉促：脉势急促，是阳气被抑而求伸的现象。

【译文】

太阳病，本来应该用桂枝汤治疗，反而用了下法，于是出现下利不止，脉势急促，是表证还未解除的现象。如果既喘又出汗的，用葛根黄芩黄连汤治疗。

【中医分析】

太阳中风，本应用桂枝汤解肌，若误用下法，将使表热内陷而出现下利不止。这时可出现两种转归：一是正气强盛，虽经误下，邪气未尽传入里，正气鼓邪外出，故脉促，治当因势利导，如可用桂枝加葛根汤或葛根汤等以表里双解；一是邪尽陷里，里热偏盛，不但下利，并且喘而汗出，须用葛根黄芩黄连汤解其表里。此喘应与麻杏石甘汤证及麻黄汤证相鉴别，此汗出应与白虎汤证相鉴别，此下利应与桂枝人参汤证相鉴别。

【解读】

细菌或病毒致肠道网内充盈，功能紊乱，下利不止，腹泻引起低血容量状态，水、电解质紊乱，机体代偿，心脏收缩力加大，频率加快，故脉搏快而有力或出现期前收缩，即脉促。病源入血，毒素吸收，周围血管舒张，浅表微循环自稳失调，充网，见发热，汗出。同时发热可引起呼吸急促，出现喘。葛根黄芩黄连汤具有解热、抗炎、缓解胃肠道痉挛及广泛的抗菌谱，既适用于胃肠道病毒感染也适用于胃肠道的细菌感染。

35. 【原文】太阳病，头痛发热，身疼腰痛，骨节疼痛，恶风无汗而喘者，麻黄汤主之。［方五］

麻黄汤

麻黄三两，去节　桂枝二两，去皮　甘草一两，炙　杏仁七十个，去皮尖

上四味，以水九升，先煮麻黄，减二升，去上沫，内诸药，煮取二升半，去滓，温服八合。覆取微似汗，不须啜粥，余如桂枝法将息。

【译文】

太阳伤寒，头痛发热，身体疼，腰痛，骨节疼痛，怕风，无汗而喘的，用麻黄汤治疗。

【中医分析】

寒邪束于外，太阳之经气不能畅通流行，郁于上则头痛；郁于外则发热；郁于经脉之间，则身疼，腰疼，骨节疼痛；营卫阻滞，失去正常的卫外机能，故恶风；寒邪郁于肌表，腠理闭塞，故无汗；肺合皮毛，皮毛闭塞不通影响及肺，肺气闭郁，故喘。

【解读】

发热激活物使体温的调定点上移，经过一系列环节后，体温虽已上升，其实际体温与调定点仍有差距时，自觉"恶风"。全身皮肤血管收缩，皮肤微循环的毛细血管"开网"，使得真毛细血管相对充盈，致痛物质堆积，故头痛、身疼、腰痛、骨节疼痛。影响到肺则喘，影响到胃则呕。

此时机体全身浅表的"网内充盈"，甚至胃肠黏膜的网内也充盈，致痛物质大量堆积，只有通过发汗，消除其有害代谢产物，改善全身浅表的微循环，才能减轻症状，使机体恢复自稳调节。其矛盾在无汗，用麻黄汤汗之则解。

麻黄汤具有解热作用和祛痰、止咳、平喘作用，能够显著扩张支气管，并能对抗乙酰胆碱所致的支气管收缩；还有抗病毒、抗细菌作用和增强唾液腺、泪腺、汗腺的分泌作用，具有较强的

发汗作用。

麻黄:桂枝=3:2时发汗,合理的发汗,可使浅表微循环自稳调节恢复。麻黄配杏仁发汗定喘,可使肺的微循环自稳调节恢复。

36.【原文】**太阳与阳明合病,喘而胸满者,不可下,宜麻黄汤**。［**方六**］用前第五方。

【词解】

喘:是指呼吸的频率加快、深度加深,严重时为呼吸困难。

【译文】

太阳病与阳明病合并出现时,有呼吸喘促而胸部胀满的症状,不可攻里,用麻黄汤治疗。

【中医分析】

太阳病外受风寒束缚,肺气不得外宣,邪气壅滞,故喘而胸满。治当用麻黄汤发汗,表解则喘满自除。若肠中燥屎阻结,浊气上干,则喘而腹满,治宜攻下。太阳与阳明合病,表证未解,不可妄用攻下。

【解读】

支气管受到刺激引起的支气管平滑肌紧张或痉挛即支气管哮喘、喘息性支气管炎等,应当用具有平喘、发汗、解热作用的麻黄汤。阳明腑实证引起的"喘"是由于肠梗阻时腹压增大、膈肌运动受限所致,是大承气汤的适应证。

37.【原文】**太阳病,十日已去,脉浮细而嗜卧者,外已解也。设胸满胁痛者,与小柴胡汤;脉但浮者,与麻黄汤**。［**方七**］用前第五方。

小柴胡汤方

柴胡半斤　黄芩　人参　甘草,炙　生姜,切,各三两

大枣十二枚，擘　半夏半升，洗

上七味，以水一斗二升，煮取六升，去滓，再煎取三升，温服一升，日三服。

【译文】

太阳表证，已经过了十天，见到脉搏浮细，且有嗜睡的现象，是表证已经解除的表现。如果感觉胸部胀满，胁部疼痛，可以用小柴胡汤治疗；如果脉搏见浮象的，用麻黄汤治疗。

【中医分析】

太阳病十日以上，经过医生的治疗，病邪欲解，脉浮细提示邪欲去表，正气已伤。表证欲去，体痛等不适缓解，可以安睡。外已解，说明表证已不存在。

如果太阳病十日以上，邪由太阳之表内传入少阳，则见胸满胁痛。少阳为三阳之枢，主运转枢机，邪入少阳，治须和解，方用小柴胡汤。

太阳病，虽经十日，但恶寒身热、头痛、骨节痛、无汗等表证仍在，脉仍浮，说明病邪仍在表分，故仍用麻黄汤发汗，使邪从表解。

【解读】

太阳病十日以内多能愈，经过发汗等手段，浅表的微循环自稳调节恢复，然丢失体液机体机能受损则脉浮细（还没到沉细），体质需要恢复则嗜卧。

若脉不细，但浮，说明周围血管仍呈舒张状态，机体仍在向浅表输送体液，浅表的微循环网内仍充盈，故需用麻黄汤发汗，以使自稳调节恢复。

若出现胁痛胸满，说明出现变证，或是肝胆胰等被影响到了，这时可用小柴胡汤（当然可能还有其他症状如往来寒热，心烦喜呕，默默不欲饮食等）。

注：肋软骨炎、肋间神经痛可见胁痛，可用小柴胡汤来治疗。

经验：三阳并病，治取少阳。若并口舌干而渴者，以小柴胡汤加石膏为宜，若无汗而恶寒者，则宜与葛根汤合方治之。

38. 【原文】太阳中风，脉浮紧，发热恶寒，身疼痛，不汗出而烦躁者，大青龙汤主之。若脉微弱，汗出恶风者，不可服之。服之则厥逆，筋惕肉瞤，此为逆也。大青龙汤方。[方八]

大青龙汤

麻黄六两，去节　桂枝二两，去皮　甘草二两，炙　杏仁四十枚，去皮尖　生姜三两，切　大枣十枚，擘　石膏如鸡子大，碎

上七味，以水九升，先煮麻黄，减二升，去上沫，内诸药，煮取三升，去滓，温服一升，取微似汗。汗多者，温粉粉之。一服汗者，停后服。若复服，汗多亡阳，遂一作逆虚，恶风烦躁，不得眠也。

【词解】

厥逆：四肢厥冷。

筋惕肉瞤：筋肉跳动。

【译文】

太阳中风病，脉搏浮紧，发热恶寒，周身疼痛，更因不得汗出而烦躁不安，可服用大青龙汤治疗。假如脉搏微弱，汗出怕风，此为阳虚，不可服大青龙汤，若服之，则会引起四肢厥冷，甚至筋肉跳动，这属于误治的证候。

【中医分析】

寒邪束于外，太阳之经气不能畅通流行，郁于外则发热；郁于经脉之间，则身疼痛；营卫阻滞，失去正常的卫外机能，故恶寒；寒邪郁于肌表，腠理闭塞，故无汗。寒主收引，肌肤敛束，皮毛闭塞，故脉浮紧。阳热郁于内，则烦躁。大青龙汤主治不汗出而烦躁脉浮紧之表实证，汗出恶风脉微弱之表里俱虚之证，当然不适宜，若用之，必致亡阳厥逆，筋惕肉瞤，处于危险之地。

鉴别：本方主治不汗出烦躁；麻黄汤证比本方证少一烦躁；阳明证是烦躁有汗；少阴烦躁多为阴盛格阳之象。

【解读】

发热激活物使体温的调定点上移，经过一系列环节后，体温虽已上升，其实际体温与调定点仍有较大差距时，自觉"恶寒"。全身皮肤血管收缩，皮肤微循环的毛细血管"开网"，使得真毛细血管相对充盈，致痛物质堆积，故身疼痛。代谢产物（如肾上腺素、儿茶酚胺）聚集，故"脉浮紧"。浅表网内充盈，不得汗出，甚至引发全身炎症发应，影响到神经系统见烦躁。本证比麻黄汤证恶寒甚，发汗更急迫，麻黄量需加大。加用石膏是为除烦，同时能防止麻黄发汗太过。急性肺炎、肾炎可能用到大青龙汤。

若脉微弱，汗出恶风，说明体液已丢失过多，网内空虚，不可用大青龙汤，用之大汗则机体处于低血容量状态，水电解质失调，出现手足发冷（29 条、30 条），肌肉不自主跳动（如脚挛急，两胫拘急，脐下悸等）。

39. **【原文】伤寒脉浮缓，身不疼但重，乍有轻时，无少阴证者，大青龙汤发之。**［**方九**］用前第八方。

【词解】

乍有轻时：指身重偶尔有所减轻。

【译文】

伤寒脉搏浮缓，身体并不疼痛，只觉得沉重，然而乍有轻时，则知不是少阴证的身重，方用大青龙汤发表清里。

【中医分析】

若感邪较重，正邪交争激烈，则脉紧身痛；若感邪较轻，则脉浮缓，身不疼，但重，乍有轻时。

【解读】

感邪后出现恶寒发热，浅表网内充盈，致痛物质堆积较少，或很快被分解排出，故身不疼，然毕竟是浅表的网内充盈，故觉重。局部的代谢产物产量少，有时又很快被分解排出，故脉浮缓，身重乍有轻时。机体功能尚可，疾病处于急性期，非少阴证之慢性期，故可用大青龙汤发之。

40.【原文】伤寒表不解，心下有水气，干呕发热而咳，或渴，或利，或噎，或小便不利，少腹满，或喘者，小青龙汤主之。［方十］

小青龙汤

麻黄，去节　芍药　细辛　干姜　甘草，炙　桂枝，去皮，各三两　五味子半升　半夏半升，洗

上八味，以水一斗，先煮麻黄，减二升，去上沫，内诸药，煮取三升，去滓，温服一升。若渴，去半夏，加栝楼根三两；若微利，去麻黄，加荛花，如一鸡子，熬令赤色；若噎者，去麻黄，加附子一枚，炮；若小便不利、少腹满者，去麻黄，加茯苓四两；若喘，去麻黄，加杏仁半升，去皮尖。且荛

花不治利，麻黄主喘，今此语反之，疑非仲景意。

臣亿等谨按：小青龙汤，大要治水，又按《本草》，莞花下十二水，若水去，则利止也。又按《千金》，形肿者，应内麻黄，乃内杏仁者，以麻黄发其阳故也。以此证之，岂非仲景意也。

【译文】

伤寒表证未除，心胸之下，又有水气，证见干呕发热而咳，或有口渴，下利，噎塞，以及小便不利，小腹胀满，或喘等症状，可用小青龙汤治疗。

【中医分析】

伤寒在表之邪不解，则发热头痛，项强体痛等证未除。水气停积，致胃气上逆则干呕，水气侵肺则咳嗽。水饮为病，随气升降。水蓄津液不行则口渴，水渍入肠则腹泻，水气塞于上则噎或喘，水气留于下则小便不利、少腹满。

大青龙汤证是表寒外束，里有郁热；小青龙汤证是外有寒邪，内有水饮。

方中麻黄、桂枝（3：3）相配，减少麻黄比例，减少发汗，加重解肌，意在调"心下"。半夏量大，祛水下气，重在祛"心下"之水。

细辛：解表散寒，祛风止痛，通窍，温肺化饮。"细辛不过钱"的记载：宋代陈承《本草别说》记载："细辛，若单用末，不可过半钱匕，多用即气闷不通者死……"明代李时珍《本草纲目》记载："细辛非华阴者不得为真，若单用末，不可过一钱，多则气闷塞不通者死。"细辛的主要成分为甲基香酚、左旋细辛素等挥发油，其药理作用为解热镇痛、镇咳祛痰等，还具有麻痹呼吸中枢的作用。细辛在煎煮三十分钟后，其毒性成分黄樟醚的含量能大大下降，不足以引起中毒。

五味子：收敛固涩，益气生津，补肾宁心。重在"敛"，治久嗽虚喘，治外感咳嗽多配细辛、干姜，有痰多为清稀痰。若为黄脓痰可用皂荚、石膏、芒硝之类，若痰似果冻，则用牡蛎之类。

干姜：温中散寒，回阳通脉，温肺化饮。

【解读】

"表不解"指伤寒证仍存，即发热、恶寒、体痛、呕逆（第3条），说明全身浅表的网内充盈。"心下"指肺胃及膈间。"心下有水气"指肺胃膈间广泛的网内充盈。病理分析：患者为寒性体质（即脾肾阳虚体质，多用真武汤或理中加半夏汤保养），患病后先是浅表的微循环自稳失调，网内充盈致伤寒诸证。引发肺胃膈间的浅表微循环失调，也是网内充盈。肺与膈的微循环失调，网内充盈，甚则形成胸腔积液，则咳（痰多清稀色白不黏自觉凉，若稀黄痰则加石膏），喘。胃肠道的微循环失调，网内充盈，则呕、噫、利。体液大量聚集到浅表、肺膈胃，机体体液相对不足则见渴、小便不利、少腹满。此时主要矛盾在于肺、膈、胃的网内充盈。

药理研究证明小青龙汤具有平喘止咳作用。现代主要应用于治疗支气管哮喘、急性或慢性期气管支气管炎、支气管肺炎等下呼吸道感染。

41.【原文】伤寒心下有水气，咳而微喘，发热不渴。服汤已渴者，此寒去欲解也。小青龙汤主之。［**方十一**］用前第十方。

【译文】

伤寒因心下有水气，而致咳嗽喘息发热口不渴的，用小青龙汤治疗，服药后，由口不渴转而成口渴，这说明寒邪已去，疾病将要解除。

【中医分析】

本条是上一条的补充说明。伤寒在表之邪不解，则发热头痛、项强体痛等证仍存。水停心下，水饮属寒，故不渴。水气侵肺故咳喘。小青龙汤偏于辛温，服后寒去水散，心下无水气停留，胃阳转旺，故出现渴。

【解读】

寒性体质的人患有咳喘自不觉渴，服用小青龙汤后，肺膈胃的微循环自稳调节恢复，原来充到网内的体液（有可能有水肿，甚至渗液或积液），进入体循环，并从小便外排，故略处于低血容量状态（或高血钠），自觉渴，预示着"心下水气"将除。

42.**【原文】**太阳病，外证未解，脉浮弱者，当以汗解，宜桂枝汤。[方十二]

桂枝汤

桂枝，去皮　芍药　生姜，切，各三两　甘草二两，炙大枣十二枚，擘

上五味，以水七升，煮取三升，去滓，温服一升。须臾啜热稀粥一升，助药力，取微汗。

【译文】

太阳病，病在表，脉浮弱的，用桂枝汤治疗。

【中医分析】

太阳病，病在表，故有恶寒发热头痛等诸证，若无汗脉浮紧，是表实证，用麻黄汤开腠发汗；若自汗脉浮弱，是表虚证，用桂枝汤解肌发汗。

43.**【原文】**太阳病，下之微喘者，表未解故也，桂枝加

厚朴杏子汤主之。［方十三］

桂枝加厚朴杏子汤

桂枝三两，去皮　甘草二两，炙　生姜三两，切　芍药三两　大枣十二枚，擘　厚朴二两，炙，去皮　杏仁五十枚，去皮尖

上七味，以水七升，微火煮取三升，去滓，温服一升。覆取微似汗。

【译文】

太阳表证误用了下法，出现微喘的现象，这是表邪未解的原因，用桂枝加厚朴杏子汤治疗。

【中医分析】

太阳病应当用汗法，今误用下法，使邪气欲陷，正气与欲陷之邪抗争，而为冲逆微喘。若正气不支，邪气内陷，可转为下利、痞、结胸等变证。因其表证未解，故仍用桂枝汤辛温解表。已有气逆微喘之变证，故加厚朴、杏子利气降逆。

【解读】

参阅18条：喘家作，桂枝汤加厚朴、杏子佳。

44.【原文】太阳病，外证未解，不可下也，下之为逆。欲解外者，宜桂枝汤。［方十四］用前第十二方。

【译文】

太阳病，表证没有解除时，不可用泻下的方法，如果泻下就违反了治疗疾病的规律。欲解表，可用桂枝汤。

【中医分析】

治疗疾病的一般规律：表证当解外，里证当攻下，表里同病时，先表后里。本条外证未解，用桂枝汤；上一条，虽经误下，

邪欲还表，仍用桂枝汤。

45. 【原文】太阳病，先发汗不解，而复下之，脉浮者不愈。浮为在外，而反下之，故令不愈。今脉浮，故在外，当须解外则愈，宜桂枝汤。［方十五］用前第十二方。

【译文】

太阳病，用了发汗药，病没有解，又用了下法，脉象浮的，为病势还未向愈。因为脉浮是邪仍在表，表证用下法，当然无效。由于脉浮而病仍在外，故还需要解表，方用桂枝汤。

【中医分析】

太阳病，用麻黄汤发汗，处理得当，但是发汗后，表证未除，需找原因，是汗不如法，还是病重药轻等。若不认真分析，用汗法后表不解，就认为病邪入里，就转而用下法，势必病变丛生。如果用下法后脉仍现浮象，提示病邪仍在表，可用桂枝汤解其外。

46. 【原文】太阳病，脉浮紧，无汗，发热，身疼痛，八九日不解，表证仍在，此当发其汗。服药已微除，其人发烦目瞑，剧者必衄，衄乃解。所以然者，阳气重故也。麻黄汤主之。［方十六］用前第五方。

【词解】

目瞑：目合懒开。

【译文】

太阳表证，脉浮紧，不出汗，发热而身体疼痛，八九天没有好转，其表证仍在，这时应当发汗，用麻黄汤治疗。服药以后，症状略减，然病人出现心中烦乱，眼睛闭合不欲睁开的症状，严重的就会鼻出血。鼻出血后，病情才能解除，这是阳气太重的缘故。

【中医分析】

患太阳病虽已八九天了，然其病邪并没有传变，仍是太阳表实证，治疗当然还用麻黄汤发汗解表。由于邪正相持时间较长，阳邪郁遏太甚，服麻黄汤后，阳气乘药力急欲将邪泄越出来，但因其势太急，一时不及汗解，阳邪奔迫于上，出现发烦目瞑、衄。阳邪郁遏欲伸故发烦；目得血而能视，若阳邪上盛，侵入血分，则畏见光火，故目瞑；血热伤络则衄。血汗同源，衄后热邪得以尽泄于外，故疾病得以解除。

【解读】

经过八九日，发热、身无汗、身疼痛仍然存在，应当查清病因，在病因未查清前一般不用发汗剂，也不提倡用激素。这时用麻黄汤发汗也应当十分慎重，因为发热的原因非常复杂，不明原因的发热仍然是现代医学的一个难题。

在严重感染疾病过程中，发生鼻衄时一定要注意观察其他部位如皮肤、口腔黏膜、眼结膜、大小便、阴道是否有出血，注意与弥漫性血管内凝血相鉴别。后者是麻黄汤的禁忌证。

47. **【原文】** 太阳病，脉浮紧，发热，身无汗，自衄者，愈。

【译文】

太阳病，脉浮紧，发热不出汗，若鼻孔自动出血的可以自愈。

【中医分析】

脉浮紧，发热为麻黄汤证。表气闭塞，邪气不能从汗外泄，自衄后邪气得泄，故可痊愈。

【解读】

这也是麻黄汤证的衄解，不服药自衄者可愈，若不愈者，可能还得服用麻黄汤，如55条。此道理与桂枝汤证一样，如24条：太阳病，初服桂枝汤，反烦不解者，先刺风池、风府，却与桂枝汤则愈。

48.【原文】二阳并病，太阳初得病时，发其汗，汗先出不彻，因转属阳明，续自微汗出，不恶寒。若太阳病证不罢者，不可下，下之为逆，如此可小发汗。设面色缘缘正赤者，阳气怫郁在表，当解之熏之。若发汗不彻不足言，阳气怫郁不得越，当汗不汗，其人躁烦，不知痛处，乍在腹中，乍在四肢，按之不可得，其人短气但坐，以汗出不彻故也，更发汗则愈。何以知汗出不彻？以脉涩故知也。

【词解】

二阳并病：这里指太阳病未解而又出现了阳明病的表现。

面色缘缘正赤：面部出现的红色是一块接着一块，连续不断。

怫郁：遏郁。

解之熏之：解之，指发汗解表；熏之，指用药物熏蒸取汗。

但坐：病人呼吸困难只能坐不能平卧。

【译文】

太阳与阳明并病，在太阳病初起的时候，就用了发汗的方法，但是汗出未透，因而病势转到阳明，继续微微出汗，不恶寒。如果太阳表证仍然存在的，不可以用攻下的方法，若用下法，就是错误的。这种情况可以用小发汗的方法。假如病人的面色发红绵绵不断的，是表邪遏郁在肌表的表现，可以用发汗与外熏的方法。如果发汗不透，虽有汗，也微不足道，表邪遏郁，无从外解，应当发汗而不发汗，病人有烦躁不安的现象，不知痛在何处，有时在腹中，有时在四肢，也触摸不到什么，病人气息急促，不能平卧，这是因为汗出不透的缘故，再发汗即可痊愈。怎么知道是汗出不透呢？因为脉搏有涩的现象，所以才知道的。

【中医分析】

太阳病，本当发汗，但用之不当，或病重药轻，或服药不如法，以致汗出不畅，太阳之邪既未得解，而邪气又向里传至阳明，于是由太阳之无汗，转为阳明之自汗出，由太阳之恶寒，转为阳明之不恶寒。太阳为表，阳明为里，若二阳并病，应先表后里，待太阳症状全部没有之后，才能用下法，否则一下之后，有表之邪随之陷入，就将造成结胸、痞证、下利等变证。此时针对太阳未尽之邪，采用小发汗，如桂枝麻黄各半汤，桂枝二麻黄一汤。若面色不断发红，说明表邪郁遏较甚，除了用小发汗的方法之外，还需用熏法取汗，达到疏解的目的。如果发汗不透或汗出得很少，则表邪无从发散，势必遏郁于肌表之中，营卫不能通畅，故疼痛不定，时在腹中，时在四肢，其人躁烦，脉涩而有力。表气闭塞，则肺气遏阻而上逆，故短气但坐。总之，以上均是由汗出不彻所致，汗之即可。

【解读】

太阳病初得时，发汗，汗出不彻，转属阳明。若太阳病未罢，可用小发汗，如桂枝麻黄各半汤，桂枝二麻黄一汤。若面部通红（如荨麻疹），可用解表的方法，有些病也可用如荆芥等药熏之。若喘而烦，无汗（如过敏性哮喘），更发汗则愈，如用大青龙汤。

49. **【原文】脉浮数者，法当汗出而愈。若下之，身重心悸者，不可发汗，当自汗出乃解。所以然者，尺中脉微，此里虚，须表里实，津液自和，便自汗出，愈。**

【译文】

脉象浮数的，按理当使邪气从汗出而解，若误用下法，从而出现身体重、心跳动的，就不能再用发汗的方法。这时应该等其自汗出，其病乃得解除。因为尺脉微弱，是里气不足的表现，等待表里之气趋于恢复，津液充沛，就会自动汗出而愈。

【中医分析】

脉浮数为表证，应该用发汗的方法治疗，如果用下法，是为误治。可以有表邪内陷之结胸、痞利证，也可以有表邪未全陷，里气已虚之证。若出现身重、心悸、尺脉微等里虚之证，不能再用汗法，否则易造成大汗亡阳之变。这时待其里虚自复，津液自和，就会自汗出而愈。

【解读】

伤寒病，法当发汗。若用下法，使体液丢失过多，机体处于低血容量状态，心脏加快跳动，以满足机体需要，则悸。浅表网内仍充盈，故身重。这时不可用汗法，待血容量恢复（可用小建中汤或新加汤），自然汗出，浅表的微循环自稳调节便恢复正常。

50.**【原文】脉浮紧者，法当身疼痛，宜以汗解之。假令尺中迟者，不可发汗。何以知然？以荣气不足，血少故也。**

【译文】

脉象浮紧是太阳伤寒，应该有身体疼痛，可以用发汗的方法来解表祛邪。但是假如其尺部的脉搏出现迟象的，就不能用发汗的方法，因为其荣血之气不足。

【中医分析】

脉浮紧，身疼痛，为太阳伤寒的脉证。太阳伤寒治当用麻黄汤发汗解表，但是汗液为人身之阳气与阴液所化，必须是卫气充盛，才能用发汗的方法。否则，用之不当，也会造成亡阳脱液，筋惕肉瞤之变证。

【解读】

中医号脉分寸关尺，尺脉迟，实际三部脉都迟，说明血少。这里再次强调机体处于低血容量时，不可发汗。若有身痛，脉浮紧等典型的伤寒病的症状，脉迟，不可用麻黄汤，可以用养血发汗的方法。

51. **【原文】脉浮者，病在表，可发汗，宜麻黄汤。**［**方十七**］用前第五方，法用桂枝汤。

【译文】

脉象浮，是病邪在表的象征，可以采取发汗的方法，用麻黄汤来治疗。

【中医分析】

脉浮，是轻按即得，重按稍减而不空，主表病。麻黄汤证是脉浮紧、发热头痛、无汗等症状；桂枝汤证是脉浮缓，发热，汗出，恶风。临床治病，必须脉证合参，单凭脉象做出的诊断是不全面的。

52. **【原文】脉浮而数者，可发汗，宜麻黄汤。**［**方十八**］用前第五方。

【译文】

脉象浮数的，可以采取发汗的方法，用麻黄汤来治疗。

【中医分析】

这里的数当以"紧"来理解。余同上条。

53. **【原文】病常自汗出者，此为荣气和。荣气和者，外不谐，以卫气不共荣气谐和故尔。以荣行脉中，卫行脉外。复发其汗，荣卫和则愈。宜桂枝汤。**［**方十九**］用前第十二方。

【词解】

荣气和：营气未受病。

外不谐：卫气发生了病变而变得不调和。

【译文】

病人时常自汗出，这是由于内部营气和，而外部卫气不和，卫气与营气不相协调的关系。因为营行于脉中，卫行于脉外，还可以用发汗的方法，使营卫趋于协调而愈，可与桂枝汤治疗。

【中医分析】

营是水谷之精者，其精微之气，出自中焦，流行脉中。卫是水谷之浊者，其精悍之气，出自下焦，其气滑疾，循行脉外。营气本无邪侵，但卫气失于捍卫，外不能固护于表，里不能和谐于阴，表不固则腠理空疏，里不和则阴失屏障，故病常自汗出。所以卫气一日不恢复其固表捍卫的能力，则营阴亦一日不能安然于内。桂枝汤之甘温护卫，芍药益阴，啜热稀粥以资养胃气。所以，桂枝汤能固护其表阳，充养卫气，使卫外固密，营阴内守，营卫谐和则汗自止。

【解读】

浅表网内充盈，经麻黄汤发汗，腺体深层的网内仍充盈，周围血管舒张，体液向外输送，恶性循环未打断，浅表的微循环自调未恢复，经过桂枝汤解肌发表后，排出腺体深层的网内的废物，恶性循环被打断，浅表的微循环自调恢复，疾病即恢复。

54.【原文】病人脏无他病，时发热自汗出而不愈者，此卫气不和也。先其时发汗则愈，宜桂枝汤。[方二十]用前第十二方。

【译文】

病人内脏没有其他的疾病，只是时而发热，自汗出，这是由于卫气不和的原因。在未发热前，与桂枝汤，先发其汗，即可痊愈。

【中医分析】

卫气者，温分肉，肥腠理，司开合。营行脉中，为卫之守，卫行脉外，为营之使，卫是阳气所生，营是阴血所生，卫气不和，则营气受损。其汗出原因有二：一是太阳中风；二是体质偏差，卫气不和。桂枝汤资养胃气，调和营卫，胃气不弱，则自汗止。

【解读】

发热激活物使体温的调定点上移，经过一系列环节后，体温上升则发热。体温上升时，皮肤血管收缩，皮肤微循环的毛细血管"开网"，使得真毛细血管相对充盈，机体自身调节，通过"出汗"使皮肤的真毛细血管网内体液及代谢产物得以排泄，故自汗出，发热止。然其网内废物不能充分排出，聚集到一定程度，体温再上升，从而重复循环。这时若在其网内废物使其体温调定点上移，但体温还没有上升之时，服用桂枝汤，利用药物促使排汗，同时排出其网内废物，则时发热、自汗出可痊愈。

脏腑无病（如无肺炎、肝炎等），就是定时发热，且自汗出，于发热自汗出前服用桂枝汤则愈。这里强调吃药时间。

55.**【原文】**伤寒脉浮紧，不发汗，因致衄者，麻黄汤主之。［方二十一］用前第五方。

【译文】

太阳伤寒，脉浮紧，应发汗而不予发汗，因而发生鼻出血的，仍可用麻黄汤治疗。

【中医分析】

表邪壅遏，无从宣泄，势必逼血妄行而为鼻衄。与 47 条相比，本条衄后仍不愈，必有头痛、恶寒、脉浮紧等证，仍需麻黄汤开腠发汗。

【解读】

麻黄汤证可以衄解，有时衄后不解，还可服用麻黄汤。

56.【原文】伤寒不大便六七日，头痛有热者，与承气汤。其小便清一云大便清者，知不在里，仍在表也，当须发汗。若头痛者，必衄，宜桂枝汤。[方二十二]用前第十二方。

【译文】

伤寒六七天，大便不解，有头痛发热的症状，可以用承气汤来治疗。如果小便清长，为病不在里而在表，应当用发汗的方法治疗。假如头痛不愈的，必至鼻出血，可用桂枝汤治疗。

【中医分析】

邪热内结阳明之府，故不大便。浊邪上犯清阳，故头痛。用承气汤使大便行，里结去，头痛自愈。

头痛发热，小便清白，不大便六七日，判断其在表不在里，用桂枝汤解其表，表解则头痛发热自愈。

若头痛甚，说明阳邪冲激之盛，不解者必动营血致衄。

【解读】

发热头痛表里皆有。若不大便六七日兼有头痛发热，小便黄赤者，可能是久不大便，毒素吸收所致，可据情况用大承气汤、小承气汤及调胃承气汤之一；若其小便清者，知不在里，仍在表，当须发汗。所以，在里还是在表，根据小便辨之。

若头痛为在表，用麻黄汤后，鼻出血，而不解，据情况可用桂枝汤。所以，伤寒可衄解，也可能衄后不解，若衄后不解，据辨证，可用麻黄汤或桂枝汤。

注意：衄解者，皆伤寒后，若其他（如出血性疾病）所致衄者，且不可用麻黄汤或桂枝汤，可以用犀角地黄汤等。但伤寒后的鼻出血，不可用犀角地黄汤等。

57.【原文】伤寒发汗已解，半日许复烦，脉浮数者，可更发汗，宜桂枝汤。［方二十三］用前第十二方。

【译文】

伤寒发汗后，表证已经解除，过了半天，病人又觉得烦扰，脉浮数的，当再发汗，用桂枝汤。

【中医分析】

伤寒发汗后，若脉静身凉，为病已解除；但经过半日，又复发烦，且脉浮数，仍是邪在表分的现象，此多为余邪未尽或汗后复感所致。这时用桂枝汤解肌即可。

【解读】

伤寒用麻黄汤发汗后，表已解，然半日许又烦，且脉浮数，说明腺体深层的网内仍充盈，外周血管舒张，一直向腺体深层的网内充液，这时可用桂枝汤来解肌，使其恶性循环终止，从而浅表的微循环自稳调节恢复。

伤寒用麻黄汤发汗后，不解者，用桂枝汤解肌，这是《伤寒论》的基本用药规律。

58.【原文】凡病若发汗、若吐、若下、若亡血、亡津液，阴阳自和者，必自愈。

【译文】

伤寒或中风等病，用发汗、催吐、泻下的方法治疗，而致亡血、亡津液的，如其得到阴阳渐趋调和的，病可自愈。

【中医分析】

汗吐下法都能耗损津液，若经汗吐下法后，正气受伤，阴阳能处于协调状态，这时邪气微，正气虽微，亦能趋于恢复。

【解读】

这说的是疾病的基本规律：汗、吐、下致体液丢失者或各种原因引起血液丢失者，量不大者，机体能自我调节，不必用药。若失代偿，则需治疗，或补液或补血等。

59.【原文】**大下之后，复发汗，小便不利者，亡津液故也。勿治之，得小便利，必自愈。**

【译文】

经过剧烈的泻下之后，又进行发汗，如果小便不利的，这是因为汗下之后，津液不足引起的。不要用利尿的方法治疗，等津液恢复后，小便自然就利了。

【中医分析】

大下以后，体内水分消耗太多。若疾病未愈，又用发汗的方法治疗，致使体内津液更加不足，就会发生小便少且不利的现象。这时不可用五苓散等利尿之法治疗，只要等待着体内津液恢复后，小便自然可以通利。

【解读】

大下之后，再用麻黄汤发汗，使体液丢失过多，机体处于低血容量状态，则出现少尿。通过饮食或补液，加上机体自我调节，低血容量纠正后，小便也恢复了。

60.【原文】**下之后，复发汗，必振寒，脉微细。所以然者，以内外俱虚故也。**

【词解】

振寒：振栗恶寒的意思。

【译文】

在用下法之后，接着又用了汗法，这样就会出现振栗恶寒、脉微细的现象。这是因为表里阴阳都虚的缘故。

【中医分析】

常用下法治疗里实证，若下后邪虽去，而正亦受伤，或误用下法必伤及阴液。常用汗法解除表邪，若过汗必伤阳气。这里下后，里气已不足，再用汗法，必致亡阳。阳主捍卫于外，阳虚则振栗而恶寒，脉微；阴主滋灌于内，阴不足则脉细；阴阳皆不足，故说内外俱虚。

【解读】

下后使机体处于低血容量状态，再用麻黄汤发汗，机体再次丢失体液，进入休克期，机体通过寒战（当然也恶寒）来代偿。脉微细是休克期的标志。

61. **【原文】下之后，复发汗，昼日烦躁不得眠，夜而安静，不呕，不渴，无表证，脉沉微，身无大热者，干姜附子汤主之。**［方二十四］

干姜附子汤

干姜一两　附子一枚，生用，去皮，破八片

上二味，以水三升，煮取一升，去滓，顿服。

【译文】

用下法后，又用了发汗的方法，病人白天心烦躁扰不安，不能够平静入睡，到了夜间却并不烦躁，没有呕吐、口渴的里证，也没有恶寒头身痛的表证，脉象沉微，肌肤无灼热的现象，用干姜附子汤治疗。

【中医分析】

误下、误汗，使阳气大虚，相对的阴寒就独盛了。白天阳气旺，已虚之阳乘阳旺之时而与阴争，故昼日烦躁不得眠；夜间阴气盛，已衰的阳气无力与阴相争，故夜而安静。不呕，未传至半表半里；不渴，未传入阳明。"不呕，不渴，无表证"而烦躁：

既然不是三阳之烦躁，那就是阴证的烦躁了。烦躁，脉沉微，是阴寒证的烦躁，用干姜附子汤。阳证的烦躁，则用栀子豉汤。

干姜：温中散寒，回阳通脉，温肺化饮。在这里重在"通脉"，就是能加速血液循环。附子：回阳救逆，补火助阳，散寒止痛。在这里重在"回阳""助阳"，就是防止大量体液外涌导致虚脱，并能使体液合理地分布到微循环的网内，使细胞的功能不受损。

【解读】

这是休克代偿的另外一种表现。下后使机体处于低血容量状态，再用麻黄汤发汗，机体再次丢失体液，进入休克期。神经系统的表现是交感过度兴奋，白天烦躁，晚上副交感抑制交感使其兴奋性降低，故安。脉沉微，是休克期的脉象。本方用药比四逆汤重，所治之证为重证。

附子是温里药，具有回阳救逆、救治阳虚的作用，其药理作用主要表现在对心血管系统的作用：具有强心作用；加强心肌收缩力、增加收缩幅度、加快心率作用；升血压增加动脉血流量作用；兴奋副交感神经的作用。附子能把低下的机能状态调整到正常水平，但是不能把过高的机能状态调整到正常水平。

62.【原文】发汗后，身疼痛，脉沉迟者，桂枝加芍药生姜各一两，人参三两新加汤主之。[方二十五]

桂枝加芍药生姜各一两人参三两新加汤

桂枝三两，去皮　芍药四两　甘草二两，炙　人参三两大枣十二枚，擘　生姜四两

上六味，以水一斗二升，煮取三升，去滓，温服一升。本云，桂枝汤，今加芍药、生姜、人参。

【译文】

太阳病，发汗以后，身体疼痛，脉搏沉迟的，用桂枝加芍药生姜各一两人参三两新加汤来治疗。

【中医分析】

本条是发汗后气阴两伤的证治。太阳病用麻黄汤发汗后，使得营血虚少，太阳经气不能荣于脉中，故身疼痛，脉沉迟。与305条附子汤证不同。

【解读】

用麻黄汤发汗后，机体处于低血容量状态，出现脉沉迟。浅表汗腺深层的网内仍充盈，故需用桂枝汤来解肌。身疼痛，说明深层网内充盈较甚，脉沉迟又不能用麻黄发汗，加用生姜，助桂枝解肌，同时加快血液循环，促进废物排出。芍药可利尿，加量意在多排出废物。人参可补气生津，意在恢复体液。

人参对机体的所有功能都具有调整作用，把偏离于正常的异常状态调整、恢复到正常水平，既补阳虚又补阴虚，人参不仅能把低下的机能状态调整到正常水平，还能把过高的机能状态调整到正常水平。

63. **【原文】**发汗后，不可更行桂枝汤，汗出而喘，无大热者，可与麻黄杏仁甘草石膏汤。[方二十六]

麻黄杏仁甘草石膏汤

麻黄四两，去节　杏仁五十个，去皮尖　甘草二两，炙
石膏半斤，碎，绵裹

上四味，以水七升，煮麻黄，减二升，去上沫，内诸药，煮取二升，去滓，温服一升。日再服。

【译文】

发汗以后，不能再用桂枝汤，如汗出而喘息，外无大热的，可以用麻黄杏仁甘草石膏汤治疗。

【中医分析】

发汗后，表邪已尽，余热迫肺，内热壅盛，故汗出，肺气不利，故喘。

【解读】

与162条对比。伤寒发汗后，汗出（多黏稠），无大热（指表无大热，里有热），当然不恶寒，也不恶风，表证或外证已除，当然不再用麻黄汤或桂枝汤。喘是变证，是伤寒引发的肺系的病变（如气管炎、肺炎），不是说有误治。

鉴别：麻黄汤主治无汗而喘；小青龙汤主治表不解，心下有水气，喘而有痰，痰为清稀痰；桂枝加厚朴杏子汤，治喘家；麻杏石甘汤治汗出而喘，多无痰或有少量黄痰。

用麻黄治喘，为防发汗，加用翻倍的石膏，但毕竟麻黄发散，不可多用，多用一两剂后，改用清肺类方。

64.【原文】**发汗过多，其人叉手自冒心，心下悸，欲得按者，桂枝甘草汤主之。**［方二十七］

桂枝甘草汤

桂枝四两，去皮　甘草二两，炙

上二味，以水三升，煮取一升，去滓，顿服。

【词解】

叉手自冒心：病人双手交叉覆按在自己的心胸部位。

心下悸：指心悸。

【译文】

服了发汗药，汗出量很多，病人两手交叉覆按在胸部。心悸，用手按住方舒适，用桂枝甘草汤治疗。

【中医分析】

汗是人体的津液所化，必须有阳气的鼓动，才能从皮肤汗孔透泄。汗出越多，阳气走失也越多，这样就损伤了胸中的阳气。胸阳虚，故心悸。

【解读】

发汗过多，导致低血容量（多有电解质紊乱），心律失常，或快，或慢，或不齐等等，引发心悸。

桂枝降冲，与甘草合用，治疗气上冲，心悸。如四逆散，治疗心悸配合茯苓更好，正如苓桂枣甘汤。

桂枝通过解肌，改善胃肠道微循环，使胃肠道腺体深层的网内体液进入循环，而不骤冲向上（项背），从而起到降冲作用。

65.【原文】发汗后，其人脐下悸者，欲作奔豚，茯苓桂枝甘草大枣汤主之。[方二十八]

茯苓桂枝甘草大枣汤

茯苓半斤　桂枝四两，去皮　甘草二两，炙　大枣十五枚，擘

上四味，以甘澜水一斗，先煮茯苓，减二升，内诸药，煮取三升，去滓，温服一升，日三服。

作甘澜水法：取水二斗，置大盆内，以杓扬之，水上有珠子五六千颗相逐，取用之。

【词解】

奔豚：气从少腹上冲胸咽，发作欲死。脐下悸是发奔豚的预兆。

【译文】

病人经过发汗后，觉得脐下跳动，是将要发作奔豚的征兆，用茯苓桂枝甘草大枣汤治疗。

【中医分析】

发汗后，心阳虚，肾水上逆，故脐下悸，欲作奔豚。苓桂枣甘汤中用桂枝甘草汤益心阳，茯苓、大枣安肾气，培中土。

【解读】

发汗过多，机体处于低血容量（多有电解质紊乱），脐下犹如心脏一样悸动不安（似腹主动脉搏动），此时胃肠道腺体深层网内充盈，欲向胸咽上冲。治疗用桂枝甘草汤降冲，加用茯苓利水宁心，大枣下水安神。

66.**【原文】** 发汗后，腹胀满者，厚朴生姜半夏甘草人参汤主之。[方二十九]

厚朴生姜半夏甘草人参汤

厚朴半斤，炙，去皮　生姜半斤，切　半夏半升，洗　甘草二两　人参一两

上五味，以水一斗，煮取三升，去滓，温服一升，日三服。

【译文】

经过发汗后，腹部出现胀满现象，用厚朴生姜半夏甘草人参汤治疗。

【中医分析】

此为汗后脾阳虚弱，气虚壅滞腹胀满的治法。发汗阳气外泄，使脾阳虚而不运，用本方补虚健脾，以达消除胀满的目的。

【解读】

患者素体脾胃虚弱，伤寒发汗后，体循环减少（电解质紊

乱），脾胃症状首先体现，微循环网内空虚，腺体功能受损，表现为腹胀满。

67.【原文】伤寒若吐、若下后，心下逆满，气上冲胸，起则头眩，脉沉紧，发汗则动经，身为振振摇者，茯苓桂枝白术甘草汤主之。[方三十]

茯苓桂枝白术甘草汤

茯苓四两　桂枝三两，去皮　白术　甘草各二两，炙

上四味，以水六升，煮取三升，去滓，分温三服。

【译文】

伤寒病人经过吐，或经过下后，觉得胸脘间满闷不适，并有逆气上冲胸膈，起立时即感头目眩晕、脉沉紧，如果此时再发汗，将会影响到经脉，出现身体振动摇摆的现象，故禁用汗法，而用苓桂术甘汤治疗。

【中医分析】

脾胃因吐下而中虚，土虚则水不受制，致变下行而为上逆。中阳虚，水饮上凌心位，阻逆于胸脘之间，故心下逆满，气上冲胸。水饮中阻，清阳不升，故起则头眩。水饮内停，故脉沉紧。以上诸证为中阳虚水饮上逆所致，故治疗当温中阳，降逆水，方用苓桂术甘汤。若误发汗，必虚其表阳，致表里阳气俱虚，水饮之邪无所制，故身为振振摇，治用真武汤。

【解读】

对照160条。素体阳虚（脾阳虚）患伤寒，误用吐下之后，使体液丢失，胃肠道微循环网内空虚，未到休克状态，机体体液重新分配，向胃肠道网内充液，自觉心下逆满；部分向胸咽头部充液，起则头眩；这时如果再发汗，则动经（体液继续丢失，体循环不足），出现全身"振振摇"。脉沉示病在里，紧为有寒。

桂枝甘草降冲，苓、术利尿。本方与茯桂枣甘汤相比，利尿力强，但后者茯苓用半斤，善于治悸烦。

应用：头晕（痰饮）可用苓桂术甘汤，若伴有小便不利，可加泽泻；头晕，若兼有贫血可合用当归芍药散；若头晕恶心，可能用到吴茱萸汤。

68. 【原文】发汗，病不解，反恶寒者，虚故也，芍药甘草附子汤主之。［方三十一］

芍药甘草附子汤

芍药　甘草，炙，各三两　附子一枚，炮，去皮，破八片

上三味，以水五升，煮取一升五合，去滓，分温三服。疑非仲景方。

【译文】

经过发汗后，病还没有解除，反而出现恶寒的现象，此为荣卫不足的原因，用芍药甘草附子汤治疗。

【中医分析】

汗后表证已解，然表阳虚未复而恶寒。

【解读】

对照20、30条。发汗致机体处于低血容量状态，可以有两胫拘急，若机体功能低下（入阴），出现恶寒，则需用芍药甘草附子汤。

注意桂枝加附子汤、芍药甘草附子汤、芍药甘草汤的区别。

69. 【原文】发汗，若下之，病仍不解，烦躁者，茯苓四逆汤主之。［方三十二］

茯苓四逆汤

茯苓四两　人参一两　附子一枚，生用，去皮，破八片

甘草二两，炙　干姜一两半

上五味，以水五升，煮取三升，去滓，温服七合，日二服。

【译文】

经过发汗或攻下后，病还是不减轻，反而出现了烦躁，用茯苓四逆汤治疗。

【中医分析】

发汗外虚了阳气，攻下内虚了阴气，致阴阳两虚，从而出现昼夜烦躁，与干姜附子汤之昼躁夜宁之阳虚不同。

【解读】

发汗加上泻下，使人体处于休克状态，出现精神症状，烦躁。四逆汤，回阳救逆，改善微循环治标，茯苓宁心除烦，人参补气生津治本。

对照：385 条恶寒脉微而复利，利止亡血也，人参四逆汤主之（休克）。

70.【原文】发汗后恶寒者，虚故也。不恶寒，但热者，实也，当和胃气，与调胃承气汤。［方三十三］《玉函》云：与小承气汤。

调胃承气汤

芒硝半升　甘草二两，炙　大黄四两，去皮，清酒洗

上三味，以水三升，煮取一升，去滓，内芒硝，更煮两沸，顿服。

【译文】

用汗法后，病人感觉怕冷，是阳虚的现象；如果不怕冷，反而发热的，这是邪气实的表现，应该通便和胃，用调胃承气汤治疗。

【中医分析】

太阳病，发汗属正治。若素体阳虚，汗出太多，汗后表证已解，但阳气外泄，腠理不固，故仍感恶寒（方用芍药甘草附子汤）。若素体阳盛体实，汗出过多，胃中津液受伤，阳明邪热燥结，故不恶寒，但热，治以调胃承气汤和胃气。

【解读】

伤寒发汗后可以有三种结局：①痊愈；②变成虚证，如阳虚、亡阳等，治用干姜附子汤、芍药甘草附子汤、茯苓四逆汤等；③变成实证，如承气汤证、白虎汤证。

由于患者体质不同，治法不同，疾病不同，导致的结果不同。

71.**【原文】**太阳病，发汗后，大汗出，胃中干，烦躁不得眠，欲得饮水者，少少与饮之，令胃气和则愈。若脉浮，小便不利，微热消渴者，五苓散主之。[方三十四]即猪苓散，是。

五苓散

猪苓十八铢，去皮　泽泻一两六铢　白术十八铢　茯苓十八铢　桂枝半两，去皮。

上五味，捣为散，以白饮和服方寸匕，日三服。多饮暖水，汗出愈。如法将息。

【词解】

消渴：渴饮不止。

【译文】

太阳病发汗以后，由于汗出太多，胃中干燥，故出现烦躁、睡眠不安。如欲饮水时，宜少量与之，使胃燥得润，胃气调和，则病自愈。如果脉浮，小便不利，微微发热，口渴饮水不止者，用五苓散治疗。

【中医分析】

太阳病发汗为正治。然汗不得法，可有两种不同的转机：一是汗出后病愈。但由于汗出过多，消耗津液，致胃中干燥，故见烦躁不得眠。因津液亏耗，病人自欲饮水以滋润其燥渴。然不可大量饮水，应少少与之，以防多饮造成停水之患。一是汗出后病未愈。太阳之邪未外解，传入太阳膀胱之府，热与水结，成蓄水证。表邪未尽，故脉浮，微热。膀胱气化失司，水气不能通利于下焦，故小便不利。水热互结于下焦，津液不能蒸布于上，故消渴。治疗用五苓散化气利水，通行津液，并解未尽之表邪。

【解读】

太阳病，大汗后，机体处于低血容量状态，为高渗性缺水，故烦躁欲饮水。若少少与饮水，则高渗性缺水将缓解。若短时间大量饮水，血液可能急速被稀释，出现低钠低血容量状态，出现脑水肿，肺水肿，甚至心衰，见到呕吐、喘（75 条）及精神症状等。

脉浮，微热：为有太阳病。太阳病虽经发汗，汗腺深层的网内仍充盈，故需桂枝解肌，将其中的废物或从汗出或从尿出。太阳病大汗后，机体缺水，则小便少；机体处于高渗性缺水，则渴。

方中桂枝解肌，将汗腺深层的网内充盈的体液，重新纳入体循环。苓、术将胃肠道的液体吸收入体循环，并有排出废物，利尿之功。泽泻利尿。

72.【原文】发汗已，脉浮数，烦渴者，五苓散主之。 ［**方三十五**］用前第三十四方。

【词解】

烦渴：渴而欲饮。

【译文】

经过发汗后，脉浮数，并且烦渴的，用五苓散治疗。

【中医分析】

其烦渴为太阳蓄水所致，必有小便不利。

【解读】

伤寒，大汗出，脉浮数，小便不利，烦渴者用五苓散。机理同上。若没有小便不利，则用白虎加人参汤。

73.**【原文】伤寒汗出而渴者，五苓散主之；不渴者，茯苓甘草汤主之。**［方三十六］

茯苓甘草汤

茯苓二两　桂枝二两，去皮　甘草一两，炙　生姜三两，切

上四味，以水四升，煮取二升，去滓，分温三服。

【译文】

伤寒病，汗出后出现口渴的用五苓散治疗；如果没有口渴的症状，用茯苓甘草汤治疗。

【中医分析】

水气停积于下焦，津液不能上布，故口渴；膀胱气化失司，水气不能通利于下焦，故小便不利。治重在温化膀胱，方用五苓散。水气停于胃中，故心下悸；水津尚能输布，故口不渴。治重在温化胃阳，方用茯苓甘草汤。

【解读】

伤寒，大汗出、脉浮、小便不利、烦渴者用五苓散。

如果伤寒大汗后，体循环不足，可见心悸、小便少；若为等渗性脱水，则不渴。若有失眠等精神症状，可加用龙骨、牡蛎。

74.**【原文】中风发热六七日不解而烦，有表里证，渴欲**

饮水，水入则吐者，名曰水逆，五苓散主之。［方三十七］用
前第三十四方。

【译文】

太阳中风，已经有六七天了，外证仍在，并且又见烦渴和小
便不利等里证，但水喝下去，随即就吐，这叫水逆证，用五苓散
治疗。

【中医分析】

表证即头痛发热，汗出，恶风等症状；里证即烦渴和小便不
利等症状。水热互结在下焦，膀胱气化不利，水停不化，格拒上
逆，随饮随吐，吐后又欲饮。比71、72、73条为重。用五苓散和
表利水，其桂枝可降冲。

【解读】

中风用桂枝汤，不解而烦，渴欲饮水，水入则吐，叫水逆。
外证不解则发热。机体处于低血容量状态，则渴，波及脑则烦。
低钠血症，则渴欲饮水，水入则吐。

从71条、73条与本条可以看出，五苓散治疗烦渴，小便不
利；渴欲饮水，水入则吐；头痛发热，身疼痛等。五苓散有利尿
之功，同时能调节体内钠平衡。

75. **【原文】未持脉时，病人叉手自冒心，师因教试令咳，
而不咳者，此必两耳聋无闻也。所以然者，以重发汗，虚故如
此。发汗后，饮水多必喘，以水灌之亦喘。**

【词解】

灌：以水洗浴。

【译文】

未诊脉的时候，见到病人两手交叉覆按于心的部位，假如医
生叫病人咳嗽而病人没有咳嗽的话，说明其耳聋了，没有听见医

生的话。之所以这样，是因为发汗太过，病人虚弱的缘故。发汗以后，饮水太多，多发喘，如用水洗浴，也会出现喘的症状。

【中医分析】

如64条，发汗太过，致心阳受损，见心悸，故病人手叉自冒心。过汗致阴液阳气俱伤，心阳不足，肾精大亏，不能上注于耳，故发生耳聋。所以，病人叉手自冒心与耳聋同时出现时，判断其为虚性耳聋。264条少阳中风之耳聋为实性耳聋。

发汗后，津液外泄，从而感到口渴，"欲得饮水者，少少与饮之，令胃中和则愈"。若短时间大量饮水，必致水饮停聚，上逆于肺，则喘。汗后肌腠空虚，若用水洗浴，水寒之气从皮毛侵入，皮毛阻塞，肺气不利，上逆则喘。

【解读】

发汗太过，体液丢失过多，机体处于低血容量状态，心脏代偿，心率加快，则心悸，故叉手自冒心（桂枝甘草汤证）。同时，脑的血供不足，可见耳聋。如71条，若"胃中干，烦躁不得眠，欲得饮水者，少少与饮之，令胃中和则愈"。若短时间大量饮水或是用水灌洗（洗澡），血液可能急速被稀释，出现低钠低血容量状态，则肺水肿而喘。

76. **【原文】**发汗后，水药不得入口为逆，若更发汗，必吐下不止。发汗吐下后，虚烦不得眠，若剧者，必反复颠倒，心中懊憹，栀子豉汤主之；若少气者，栀子甘草豉汤主之；若呕者，栀子生姜豉汤主之。[方三十八]

栀子豉汤

栀子十四个，擘　香豉四合，绵裹

上二味，以水四升，先煮栀子，得二升半，内豉，煮取一

79

升半，去滓，分为二服，温进一服，得吐者，止后服。

　　栀子甘草豉汤

　　栀子十四个，擘　甘草二两，炙　香豉四合，绵裹

　　上三味，以水四升，先煮栀子、甘草，取二升半，内豉，煮取一升半，去滓，分二服，温进一服，得吐者，止后服。

　　栀子生姜豉汤

　　栀子十四个，擘　生姜五两　香豉四合，绵裹

　　上三味，以水四升，先煮栀子、生姜，取二升半，内豉，煮取一升半，去滓，分温二服，温进一服，得吐者，止后服。

【词解】

懊憹：自觉心中烦乱不宁。

少气：呼吸时感觉气息不足。

【译文】

　　发汗以后，水药入口即吐，不能下咽，这是不良现象；如果再发汗，就会导致呕吐下利不止。发汗、催吐、泻下之后，虚烦不能入眠，严重者翻来覆去，心中烦乱不宁，难以形容，可用栀子豉汤治疗。如果呼吸时感觉气息不足的，可用栀子甘草豉汤治疗。如果呕吐的，可用栀子生姜豉汤治疗。

【中医分析】

　　素有水饮内停，发汗引动宿饮，阻逆于上，故水药不得入口。如果再发汗，则阳气益虚，胃阳虚则吐逆甚，脾阳虚，水谷不别，则下利不止。

　　汗吐下后，余热未尽，留扰胸膈，故虚烦不得眠，心中懊憹。栀子豉汤泄热除烦，清胸中热邪。邪热损伤中气，中气损伤，故呼吸时感觉气息不足，加入甘草，补益中气。热与水饮相

搏，留于膈间，故呕，加入生姜，化水气降逆止呕。

【解读】

发汗后，引起低血钠低血容量血症，则水药不得入口，入则吐，若再发汗，钠进一步丢失，引起脑水肿，颅内压增高，不入水也吐。这是五苓散的适应证。

汗吐下后，引发精神症状：虚烦，懊憹。汗吐下后，机体处于低血容量状态，甚至水电解质平衡失调，这时若胃口恢复，纳食正常，则可自行恢复；若纳食差，补充不足，就会虚烦不得眠（与白虎汤之烦不一样），重则反复颠倒，心中懊憹。

栀子豉汤类多为疾病后期调理用药，如肝炎后期。若少气，加甘草二两，若呕吐加生姜五两。如果胃肠功能没能完全恢复，吃药后吐，则停药。

77.【原文】发汗，若下之，而烦热胸中窒者，栀子豉汤主之。[方三十九] 用上初方。

【词解】

烦热：心中烦闷而热。

胸中窒：胸中痞满不舒。

【译文】

经过发汗或泻下后，出现心烦而热，胸膈痞塞不舒，用栀子豉汤治疗。

【中医分析】

汗下之后，余热留扰胸膈，出现烦热、胸中窒。胸中窒比心中懊憹症状重，比胸痛症状轻。

【解读】

发汗又泻下后致低血容量，或发热患者，或有脑功能障碍者见烦，或食道、胃、十二指肠、肝胆等有炎症致胸中窒者，均可用栀子豉汤。

78. 【原文】伤寒五六日，大下之后，**身热不去，心中结痛者，未欲解也，栀子豉汤主之。**［**方四十**］用上初方。

【译文】

太阳伤寒，经过五六天，用了大剂泻药以后，身热未去，并且出现心胸部自觉结痛，说明病情并未得到解除，用栀子豉汤治疗。

【中医分析】

误下之后，余热留扰，出现心中结痛，多数按之心下濡，用栀子豉汤治疗。此与结胸证不同，结胸证是误下之后，热与水结，痛不可近，按之心下石硬，治用大陷胸汤。

【解读】

伤寒五六日，经发汗及大下之后，仍发热，若心中结痛，可用栀子豉汤。

心中结痛：心包微循环有障碍，无积液。所谓"结"者，是热结，与结胸不同。

79. 【原文】伤寒下后，**心烦腹满，卧起不安者，栀子厚朴汤主之。**［**方四十一**］

栀子厚朴汤

栀子十四个，擘　厚朴四两，炙，去皮　枳实四枚，水浸，炙令黄

上三味，以水三升半，煮取一升半，去滓，分二服，温进一服，得吐者，止后服。

【译文】

伤寒病，经过用下法后，产生了心中烦乱，腹部胀满，坐卧都不适的感觉，用栀子厚朴汤治疗。

【中医分析】

下之后余热留扰胸膈而烦，余热搏结于腹，则满，治疗用栀子清热除烦，加用枳实、厚朴利气除满。如果肠胃燥热，烦而满，为实，需用承气汤下之；如果脾虚气滞，烦而满，为虚，用厚姜半甘参汤温之。若余热未清，津液已亏，烦而不满，用竹叶石膏汤治疗；若余热未尽，留扰胸膈，烦而不满，用栀子豉汤治疗。

【解读】

伤寒下后，机体处于低血容量，脑功能障碍，引发心烦。胃肠功能恢复差，可有腹满，用栀子厚朴汤。

80.**【原文】伤寒，医以丸药大下之，身热不去，微烦者，栀子干姜汤主之。**［方四十二］

栀子干姜汤

栀子十四个，擘　干姜二两

上二味，以水三升半，煮取一升半，去滓，分二服，温进一服，得吐者，止后服。

【译文】

太阳伤寒，医生不用解表药，而用丸剂泻药大下，出现身热不退，胸中稍有些烦乱不舒，用栀子干姜汤治疗。

【中医分析】

邪扰胸膈，见身热不去，微烦。误用下法，大下之后伤及脾胃之阳，阳虚可见腹满等证。本方栀子清上热，干姜温中寒。

【解读】

患伤寒后，以丸药泻下（如巴豆剂），烦热者，用栀子干姜汤。此烦也是虚烦，机理同上。此方是寒热并用，可治疗有吐利

（寒证）之证。

81.【原文】凡用栀子汤，病人旧微溏者，不可与服之。

【词解】

旧微溏：平素大便溏薄。

【译文】

凡是需用栀子豉汤时，病人若素有大便溏薄的，要慎重。

【中医分析】

栀子豉汤用于余热留扰胸膈，若病人素体便溏，说明其人脾阳素虚，故慎用。

【解读】

患者如果素有大便溏泻者，不可用栀子汤。栀子苦寒，一般不用于治利，但用于退黄；芩连可治利。栀、连均治烦。

82.【原文】太阳病发汗，汗出不解，其人仍发热，心下悸，头眩，身瞤动，振振欲擗（一作僻地）者，真武汤主之。［方四十三］

茯苓 芍药 生姜，切，各三两 白术二两 附子一枚，炮，去皮，破八片

上五味，以水八升，煮取三升，去滓，温服七合，日三服。

【词解】

汗出不解：通过发汗后，表证已解，但疾病并未愈。

【译文】

太阳病通过发汗来解表，汗出以后病势并未解除，病人还是发热，且出现了心下筑筑跳动，头晕眼花，全身筋肉跳动，站立不稳，欲跌倒，用真武汤治疗。

【中医分析】

太阳病发汗，表证已解，然汗多虚阳外越致发热。肾阳虚不能制水，水气上逆胃脘则心下悸；水气上冲，清阳不升则头眩。阳虚不能温煦筋脉故身𥆧动，振振欲擗地。

【解读】

参 67 条。患者素体阳虚（心肾），患太阳病，发汗汗出不解，浅表微循环网内充盈（甚则组织水肿），故仍发热，网外细胞营养不足，可见身𥆧动，振振欲擗地。心脑等器官网内充盈（甚至组织细胞水肿），心脑功能受损，出现心悸，头眩。

方中附子振奋心肾功能，苓术振奋脾阳同时利水，芍药利水，生姜制约附子同时解除浅表及胃肠的网内多余体液。

83.【原文】咽喉干燥者，不可发汗。

【译文】

咽喉感觉干燥的病人，不可使用发汗的方法。

【中医分析】

汗液之资源为阴血，若阴血不足，甚至阳亢于上，强逼其汗，则致失血吐衄等变证。

【解读】

咽喉干燥，多伴有口干，可用白虎汤或小柴胡汤或增液汤之类，多有热或缺津液。不能用麻黄汤或桂枝汤之类。

84.【原文】淋家，不可发汗，发汗必便血。

【词解】

淋家：小便淋漓不爽，尿时茎中疼痛的病人。

【译文】

素有淋病之人，不可用发汗的方法，若误发其汗，就要引起尿血。

【中医分析】

淋病多由肾阴虚且膀胱有热所致。肾虚则小便频数，膀胱热则尿道涩而不利。肾阴本虚，强发其汗，使阴虚愈甚，膀胱之热愈炽，热迫血行，则尿血。

【解读】

经常患泌尿系感染的患者，不可发汗，若发汗致体液丢失过多，则尿更少，尿道得不到很好地冲洗，从而使泌尿系感染不能痊愈，甚则使充血的黏膜出现破口而出血。

85. **【原文】** 疮家，虽身疼痛，不可发汗，汗出则痉。

【词解】

疮家：指久患疮疡的病人。

痉：即痉。筋脉拘急、项背强直、肌肉抽搐。

【译文】

平素患有疮疡的病人，虽然有身疼痛的表证，也不能用发汗的方法，如果误用汗法，就会出现角弓反张，筋脉强急的变证。

【中医分析】

久患疮疡流脓流血，营血势必不足，若再外感，营血流行不畅，则身疼痛。此为虚多实少，若强发其汗，使其营血更加亏耗，筋脉失去濡养，则强直拘急，角弓反张。

【解读】

长期的疮疡，因毒素吸收导致身体疼痛，也因其化脓、渗出，致机体体液丢失、能量消耗。如果发汗，则体液再丢失引发痉。

86. **【原文】** 衄家，不可发汗，汗出必额上陷，脉急紧，直视不能眴，不得眠。

【词解】

脉急紧：指颞浅动脉的跳动快而有力，血管壁的紧张度高。

衄家：经常患鼻出血的人。

眴：眼球转动。

【译文】

常患鼻出血的病人，不可以用发汗的方法，如果误发汗，就会出现额部下陷，筋脉拘急，两目直视，眼珠不能转动，不得睡眠的症状。

【中医分析】

经常失血之人，阴已素虚，大汗更伤津液。

【解读】

鼻子常出血的人，不可发汗。因其本身就体液不足，再发汗，必使机体体液更不足，头部供血不足，则不得眠，双眼直视（思维不动，发呆），颞浅动脉急紧。

87.【原文】亡血家，不可发汗，发汗则寒栗而振。

【译文】

平素有失血疾患之人，不能使用发汗的方法，若发其汗，就会出现恶寒振战。

【中医分析】

亡血家，其阴血已极亏，汗为阴血所化，若发汗则耗损阴血。发汗亦能伤阳，营阴伤则无以濡养筋脉，卫阳伤则无以卫外为固，故寒栗而振。

【解读】

与60条对比。无论是慢性贫血还是快速大失血的人，均不可发汗，若发汗则机体可能进入休克期，寒栗而振，是为代偿。

88.【原文】汗家，重发汗，必恍惚心乱，小便已阴疼，

与禹余粮丸。［方四十四］方本阙。

【词解】

汗家：平常喜出汗之人，包括盗汗和自汗。

恍惚心乱：神志昏沉模糊，心慌不安。

阴疼：尿道疼痛。

【译文】

平素常会出汗的人，若再发其汗，就会出现心神恍惚不能自主，小便后尿道疼痛，用禹余粮丸治疗。

【中医分析】

汗家其津液素虚，若再发其汗，津液必更虚，汗为心液，心神失养，故见心神恍惚，不能自主。津液亏虚，茎失所养，故小便已阴疼。

【解读】

经常自汗或盗汗的人，再发汗，必然导致机体血容量不足，出现脑供血不足，见心乱如麻、精神恍惚。体液不足、尿少、尿后尿道疼痛。禹余粮丸，方缺。

89.**【原文】病人有寒，复发汗，胃中冷，必吐蛔。**

【译文】

病人平素有寒，再发其汗，使胃中更加寒冷，必然吐出蛔虫。

【中医分析】

素有阳虚，若发其汗，可使阳气外越，中阳更虚，里寒更盛，蛔虫因不耐胃中寒，故呕吐而出。

【解读】

腹中有蛔虫的人，因营养缺乏，多数是脾胃虚弱之人（脾阳虚），若患病后发汗，可能致胃的微循环发生改变（胃寒），从而改变了蛔虫的外环境，故蛔虫必扰动从口而出。

90.【原文】**本发汗，而复下之，此为逆也；若先发汗，治不为逆。本先下之，而反汗之，为逆；若先下之，治不为逆。**

【译文】

本来应该发汗，反而用了下法，这是错误的，假如先用发汗，表解后再用下法，这就不错了。本来应该用下法，反而用了汗法，这是错误的，如果先用攻下，里证解除后，再用发汗，就不错了。

【中医分析】

不论是表证，还是里证，该用汗法用汗法，该用下法用下法。但表里同病时较复杂，应确定缓急，先治急，后治缓，这是基本之法。

【解读】

这是治疗疾病的基本原则，该发汗的发汗，该下的下，其他的治疗方法都是逆治。

91.【原文】**伤寒，医下之，续得下利清谷不止，身疼痛者，急当救里；后身疼痛，清便自调者，急当救表。救里宜四逆汤，救表宜桂枝汤。**［**方四十五**］用前第十二方。

【词解】

清谷：腹泻而食物不化。

清便：解大便。

【译文】太阳伤寒，医生误下后，出现下利的症状，如果下利完谷不化，连续不断，虽然身体疼痛的表证存在，也应该先治里，等到大便正常，还有身疼痛的，再治疗其表。治里证用四逆汤，治表证用桂枝汤。

【中医分析】根据90条，治病应急则治其标，缓则治其本。表证误下后，里气大虚，出现完谷不化，此时若发汗解表，恐造成虚脱之变，必先用四逆汤温其里，待里气恢复后，再以桂枝汤解除在表之身疼痛。表里俱病，里虚者，先里后表，这是不可更易的治则。表里俱病，里实者，先表后里，这也是不可更易的治则（如106条）。

【解读】

继续90条，举例说明。如果患有伤寒，医误下之，致腹泻不止，且有不消化的食物，同时又有身疼痛等表证。这时的治疗应先救里，用四逆汤。若大便正常后，全身仍疼痛者，用桂枝汤。

伤寒，浅表的网内充盈，用泻下之法，使胃肠道微循环的网内空虚，胃肠道功能失调，用四逆汤改善胃肠道的微循环是当务之急，否则将会继续丢失大量体液，同时机体能量不能得到及时供应。待胃肠道功能恢复，大便正常后，若浅表的网内仍充盈，用桂枝汤解肌，外证自解。

92.【原文】**病发热头痛，脉反沉，若不瘥，身体疼痛，当救其里。四逆汤方。**［方四十六］

四逆汤

甘草二两，炙　干姜一两半　附子一枚，生用，去皮，破八片

上三味，以水三升，煮取一升二合，去滓，分温再服。强人可用大附子一枚，干姜三两。

【译文】

病人身体发热，头疼痛，而脉反见沉象，如果不愈，即使有身体疼痛的症状，也应当从里证论治，用四逆汤治疗。

【中医分析】

发热头痛，身体疼痛，是太阳表证，脉沉，是里虚。同91条一样，表里同病，里虚者，先里后表，治用四逆汤。若先治表，发汗则可能损伤阳气，造成亡阳的不良后果。

【解读】

与301条对比：少阴病始得之，反发热，脉沉者，麻黄附子细辛汤主之。

发热头痛，脉沉是表证但里有停饮。治疗用麻黄附子细辛汤，用药后，身体疼痛，表证仍有，不能再发汗，当救里，用四逆汤。

素体阳虚（心肾阳虚）之人，心肾功能差，若浅表网内充盈致发热头痛，甚至全身疼痛，应用麻黄类方发汗，因脉沉故选用麻黄附子细辛汤。发汗利水后，汗腺深层的网内仍充盈，故身体疼痛。机体处于低血容量状态，各脏器功能仍能代偿，故用四逆汤振奋心肾，改善微循环，否则各脏器失代偿，病情将加重难治。

93. **【原文】** 太阳病，先下而不愈，因复发汗，以此表里俱虚，其人因致冒，冒家汗出自愈。所以然者，汗出表和故也。里未和，然后复下之。

【词解】

冒家：指头目昏冒的患者。

【译文】

患太阳病的人，先用泻下的治法，病未解除，又用发汗的方法，故内外皆虚，病人因此发生昏冒。昏冒的病人，如果能够出汗，则病就可以好转，之所以这样，因为汗出则表气和的缘故。如果里有实邪，可以用下法来治疗。

【中医分析】

太阳病当用汗法，今误用下法，使里虚而病未好转，复用汗法，虽汗出但表邪未除，反而使表虚，故表里俱虚。表里俱虚，邪气瘀滞，清阳不升，故昏冒。昏冒之人，正虽虚，然虚之不甚，若津液渐复，仍可祛邪外出，这时汗出则愈。表解，尚有里实之证，可用下法。

【解读】

太阳病先下后汗，导致机体处于低血容量状态，头部供血不足致头昏不清。机体自我调整，包括胃肠道的体液补充和体液重新分布后，低血容量状态恢复，汗出，浅表的微循环自稳调节恢复，则病愈。如果胃肠道的体液吸收后导致胃家实，则用承气类下之（如调胃承气汤）。

94.**【原文】太阳病未解，脉阴阳俱停**—作微，**必先振栗汗出而解。但阳脉微者，先汗出而解，但阴脉微**—作尺脉实**者，下之而解。若欲下之，宜调胃承气汤。**［**方四十七**］用前第三十三方。一云用大柴胡汤。

【词解】

脉阴阳俱停：即脉搏浮取沉取都停伏不见。

阳脉微：浮取是微脉。

阴脉微：沉取是微脉。

【译文】

太阳病尚未解除时，脉浮取沉取都伏而不见，此时必先作战栗，而后汗出病解。若脉仅浮取而微的，先汗出而病解，若脉仅沉取而微的，泻下后病即可解，如果使用下法，可用调胃承气汤。

【中医分析】

病人素体正气不足，患太阳病，正气与外邪相争，营卫之气一时郁聚不能外达，故脉伏，正气胜邪，必作战栗，汗出邪去，此脉伏仅在战栗前瞬间存在。浮取脉微者，正邪交争于表，正气不足，故汗出而解。沉取脉微，为里不和，下之而解。

【解读】

太阳病未解，脉浮取沉取均无，说明机体处于低血容量状态，周围血管张力低，通过自身调节（振栗），体液重新分布后，汗出，浅表的微循环自稳调节恢复，则病愈。如果浮取脉微，说明机体欲外解，可用汗法（桂枝汤），汗出则解。如果沉取脉微，说明里未和，下之（调胃承气汤）则解。

以上两条是特殊情况。

95.【原文】太阳病，发热汗出者，此为荣弱卫强，故使汗出，欲救邪风者，宜桂枝汤。[方四十八] 用前第十二方。

【译文】

太阳病有发热和出汗，是因为荣气弱，卫气强的原因，所以要令汗出，解除风邪者，用桂枝汤。

【中医分析】

卫属阳，荣属阴，卫行脉外，营行脉中，卫主固外，荣主内守。体表受邪，卫盛于外，故发热；荣气失去外卫功能，故汗出，汗出则荣弱。

【解读】

与12条对比。太阳病，汗出使浅表微循环的汗腺浅层网内空虚，然其汗腺深层的网内仍充盈，故发热。治疗用桂枝汤。方中桂枝解肌，可使肝腺深层的网内的体液进入体循环，浅表的微循环自稳调节恢复则愈。白芍可使外周进入体循环的体液（连同废物）通过利尿从尿排出。生姜改善胃肠道的微循环。甘草、大枣强胃。

96.【原文】伤寒五六日中风，往来寒热，胸胁苦满，默默不欲饮食，心烦喜呕，或胸中烦而不呕，或渴，或腹中痛，或胁下痞硬，或心下悸，小便不利，或不渴，身有微热，或咳者，小柴胡汤主之。[方四十九]

小柴胡汤

柴胡半斤　黄芩三两　人参三两　半夏半升，洗　甘草，炙　生姜，切，各三两　大枣十二枚，擘

上七味，以水一斗二升，煮取六升，去滓，再煎取三升，温服一升，日三服。若胸中烦而不呕者，去半夏、人参，加栝楼实一枚；若渴，去半夏，加人参合前成四两半、栝楼根四两；若腹中痛者，去黄芩，加芍药三两；若胁下痞硬，去大枣，加牡蛎四两；若心下悸、小便不利者，去黄芩，加茯苓四两；若不渴，外有微热者，去人参，加桂枝三两，温覆微汗愈；若咳者，去人参、大枣、生姜，加五味子半升，干姜二两。

【词解】

往来寒热：恶寒时不知有热，发热时不知有寒，恶寒与发热一来一往，交替发作。

胸胁苦满：胸胁部有苦闷、胀满的感觉。胸胁指的是两季肋区。

默默不欲饮食：指情绪抑郁，静默不言，没有食欲。

【译文】

太阳伤寒或中风，已有五六天，恶寒发热交替出现，胸胁部

感觉满闷不舒，不喜欢说话，不思饮食，常烦躁作呕，有的是烦躁而不呕吐，有的口渴，有的肚子痛，有的两胁部胀满而硬，有的胃脘部有悸动，小便不利，有的不口渴，而微微发热，有的咳嗽，这些都可用小柴胡汤治疗。

【中医分析】

伤寒或中风五六天，表证已罢，病入少阳。正邪相争，正胜则热，邪胜则寒。邪犯少阳，经气不利，故见胸胁苦满。胆火内郁，影响脾胃，则神情默默，不欲饮食。胆火内郁则心烦。胆热犯胃，胃失和降则喜呕。邪郁胸胁，未犯胃腑，则烦而不呕。邪热伤津则渴。肝胆气郁，横逆犯脾，则腹中痛。邪蓄胸胁，则胁下痞硬。水饮停心下，则心下悸。水停于下，膀胱气化失常，则小便不利。里气已和，而表未解，故不渴而身微热。寒饮射肺，故咳。小柴胡汤中，柴胡除胸腹间结气，黄芩清热除烦。半夏生姜，下水止呕。参草枣，补中健胃。其妙在"人参"，加强正气。

【解读】

患伤寒或中风五六日，传入少阳。少阳四证：往来寒热，胸胁苦满，默默不欲饮食，心烦喜呕。或然证，波及胸腹胁及内脏。

伤寒或中风的病理主要是涉及浅表的微循环；少阳的病理主要涉及胸腹、胁及内脏（心肺肝胆胃肠），其相互关系十分复杂。

97. **【原文】血弱气尽，腠理开，邪气因入，与正气相搏，结于胁下。正邪纷争，往来寒热，休作有时，默默不欲饮食。脏腑相连，其痛必下，邪高痛下，故使呕也**。一云脏腑相连，其病必下，胁膈中痛。**小柴胡汤主之。服柴胡汤已，渴者，属阳明，以法治之。**［**方五十**］用前第四十九方。

【词解】

血弱气尽：气血不足，正气衰弱的意思。

【译文】

气血不足，腠理不固，外邪因而得入，邪气与正气搏结，留于胁下，正邪不断争胜，所以出现往来寒热，并且发作停止有间歇的时间，少言懒语，不想喝水与吃东西。脏与腑互相联系，其疼痛的部位，必然偏于下方。邪气在上，痛位在下，所以有呕的症状。这些病证，用小柴胡汤治疗。服小柴胡汤后，如果口中觉得渴，是病势转属阳明，可以按照阳明的方法来治疗。

【中医分析】

患太阳伤寒或中风，若正气弱，邪气因入，正气与邪气搏结于胁下，故见胸胁苦满。邪居半表半里，与正气相争，正胜则热，邪胜则寒，互有胜负，故寒热往来；正邪相持，肝郁不解，无以疏利土气，故默默不欲饮食。肝胆相连，胆位居上，肝位居下，胆病必涉及于肝，出现胁痛或腹中痛的症状。胆热犯胃，则呕吐。病在半表半里，治疗用小柴胡汤。服柴胡汤后，由不渴转为渴，说明其邪转入阳明，以法用白虎或承气汤。

【解读】

机体通过向体表输送体液来解除疾病未能达到目的，也就是汗还未出时，体液转输至胁下。这时体液的分布出现多面性，如果体液输送至体表多则发热，如果体液输送至体表少则恶寒。胃肠内黏膜或浆膜下甚至肌层体液较多，胃肠功能受损，吸收不良，涉及脑，出现神志默默，不欲饮食，甚至呕。

服用柴胡汤后，体液运行通畅，表里自如，但运转加快，胃肠聚集之液消除，甚至偏少，故渴，多需石膏治之。

98.**【原文】**得病六七日，脉迟浮弱，恶风寒，手足温。

医二三下之，不能食，而胁下满痛，面目及身黄，颈项强，小便难者，与柴胡汤，后必下重。本渴饮水而呕者，柴胡不中与也，食谷者哕。

【译文】

得病六七天，脉搏迟而浮弱，怕风寒，手足温暖。医生多次泻下后，出现不能饮食，胁下胀满而痛，面目及周身发黄，颈项强直，小便困难等证，这时若用小柴胡汤治疗，大便时必有后重的感觉。如果本来渴，但是饮水就呕吐，吃东西就哕，用小柴胡汤也不行。

【中医分析】

脉浮弱，恶风寒，是桂枝汤证。脉迟为寒，"太阴伤寒，手足自温"。得病之人素体脾阳虚，感受风寒，邪已入里，表证未解，治当温中解表。若误用攻下，正气愈伤，土虚湿郁。脾胃虚弱，受纳无权，则不能食。土虚无从安木，肝木横逆，故胁下满痛。肝胆疏泄失常，胆汁不循常道，溢于周身，故面目及身黄。湿滞于下，则小便难，湿痹于上，则颈项强。此时可用温中祛湿的方法治疗，不可用柴胡汤治疗，因其中有黄芩，黄芩苦寒，伤脾胃，药后中气下陷，出现大便下重。

脾阳不足，转输无权，致水气不化，津液不能上承，故口渴。饮逆于胃，水入而呕。脾阳衰败，胃中虚冷，故食谷者哕。此非小柴胡汤所宜。

【解读】

肝胆发病，胆汁大量入血，则胁下满痛，面目及身黄。误用下法后，胃受损，故不能食；机体体液相对不足，故小便难（少）；向表输送只能达颈项，故颈项强。此时机体整体体液不足，故渴。误用下法后，使胃肠的黏膜微循环失调或全身电解质失调（低钠），则饮水而呕，食谷而哕。"渴饮水而呕""小便不利"此为水逆证，治当五苓散，虽有胁下满痛，也不能用柴胡汤，用后必见下重。当然有时可以用小柴胡汤加茵陈五苓散。

有水逆证的，需利水，若不利水，直接用柴胡汤，胁下满痛可能稍缓解，但诸证不解，反使湿热下移至肛，引发下重。

99. 【原文】**伤寒四五日，身热恶风，颈项强，胁下满，手足温而渴者，小柴胡汤主之。**［**方五十一**］用前第四十九方。

【译文】

伤寒四五天，身热，怕风，颈项强硬，胁下胀满，手足温暖，口渴的，用小柴胡汤治疗。

【中医分析】

伤寒四五日，病转少阳，见胁下满，颈项强（项在后侧，属太阳；颈在两侧，属少阳）；身热恶风，为太阳未罢；手足温而渴，是阳明病。故此症为三阳并病，治在少阳，这是定法。

【解读】

伤寒四五日，浅表的微循环网内充盈，故身热。恶风，提示机体仍调动体液向浅表输送（神经调节）。颈项强，说明颈项的肌层网内充盈。胁下满，体液同时向胁下输送。手足温而渴，说明机体脉内相对体液不足，但还未到厥的地步。总体情况是体液重新分配，重点向体表（特别是颈颈部）向胁下，脉管内的体液相对减少，但可以自我调整。治疗重点是胁下满。柴胡除胸腹间结气，黄芩清热除烦。半夏生姜，下水止呕。参草枣，补中健胃。服用柴胡汤后，体液运行通畅，表里自如，诸证皆消。

100. 【原文】**伤寒，阳脉涩，阴脉弦，法当腹中急痛，先与小建中汤；不瘥者，小柴胡汤主之。**［**方五十二**］用前第四十九方。

小建中汤

桂枝三两，去皮　甘草二两，炙　大枣十二枚，擘　芍药六两　生姜三两，切　胶饴一升

上六味，以水七升，煮取三升，去滓，内饴，更上微火消解，温服一升，日三服。呕家不可用建中汤，以甜故也。

【译文】

伤寒病脉浮取见涩，沉取见弦的，必然有腹中拘急而又疼痛的现象，先用小建中汤治疗，如果不愈的，再用小柴胡汤治疗。

【中医分析】

此是少阳病兼有里气虚寒之证，治当先里后外。浮取脉涩，为气血虚；沉取脉弦为病在少阳，又主痛证。中焦虚寒，气血不足，复为少阳之邪相乘，故腹中急痛。先与小建中汤，建中止痛，调和气血，治里虚之本，服药后腹痛止，少阳病未解者，用小柴胡汤和解少阳。

【解读】

患伤寒时，见到阳脉涩，阴脉弦。"阳脉涩"是指浮取为涩，提示外周体液不足；"阴脉弦"沉取为弦，提示腹痛。伤寒五六日，体液重新分配，浅表胁下为多，以胁下为主，外周体液相对不足，胁下微循环网内充盈，胃肠微循环网内也充盈，故需用桂枝解肌，重用芍药配合胶饴治疗腹痛，同时使胃肠网内充盈的体液进入血循环，从尿解。余证（本条为简约条，应该还有其他的小柴胡汤证）仍要用小柴胡汤治疗。

101.【原文】伤寒中风，有柴胡证，但见一证便是，不必悉具。凡柴胡汤病证而下之，若柴胡证不罢者，复与柴胡汤，必蒸蒸而振，却复发热汗出而解。

【译文】

患伤寒或中风，有柴胡汤证，只要见到一个证候即可，不必证候全备。大凡柴胡汤证而误用下法之后，如果柴胡汤证仍在的，仍可用柴胡汤治疗。服柴胡汤后，必然蒸蒸战栗，发热汗出而愈。

【中医分析】

少阳病在半表半里之间，其主证为：往来寒热，胸胁苦满，默默不欲饮食，心烦喜呕。或然证有：胸中烦而不呕，渴，腹中痛，胁下痞硬，心下悸、小便不利，不渴、身有微热，咳者。邪在少阳，不必诸证俱全，只要有一证，即可用小柴胡汤，其和解少阳，借少阳的枢转作用，可祛邪外出。

如果误下，柴胡证仍在，病邪未内陷，当然还须用小柴胡汤和解。但是，因误下正气受伤，服小柴胡汤后，正气得药力相助，振奋而祛邪外出，出现蒸蒸而振，发热汗出而解。

【解读】

一般规律：无论是伤寒还是中风，如果发现柴胡证（往来寒热，胸胁苦满，默默不欲饮食，心烦喜呕），但见其中之一证，就可以用柴胡汤。

柴胡汤证是外周体液不足，胁下网内充盈，虽用下法，继续丢失体液，但胁下微循环仍网内充盈，此时仍可用小柴胡汤。但是机体反应不一样，出现"蒸蒸而振"，重新调整体液，汗出带走病理产物而解。

102.【原文】伤寒二三日，心中悸而烦者，小建中汤主之。[**方五十三**]用前第五十二方。

【译文】

患伤寒二三日，就出现心悸，烦扰不宁，用小建中汤治疗。

【中医分析】

本条悸烦不是水气凌心之悸（五苓散），不是热扰胸膈之烦（栀子豉汤），不是少阳之烦（小柴胡汤）。阳气虚而心悸，阴血弱而烦，故属于阴阳两虚。

【解读】

素体心阳虚（患有心脏病），患伤寒二三日，表还未解，因体液向表输送，致血管内血液相对减少，出现心悸，脑供血减少，出现烦。小建中汤桂枝解肌，配合芍药，把微循环网内多余之体液回送到血管，同时从尿中排出病理产物。胶饴主要补虚（补充热量）。

103.【原文】太阳病，过经十余日，反二三下之，后四五日，柴胡证仍在者，先与小柴胡汤。呕不止，心下急，郁郁微烦者，为未解也，与大柴胡汤，下之则愈。［方五十四］

大柴胡汤

柴胡半斤　黄芩三两　芍药三两　半夏半升，洗　生姜五两，切　枳实四枚，炙　大枣十二枚，擘

上七味，以水一斗二升，煮取六升，去滓，再煎，温服一升，日三服。一方加大黄二两，若不加，恐不为大柴胡汤。

【译文】

太阳病，十多天，邪传少阳，反数次攻下，下后四五天，柴胡证仍然在的，可先服小柴胡汤。如果呕吐不止，胃脘部急迫不舒，郁闷烦扰的，是病未解除的现象，可再用大柴胡汤攻下，便可痊愈。

【中医分析】

太阳病，十余日，已传入少阳，应用小柴胡汤，这时反而用下法，并且反复用之，四五天后，柴胡证仍在，先用小柴胡汤。

若服用药后病情反而加重，由喜呕转为呕不止，由胸胁苦满转为心下急（比承气汤的硬疼轻），由心烦转为郁郁微烦，此为兼有里实，须用大柴胡汤，和解少阳，兼下里实。

【解读】

患太阳病，十余日后机体体液已重新分配，重点不在浅表，已转向胁下，这时需用小柴胡汤治疗，医者不知，反泻下，四五天后病理仍是体液在胁下，仍用小柴胡汤。如果重点是胃肠道黏膜网内瘀滞，或是肝胆胰等脏器网内瘀滞，出现心下急，呕不止，微烦，这时应用大柴胡汤。方中大黄、枳实、芍药，意在祛除瘀滞。

104.【原文】伤寒十三日不解，胸胁满而呕，日晡所发潮热，已而微利，此本柴胡证，下之以不得利，今反利者，知医以丸药下之，此非其治也。潮热也，实也，先宜服小柴胡汤以解外，后以柴胡加芒硝汤主之。[方五十五]

柴胡加芒硝汤

柴胡二两十六铢　黄芩一两　人参一两　甘草一两，炙

生姜一两，切　半夏二十铢，本云五枚，洗　大枣四枚，擘　芒硝二两

上八味，以水四升，煮取二升，去滓，内芒硝，更煮微沸，分温再服，不解更作。

臣亿等谨按：《金匮玉函》，方中无芒硝。别一方云，以水七升，下芒硝二合，大黄四两，桑螵蛸五枚，煮取一升半，服五合，微下即愈。本云，柴胡再服，以解其外，余二升，加芒硝、大黄、桑螵蛸也。

【词解】

日晡：就是大约下午3～5点的时候。

潮热：发热定时增高，如同潮水一样按时到来。

【译文】

伤寒病，经过十三天未痊愈，有胸胁胀满呕吐、傍晚时发潮热，以后又见到微微下利，这本来是大柴胡汤证，用之，不会出现下利，这里见到微利，是用丸药（巴豆之类）泻下所致。潮热是里实的表现，应先以小柴胡汤解外邪，然后再用柴胡加芒硝汤来治疗。

【中医分析】 伤寒十三日而不解，已传入少阳，症见胸胁满而呕，这是小柴胡汤证，加上日晡所发潮热，这是阳明证，这时应用大柴胡汤。用之，不会出现下利。这里见到微利，是用丸药（巴豆之类）泻下所致。再次强调少阳阳明合病，先治少阳。"胸胁满而呕，日晡所发潮热"，正是少阳阳明合病，先治少阳，用小柴胡汤，再用柴胡加芒硝汤解其阳明之潮热。当然热甚者，可以加石膏。

【解读】

患伤寒，十三日后机体体液已重新分配，已转向胁下（肝胆胰胃肠等），症见胸胁满而呕，这时需用小柴胡汤治疗，如果出现日晡潮热，说明胃肠道内毒素（致热原）吸收较多，这时用1/3的小柴胡汤和芒硝二两，改善胁下脏器网内瘀滞的同时，减少毒素的吸收。

105.**【原文】伤寒十三日，过经谵语者，以有热也，当以汤下之。若小便利者，大便当硬，而反下利，脉调和者，知医以丸药下之，非其治也。若自下利者，脉当微厥，今反和者，此为内实也，调胃承气汤主之。**［**方五十六**］用前第三十三方。

【译文】

伤寒十三日，病已由太阳经传入阳明经，发生谵语，这是有热的现象，应当用汤药泻下。如果小便通利的，大便应当坚硬，反而下利，脉象调和的，知道这是医生误用丸药攻下的结果，这是一种错误的治疗。如果病人自下利的，脉象应微厥，今反调和，这是内实的根据，应该用调胃承气汤来治疗。

【中医分析】

伤寒十三日，见谵语，是病已传入里，治用调胃承气汤。因为津液偏渗的原因，小便通利的，大便当硬，现在反而见到下利，脉和，说明是用丸药（巴豆之类）泻下所致。如果是虚寒下利，则脉微厥，现在脉反和，说明是阳明里实。已用峻药下之，再用药不能用峻剂，用调胃承气汤即可。

【解读】

患伤寒，十三日后机体体液已重新分配，体表及胁下均无网内充盈，体液已恢复自稳调节，然其肠内毒素吸收过多，引发神经症状，出现谵语，用调胃承气汤泻下，阻止毒素吸收并排出之。

106.**【原文】太阳病不解，热结膀胱，其人如狂，血自下，下者愈。其外不解者，尚未可攻，当先解其外。外解已，但少腹急结者，乃可攻之，宜桃核承气汤。**［方五十七］后云，解外宜桂枝汤。

桃核承气汤

桃仁五十个，去皮尖　大黄四两，去皮　桂枝二两，去皮
甘草二两，炙　芒硝二两

上五味，以水七升，煮取二升半，去滓，内芒硝，更上火，微沸下火，先食温服五合，日三服，当微利。

【词解】

膀胱：有狭义、广义之分，狭义就是指膀胱，广义包括膀胱、直肠、子宫等盆腔内器官及盆腔。

如狂：比烦躁重，比发狂轻。

血自下，下者愈：血，狭义就是新鲜血液或陈旧血液，广义是指新鲜血液或陈旧血液、脓血、脓液、渗出液等。下血，是指血性液体或脓或渗出液从阴道、肛门、尿道排出。下者愈：相当于将血性液体或脓或渗出液从盆腔脏器引流出来，故能自愈。

少腹急结：指小腹部拘急疼痛，膀胱或直肠刺激症状如里急后重、大便次数多而量少、黏液便、小便频繁等，也是少腹急结的表现。

【译文】

太阳病表证没有解除，邪热结于膀胱，病人出现了类似发狂的现象，自动下血，疾病就可以痊愈。其有表证没有解除的，不能攻里，应当先解其表；待表解之后，只是少腹硬满拘急的，才可以攻里，可以用桃核承气汤。

【中医分析】

蓄血证是由邪热与瘀血互结于少腹而成。太阳病的发热恶寒头痛等证还没有解除，太阳经邪不能从外而解，内传入太阳之府，其热与瘀血互结，若血结较浅，血被热邪所迫，方能自下，邪热亦可随瘀血下趋而解除。若邪热与瘀血相结不解，血不能自下，说明蓄血已成，非用攻下不可。然表里同病，里实者，当先解表，外解后，但觉少腹里急者，可用攻下，用桃核承气汤，除热逐瘀。

【解读】

少腹素有蓄血（如经血不畅，如宫外孕少量出血积于盆腔，如上消化道出血积于结肠等），并发感染，出现太阳病。这离经之血溶解后产生的病理产物如氨，被吸收入血循环，刺激脑细胞产生如狂之证。如果这蓄血从盆腔脏器得以引流则病自愈。但应注意，其外不解者不可用桃核承气汤攻之，否则引发感染扩散形成急性腹膜炎（即结胸），使病情加重。解外当然可用桂枝汤或麻黄汤或其他，随证治之。太阳病已解，只有"少腹急结"，这时可用桃核承气汤攻之。

本方以调胃承气汤加桃仁、桂枝，当有泻下之功，可使蓄血入体循环，从而经直肠、阴道、泌尿系排出体外。

107.【原文】伤寒八九日，下之，**胸满烦惊，小便不利，谵语，一身尽重，不可转侧者，柴胡加龙骨牡蛎汤主之。**[方五十八]

柴胡加龙骨牡蛎汤

柴胡四两　龙骨　黄芩　生姜，切　铅丹　人参　桂枝，去皮　茯苓，各一两半　半夏二合半，洗　大黄二两　牡蛎一两半，熬　大枣六枚，擘

上十二味，以水八升，煮取四升，内大黄，切如棋子，更煮一两沸，去滓，温服一升。本云柴胡汤，今加龙骨等。

【译文】

伤寒八九天，下之后，发生胸部胀满、烦扰惊惕、小便不利、谵语、一身尽重、不可转侧者，用柴胡加龙骨牡蛎汤来治疗。

【中医分析】

太阳伤寒里不实，误用下法，邪气乘虚内陷。胸阳虚，邪气内陷，则胸满；心神虚，心无所主，则烦惊；三焦决渎不行，则小便不利；津液内竭，阳明燥热，则谵语；少阳郁陷不得枢转，则一身尽重，不可转侧。

本方是半量小柴胡汤去甘草加龙骨、牡蛎、桂枝、茯苓、大黄、铅丹。方中小柴胡汤改善胁下微循环，能解胸满之证。苓桂解肌利尿，改善浅表的微循环，能解除"一身尽重，不可转侧"。大黄泄热通便，能减少肠道毒素的吸收。龙骨、牡蛎含有大量的微量元素，如钙、铁、钾、钠、氯、铜、锰等，具有抗惊厥作用。铅丹的主要成分为二氧化铅、四氧化三铅，有毒，现在多用生铁落、磁石代替。

【解读】

伤寒八九日，机体体液已重新分配（已传入少阳），胁下微循环网内充盈，见胸满；浅表的肌层微循环网内充盈（视为外证），见一身尽重，不可转侧。误用下法，致机体体液不足或电解质失调，可致烦惊、谵语、小便不利。另外肠道毒素吸收也可致烦惊、谵语。

谵语：按照生理与心理学基础将意识障碍分为觉醒障碍与意识内容障碍两大类。根据检查时刺激的强度和患者的反应，可将觉醒障碍区分为嗜睡、昏睡、浅昏迷、深昏迷四级。意识内容障碍常见有三种，即意识浑浊、精神错乱和谵妄状态。中医学中的烦躁、谵语、如狂、发狂都属于意识内容障碍，都是兴奋状态的表现。谵语是谵妄状态中的一种表现，感染时谵妄为常见的精神症状。

108. 【原文】伤寒，腹满谵语，寸口脉浮而紧，此肝乘脾也，名曰纵，刺期门。[方五十九]

【词解】

纵：五行顺次相克的形式。

期门：在乳头直下二寸处。

刺期门：针刺期门穴，意在泻肝火。

【译文】

患伤寒病，腹部膨满，语言错乱，寸口脉浮而紧，这是肝木乘脾土，叫作纵，可以用针刺期门的方法来治疗。

【中医分析】

寸口脉浮紧为伤寒脉，为太阳病。腹满谵语，是肠道疾病致毒素吸收所致，为阳明病。

整条好像前言不搭后语，特别是后面的解释。

【解读】

此条是用五行生克来解释疾病现象，因有谵语列于此。肝木克脾土，肝的疾病引发脾的病变即为纵。

109.**【原文】伤寒发热，啬啬恶寒，大渴欲饮水，其腹必满，自汗出，小便利，其病欲解，此肝乘肺也，名曰横，刺期门。**[方六十]

【词解】

横：五行逆次反克的形式。

【译文】

患伤寒病，体表发热怕冷，口大渴，要饮水，其腹部必有胀满，有自汗出，且小便通利，这说明病欲解除。这是肝木逆行克肺，叫作横，可以用针刺期门来治疗。

【中医分析】

肺主皮毛，肺病则毛窍闭塞，故发热，啬啬恶寒；肺司治节，治节之令不行，则失其通调水道，下输膀胱的功能，故小便不利。肝强则土必弱，津液不能上输于肺，故渴欲饮水；水入反停贮不化，气机瘀滞，所以腹满。总之，是肝脏气旺之故，故用刺期门之法，以泄肝经之邪。刺期门后，肝脏之邪得泄，肝肺二脏之气得平衡，肺脏之功得复，毛窍通畅则自汗出，水道通调则小便利，故病将愈。

【解读】

"伤寒发热，啬啬恶寒"为太阳伤寒。"大渴欲饮水"似为白虎汤证。患伤寒时，体液从血管内走出向浅表微循环，患者如果素有体液不足，则此时血管内循环不足，出现大渴，欲饮水。然其胃肠黏膜的微循环也充盈，大量饮水后，吸收不良则腹满。如果胃肠道吸收了水分，体液得以补充，病理产物从汗尿排出，则机体的自稳调节恢复，故病愈。

用五行生克来解释疾病现象，说是此为"肝乘肺"，也就是木侮金。

110.【原文】太阳病，二日反躁，凡熨其背，而大汗出，大热入胃—作：二日内，烧瓦熨背，大汗出，火气入胃，**胃中水竭，躁烦，必发谵语。十余日振栗自下利者，此为欲解也。故其汗从腰以下不得汗，欲小便不得，反呕，欲失溲，足下恶风，大便硬，小便当数，而反不数及不多，大便已，头卓然而痛，其人足心必热，谷气下流故也。**

【词解】

熨：指将药物炒热或将砖瓦等物烧热，以布包裹，温熨身体某一部位，以祛寒镇痛的一种疗法。如千金有熨背散，以乌头、细辛、附子、羌活、蜀椒、桂心、川芎、芍药捣筛醋拌绵裹，微火炙令暖，以熨背上。

【译文】

患太阳病，才两天，发现烦躁症状，反用熨法治疗，而致大汗出，大热入胃，胃中水分枯竭，不仅躁烦不安，而且语言错乱，经过十多天，如发生颤抖，并自动下利，这是病将好的表现。但是从腰以下没有汗，小便欲解而不得解，反而作呕，有时小便失禁，足部怕风，大便燥硬，小便应当频数，如今反不数，量也不多，大便以后，头突然痛得很厉害，病人足下必热，这是谷气向下流动的缘故。

【中医分析】

太阳病二日，邪在表，里热已盛，故见烦躁。误用熨法发汗，迫使大汗出，以致胃中津伤，里热加盛，故烦躁更甚，并发生谵语等症状。病至十余日后，如胃中津液得复，阴复阳和，出现振栗和下利，病将痊愈。

阳盛于上，故上部有汗，气逆而呕；阳虚于下，故下部无汗，既欲小便而不得，却又欲失溲，足下恶风。胃实证，大便硬的，小便必当数，今小便不但不数，而且不多，说明这种大便硬是火劫伤阴所致。本证乃上盛下虚所致，当大便通利时，阳气得以下达，故足心转为热。阳气突然下通，头失所养，故头痛。

【解读】

本条是太阳病用熨法引发坏病。太阳病，二日反躁，说明病情不单一，比如可能合并脑系病变（如脑膜炎等）。这时熨其背，迫使大量出汗，使机体处于低血容量状态，脑部供血不足，引发躁烦、谵语。十余天后，体液恢复，低血容量状态改善，经过振栗后，体液重新分布完成，二便自如，病愈。

如果低血容量不能纠正，则尿少，大便硬。肾功能受损，血中废物不能排出，见呕；加上胃肠道毒素吸收，脑功能受损，重则二便失禁；腰以下植物神经功能紊乱，故不得汗，足下恶风；大便后，体液下行，头部供血相对不足，故足热，头反痛。

111. 【原文】太阳病中风，以火劫发汗，邪风被火热，血气流溢，失其常度。两阳相熏灼，其身发黄。阳盛则欲衄，阴虚小便难。阴阳俱虚竭，身体则枯燥，但头汗出，剂颈而还，腹满微喘，口干咽烂，或不大便，久则谵语，甚者至哕，手足躁扰，捻衣摸床。小便利者，其人可治。

【词解】

火劫：指用温针、艾灸、熏、熨等法迫使发汗。

血气流溢：就是出汗。

两阳：风为阳邪，火亦为阳邪。

阳盛：邪热炽盛。

阴虚：阴津不足。

阴阳俱虚竭：气血亏乏。

但头汗出，剂颈而还：头部出汗到颈部为止。

捻衣摸床：神志昏沉时，手不自觉地摸弄衣床。

【译文】

太阳病中风，如用火法发汗，风邪被火热所迫，血气流行，失却正常的规律，风与火交相熏灼，病人身体就会发黄，热盛迫血于上就容易衄血。阴虚致津液不足于下则小便困难。气血亏耗，身体就会枯燥，只头上有汗，到颈部为止，而且腹部胀满，微微气喘，口干咽烂或者大便不通，如病期延长，就会言语错乱，更严重的就会出现呃逆、手足躁动不安、捻衣摸床等危险症状。如果小便还能通者，则病人还可以救治。

【中医分析】

太阳病中风，应该用桂枝汤治疗，若误用火劫之法以发汗，则产生很多变证。风属阳邪，被火以后，风火相加，则气血运行失常，风火两阳熏灼，则周身肌肤发黄。阳邪盛，迫血上行，则鼻衄。阴气虚而津液亏乏则小便困难。气血俱虚不能充肤泽毛，则身体枯燥。津液不足，阳邪上盛，则但头汗出，剂颈而还。阳邪太盛，脾肺两伤，故腹满微喘，口干咽烂或不大便。久则津液愈耗，胃家实燥则谵语，重则呃逆，手足躁扰，捻衣摸床。此时，阴阳气血大虚，有尿则可治，无尿则难治。

【解读】

本条是太阳病中风用火劫发汗引发的多器官功能受损。比如肝细胞受损可引发黄疸，同时见"但头汗出，剂颈而还，腹满，微喘"。肾功能受损可引发少尿、鼻衄、哕。脑功能受损，可见谵语、手足躁扰、捻衣摸床。如果小便正常，说明肾功能尚可，还有治愈的可能。

112. 【原文】伤寒脉浮，医以火迫劫之，亡阳必惊狂，卧起不安者，桂枝去芍药加蜀漆牡蛎龙骨救逆汤主之。［方六十一］

桂枝去芍药加蜀漆牡蛎龙骨救逆汤

桂枝三两，去皮　甘草二两，炙　生姜三两，切　大枣十二枚，擘　牡蛎五两，熬　蜀漆三两，洗去腥　龙骨四两

上七味，以水一斗二升，先煮蜀漆，减二升，内诸药，煮取三升，去滓，温服一升。本云桂枝汤，今去芍药，加蜀漆、牡蛎、龙骨。

【词解】

火迫劫之：以火法强迫其发汗。凡烧针、火熏、灸法等皆属火法。

亡阳：心阳外亡，神气浮越。

【译文】

伤寒病脉浮，医生用熏熨等法强迫其发汗，导致其阳气浮越，发生惊惕狂乱，起卧不安的现象，可用桂枝去芍药加蜀漆牡蛎龙骨救逆汤治疗。

【中医分析】

伤寒脉浮，是病邪在表，应以麻黄汤发汗。若用火法劫汗，以致大汗淋漓，汗出液伤，阴不敛阳，而亡失散乱，故惊狂，卧起不安。

【解读】

与64、118条对比看。患伤寒，医生用火劫发汗，使体液丢失过多，机体处于低血容量状态，浅表的汗腺深层仍网内充盈，体温仍高，出现高热惊厥，如狂或发狂，卧起不安。治疗当然用桂枝汤解肌，然白芍有利尿之功，恐继续丢失体液，故去之。蜀漆，解热。龙骨、牡蛎抗惊厥。

《伤寒论》中亡阳有三：一者亡心阳，症见惊狂，卧起不安，方用桂枝去芍药加蜀漆牡蛎龙骨汤；二者亡肾阳，症见厥逆下利，脉微细，筋惕肉瞤，方用真武汤或四逆汤；三者亡卫阳，症见汗多恶寒，方用桂枝加附子汤或芍药甘草附子汤。

113.【原文】形作伤寒，其脉不弦紧而弱。弱者必渴，被火必谵语。弱者发热，脉浮，解之当汗出愈。

【译文】

病的症状似伤寒，但其脉不弦紧而弱，脉弱的口必渴，如再用火法取汗，必然发生谵语。假如脉弱发热，而脉兼有浮象的，治疗时当用发汗的方法，汗出表解，就可以向愈。

【中医分析】

有恶寒、发热、头痛等证，故形似伤寒。伤寒应脉浮紧，今脉反弱，说明阴不足。阴血不足，必然口渴。若误用火攻，致神昏谵语。

【解读】

与第6条对比。症状像伤寒（如有恶寒、体痛等），伤寒脉应为弦紧，然其脉浮弱、口渴，说明津液已伤，如果用火法，使体液进一步丢失，脑功能受损，必然发生谵语。恶风、发热、脉浮弱，说明浅表腺体深层网内充盈，机体继续向浅表充盈，整体体液减少。治当用桂枝汤发汗来解肌。口渴者，可加石膏；浅表浅层网内充盈体痛者，加用麻黄，整体有桂枝二越婢一汤之意。

114.【原文】太阳病，以火熏之，不得汗，其人必躁，到经不解，必清血，名为火邪。

【译文】

治疗太阳病，用火熏的办法，如果不得汗，病人必定发生烦躁，如果经过六七天，仍然不愈的话，大便必定下血，这叫火邪。

【中医分析】

太阳病当用汗法，用火熏之为误治。太阳病用火熏，表证不解，反而火热之气内迫，病人出现烦躁。如果到了太阳病该解除的时候，热邪不能解除，火迫营血，阴络受伤，出现大便下血。这是火熏而发生的变证，叫作火邪。

【解读】

如果患者素体体液不足（津液亏虚），患太阳病后，因体液不足，再用火熏之，也不得汗，反而出现精神症状"躁"。若表不解，因火作祟，出现便血。表解后可能用竹叶石膏汤善后。

115.【原文】脉浮热甚，而反灸之，此为实，实以虚治，因火而动，必咽燥吐血。

【译文】

脉浮，发热重之人，反而用艾灸的方法治疗，这本是实证，实证当作虚证治疗，血液被火热迫灼，必咽燥吐血。

【中医分析】

脉浮热甚，为太阳表证，当用汗法，若误用灸法，必致火热亢盛，血为火迫而动，造成咽燥吐血等证。

【解读】

脉浮是表证，也主热证，若热甚，用灸法，将助其热，因火而动，出现咽燥，吐血。燥，可加石膏。

116.**【原文】** 微数之脉，慎不可灸，因火为邪，则为烦逆，追虚逐实，血散脉中，火气虽微，内攻有力，焦骨伤筋，血难复也。脉浮，宜以汗解，用火灸之，邪无从出，因火而盛，病从腰以下必重而痹，名火逆也。欲自解者，必当先烦，烦乃有汗而解。何以知之？脉浮，故知汗解。

【词解】

追虚逐实：血本虚而用火法，劫伤阴分，越灸越虚，是追虚；热本实而用火法，增加里热，是逐实。

血散脉中：火毒内攻，血液流溢，失其常度。

焦骨伤筋：血为火灼，筋骨失去濡养。

【译文】

病人脉微数的，不能用灸法治疗，如果误用火灸，因火助邪，就会出现烦乱不安之变证。灸法伤阴助热，其热迫血，在脉中流散，失其常度，艾之火力，虽然微小，然其内攻非常用力，可致筋骨受损，血液虚耗，难以恢复。脉浮，应当用发汗的方法，反而用艾灸治疗，使病邪不能从汗而出，反因火而加重，病人从腰部以下，必沉重而麻痹，这就叫火逆证。如自动转愈的，必当先发心烦，烦后乃得汗而解，怎么知道呢？因为脉浮，所以知道汗出而愈。

【中医分析】

脉微数是阴虚血少而又有内热。如果误用灸法，则火热亢灼，使阴分更受伤，出现心神烦乱不安。血液本虚，再用火法劫伤阴分，故名追虚，热本为实，再用火法增加里热，故名逐实。阴虚则阳亢，虽然艾火之力微小，但火力进入人体之后，由于阴液不足，阳气偏胜，故更易致内热炽盛，消灼血液，筋骨失其濡养，故焦骨伤筋。

脉浮，为病在表，治疗当发汗，若误用火灸，病邪不得从汗外解，反而更加炽盛，损及营血，营血运行不畅，故腰以下发生重着的痹证。

虽经误治，然病人若正气强，精气内充，病邪仍可外排，正邪相争，见烦，正胜邪败，汗出而解。脉浮，知邪仍在表，故汗出而解。

【解读】

素体体液不足，用火灸之，使机体处于低血容量状态，易致烦躁、呕逆、渴等证。若脉浮，示为太阳病，治宜汗解，若用火灸之，项背强痛缓解，但出现腰以下重而痹（可用苓姜术甘汤），若机体通过自我调节，病理产物从汗排出，出现烦而有汗，病将愈。

117.**【原文】** 烧针令其汗，针处被寒，核起而赤者，必发奔豚。气从少腹上冲心者，灸其核上各一壮，与桂枝加桂汤，更加桂枝二两也。[方六十二]

桂枝加桂汤

桂枝五两，去皮　芍药三两　生姜三两，切　甘草二两，炙　大枣十二枚，擘

上五味，以水七升，煮取三升，去滓，温服一升。本云，

桂枝汤今加桂满五两，所以加桂者，以能泄奔豚气也。

【词解】

烧针：用粗针外裹棉花，蘸油烧之，待针红即去棉油而刺入，是古人取汗的一种治法。

【译文】

用烧针的方法使其发汗，针刺的部位受到寒邪的侵袭，而起红色核块的，必然要发作奔豚。觉得有气从少腹上冲心胸，可以外用艾火在其核上各灸一壮，内服桂枝加桂汤，就是桂枝汤再加桂枝二两。

【中医分析】

用烧针发汗，由于处理不当，外邪从针孔处侵入，使针孔处发红，肿起为核状。再者烧针发汗，心阳受伤，外邪引动水寒之气，乘虚上冲，故见奔豚，其觉有气从少腹上冲心胸。用艾灸治疗，意在温散寒凝的气血，口服桂枝加桂汤，意在解表寒，平冲气。

【解读】

与 15 条、65 条对比看。汗后发奔豚，气从少腹上冲心。患太阳病，浅表的微循环与胃肠道的微循环网内充盈，本应用麻黄汤发汗，方中麻黄配桂枝能同时解除浅表与胃肠的网内充盈，今用烧针令其汗，使浅表的网内空虚，机体体液不足，体液重新分配，胃肠道的部分网内体液被迅速向上输送，出现上冲症状。

方中桂枝解肌，配合白芍使胃肠道微循环的网内体液进入体循环，从尿中排出，从而改善上冲症状。65 条有脐下悸症状，加用茯苓、大枣，利尿的同时，有宁心之功。

118.**【原文】** 火逆下之，因烧针烦躁者，桂枝甘草龙骨牡蛎汤主之。[方六十三]

桂枝甘草龙骨牡蛎汤

桂枝一两，去皮　甘草二两，炙　牡蛎二两，熬　龙骨二两

上四味，以水五升，煮取二升半，去滓，温服八合，日三服。

【译文】

误用火法导致的病变，今又用下法来治疗，如果是烧针引起的烦躁，可以用桂枝甘草龙骨牡蛎汤来治疗。

【中医分析】

用火法治疗太阳病，因火热熏灼，津液受伤，故可能出现胃燥多热的症状，此时治疗需详辨，若属胃家燥实，方可用下法，否则不可用。误用烧针，心阳受损，心神烦乱，用桂枝甘草龙骨牡蛎汤复阳安神。

【解读】

与64条对比看。116条，火逆是"腰以下重而痹"，不可用下，也不可用烧针。机体处于低血容量状态，腰以下浅表微循环的网内充盈，若烦而有汗则解，如果下之，复用烧针，使体液进一步丢失，出现躁动不安。

桂枝解肌，一方面解除腰以下的网内充盈，一方面调动胃肠道以补充体液。龙骨、牡蛎重镇安神，除烦躁。

119.【原文】太阳伤寒者，加温针必惊也。

【译文】

患太阳伤寒之人，如果使用烧针治疗，一定要发生惊惕的变证。

【中医分析】

太阳伤寒，治疗应当用麻黄汤，若误用烧针，寒邪不但不能

从外解，反而被火逼迫内陷，烧针助邪热劫烁营血，侵犯神明，必然发生惊恐不安。

【解读】

与111条对比看。伤寒，浅表网内充盈，用温针迫使大量汗出，机体处于低血容量状态，神经功能受损，见惊。

110～119条为火逆变证，其意在言表病不可火疗，温热之证犹当禁忌。

120.【原文】太阳病，当恶寒发热，今自汗出，反不恶寒发热，关上脉细数者，以医吐之过也。一二日吐者，腹中饥，口不能食；三四日吐之者，不喜糜粥，欲食冷食，朝食暮吐。以医吐之所致也，此为小逆。

【译文】

太阳病，应当有恶寒发热，现在只是出汗，反而没有恶寒发热，关部脉细数，这是医生误吐后引起的病变。在得病一二天误吐的，感到腹中饥饿，但口中不想吃；在得病三四天误吐的，病人不喜欢吃稀粥，只想吃冷东西，早晨吃下去，晚上吐出来。这些都是医生误用吐法所致，但尚不严重。

【中医分析】

太阳病，症见恶寒发热，有汗用桂枝汤治疗，无汗用麻黄汤治疗。若误用吐法，则伤胃气。关部为脾胃所主，关上细数，是胃气不足、虚阳躁动之征。发病一二日，邪气轻浅，误吐致胃阳受损，纳运失常，故知饥而不能食。发病三四日，邪气深入，误吐伤胃阳，胃气虚冷，故不喜糜粥，胃阳虚燥，故欲食冷食，然胃寒不能运化，故朝食暮吐。治疗可用半夏汤或桂附理中丸等。

【解读】

太阳病，浅表网内充盈，误用吐法，丢失体液，故脉细数；

经过吐后，浅表的网内仍轻度充盈，机体自身调节，故自汗出。因呕吐使胃液丢失过多，胃肠功能失调，一二日吐之者，胃肠道影响较小，出现腹中饥，口不能食；三四日吐之者，能食冷食，但朝食暮吐。

121.【原文】**太阳病吐之，但太阳病当恶寒，今反不恶寒，不欲近衣，此为吐之内烦也。**

【译文】

太阳病应当有恶寒的感觉，用吐法后，反而不恶寒，并且出现不欲穿衣服等症状，这是误吐后心中烦闷的表现。

【中医分析】

太阳病，应用汗法，若误用吐法，或能使表邪外解而不恶寒，但误吐伤及胃中津液，胃燥生热，从而出现不欲近衣的症状。

【解读】

太阳病，浅表网内充盈，误用吐法，丢失体液，可使浅表的网内充盈消除，然其同时也可使电解质紊乱，植物神经功能紊乱，故见不欲近衣。治可用竹叶石膏汤之类。

122.【原文】**病人脉数，数为热，当消谷引食，而反吐者，此以发汗，令阳气微，膈气虚，脉乃数也。数为客热，不能消谷，以胃中虚冷，故吐也。**

【译文】

病人脉数，数是热的表现，应当消谷多食，而现在反而呕吐，这是由于发汗不当，使阳气不足，膈间正气虚衰，所以出现脉数。脉数是虚热之象，不能消化谷食，因为胃中虚冷，所以发生吐的症状。

【中医分析】

脉数为热，胃中有热，应当易饥多食，但由于发汗不当，汗多伤及阳气，胸中宗气不足，阳微气虚，故脉虽数，多应数而无力，其实质是胃中虚冷，不能消化水谷，所以出现呕吐之证。治可用吴茱萸汤。

【解读】

发汗太过，使机体处于低血容量状态，故脉数；维生素及矿物质等相对不足，胃肠道表现突出，不能消谷反吐。

123.【原文】太阳病，过经十余日，心下温温欲吐，而胸中痛，大便反溏，腹微满，郁郁微烦。先此时自极吐下者，与调胃承气汤。若不尔者，不可与。但欲呕，胸中痛，微溏者，此非柴胡汤证，以呕故知极吐下也。［方六十四］用前第三十三方。

【译文】

太阳病，已过经十多天，心中泛泛要吐，而胸部疼痛，大便反而溏薄，腹部略感胀满，精神有些郁郁，烦闷不舒。上述情况，如果是由于大吐下所致，可用调胃承气汤来治疗，否则就不能用。但常常要呕，胸中疼痛，大便微溏的，这不是柴胡汤的症状，从要吐的情况判断，这是由于大吐下所致。

【中医分析】

"温温欲吐，郁郁微烦，胸中痛"，似少阳病，腹微满似阳明病，大便溏，通过问诊知其乃太阳病误下所致。太阳病，过经十余日，有陷里之势，用极吐下法，使邪热结于肠胃，胃气上逆，出现温温欲吐，胸中痛，腹满便溏，郁郁微烦，与调胃承气汤，降胃气，除胃热。心烦喜呕，是柴胡证，因极吐下所致"温温欲吐，郁郁微烦，胸中痛、微溏"，不是柴胡证。

【解读】

太阳病，乃浅表的网内充盈，应发汗，多于六七日愈（第7条），然病程已超过十余天仍不愈，极吐下之（如用巴豆下之），使胃肠功能受损，出现温温欲吐，腹满便溏，郁郁微烦，与调胃承气汤。

124.**【原文】太阳病六七日，表证仍在，脉微而沉，反不结胸，其人发狂者，以热在下焦，少腹当硬满，小便自利者，下血乃愈。所以然者，以太阳随经，瘀热在里故也。抵当汤主之。[方六十五]**

抵当汤

水蛭，熬 虻虫，去翅足，熬，各三十个 桃仁二十个，去皮尖 大黄三两，酒洗

上四味，以水五升，煮取三升，去滓，温服一升，不下更服。

【译文】

患太阳病已经六七天，表证仍在，脉搏微而沉，并没有结胸的症状，病人狂躁不安，这是因为热邪蓄于下焦，小腹部应当坚硬胀满，小便自利，下血后就可以痊愈。因为太阳本经邪热与下焦血分搏结，所以用抵当汤治疗。

【中医分析】

太阳病六七日，表证仍在，脉应见浮，今见脉微而沉，是传里之征。表邪内陷，出现胸满硬痛者为结胸。若硬满在下焦，分蓄水与蓄血，蓄水则小便不利，蓄血者小便自利。这里是瘀热结于下焦故少腹硬满，其人发狂。若血结浅，血下自愈；若血结深，需用抵当汤来攻逐瘀血。

【解读】

少腹素有蓄血（如经血不畅，如宫外孕少量出血积于盆腔，如上消化道出血积于结肠等），并发感染（少腹硬满），出现太阳病。脉沉微，是机体处于低血容量的表现。这离经之血溶解后产生的病理产物如氨，被吸收入血循环，刺激脑细胞使人发狂。如果这蓄血从盆腔脏器得以引流则病自愈。否则可用抵当汤攻之。

125.**【原文】** 太阳病身黄，脉沉结，少腹硬，小便不利者，为无血也。小便自利，其人如狂者，血证谛也，抵当汤主之。［方六十六］用前方。

【译文】

太阳病，病人的体表见黄色，脉沉结，小腹坚硬，小便不利，是没有蓄血的表现。如小便自利，并且狂躁不安的，则是蓄血的确据，用抵当汤治疗。

【中医分析】

太阳蓄血四证：少腹硬、小便自利、如狂、脉沉结。血液停瘀，荣气不能敷布故发黄，此与湿热发黄不同，后者多小便不利。

【解读】

少腹蓄血，引发血管外溶血性黄疸，故小便的量与色均正常；出血引发血容量不足，故脉沉。若下血则愈，否则用抵当汤。此黄疸与肝炎引发的黄疸不同。

126.**【原文】** 伤寒有热，少腹满，应小便不利，今反利者，为有血也，当下之，不可余药，宜抵当丸。［方六十七］

抵当丸

水蛭二十个，熬　虻虫二十个，去翅足，熬　桃仁二十五个，去皮尖　大黄三两上四味，捣分四丸，以水一升，煮一丸，取七合服之，晬时当下血，若不下者，更服。

【词解】

晬时：晬读 zuì，指一昼夜。

【译文】

伤寒病，有发热的症状，少腹满，应当小便不利，现在反而通利，这是下焦蓄血的表现，应当下其瘀血，用抵当丸治疗，不宜用其他的药剂治疗。

【中医分析】

伤寒有热，少腹满，小便不利，为"水气病"，治当利尿；若少腹满，小便利，则为蓄血。本证少腹满，比抵当汤证之少腹硬满，病势缓，血瘀轻，故减轻重量，并改为丸剂，意为缓攻。区别：桃核承气汤证是少腹急结，其血结程度更浅。

【解读】

泌尿系感染等可引发少腹满，小便不利。少腹蓄血，也可有少腹满，但小便正常，治疗用抵当丸攻之。

127.【原文】太阳病，小便利者，以饮水多，必心下悸；小便少者，必苦里急也。

【译文】

太阳病，小便通畅的，因为喝了很多的水，故见胃脘部筑筑而动；如果小便不通畅的，少腹部必有急迫的感觉。

【中医分析】

饮水多，水停中焦，小便虽利，但见心下悸，治可用茯苓甘草汤。饮水多，水蓄下焦，小便不利而少腹急迫，可用猪苓汤治疗。

【解读】

蓄水有二：胃停水，则小便利，心下悸；膀胱蓄水，则小便少，苦里急。

第三章　辨太阳病脉证并治下

128.【原文】问曰：病有结胸，有脏结，其状何如？答曰：按之痛，寸脉浮，关脉沉，名曰结胸也。

【词解】

结胸：证候名，主要症状是胃脘部硬痛。

脏结：证候名，症状似结胸，为脏气虚寒而结。

【译文】

问：有结胸和脏结，两者的病状怎样？答：脘部按之痛，寸脉浮，关脉沉的就叫结胸。

【中医分析】

结胸是热结于胸，属阳，属实，属热；脏结是寒结于脏，属阴，属虚，属寒。其病机不同，性质相反，治法也不相同。寸脉浮，提示病位在上，表邪误下后，邪热陷于里，与有形之痰水搏于胸中，故按之痛，关脉沉。

【解读】

结胸：水与热结于胸腹，按之心下痛。似上腹部急性腹膜炎。

129.【原文】何谓脏结？答曰：如结胸状，饮食如故，时时下利，寸脉浮，关脉小细沉紧，名曰脏结。舌上白苔滑者，难治。

【译文】

什么叫脏结？答：症状似结胸，饮食如常，常常下利，寸部脉浮，关部脉小细沉紧，叫作脏结。舌苔白而滑的，是一种难治的证候。

【中医分析】

脏结与结胸都有心下硬满等证，故说脏结如结胸状。但结胸证为热结于胸，故不能食。脏结是邪结于脏，胃府无病，故饮食如故。脏为寒结，中焦虚寒，阳气衰微，不能运化，故水谷不泌而时时下利。

脉象方面：结胸与脏结都是寸脉浮。结胸是关脉沉，关脉主中焦，沉主里，此证是沉而有力，为实；脏结是关脉小细沉紧，细小俱是不足之象，紧主寒，主痛，为虚寒。舌苔：结胸证为苔黄燥，为里实热之象；脏结为白苔滑，是胸中无热，阳气衰惫之象。脏结是正虚邪胜之证，攻邪则伤正，补正则助邪，故难治。

【解读】

脏结：症似结胸，如有心下痛等，是阴证，无往来寒热等证，饮食正常，为脏器虚衰、阴寒凝结所致。舌上白苔滑者，为多湿多寒之象，体虚加寒湿，不能攻，故难治。似癌症。

130. 【原文】脏结无阳证，不往来寒热一云寒而无热，其人反静，舌上苔滑者，不可攻也。

【译文】

脏结无阳性症状，不往来寒热，神情安静，舌苔见滑的，不能用攻下治疗。

【中医分析】

本条明确说明脏结纯阴无阳。无阳证是指无头痛发热、口渴等阳性症状，也没有寒热往来的少阳症状。邪全入里，正阳不振，故不烦扰不安，反而静而不烦。阳虚故舌上苔滑。其本质为阳虚，故虽有如结胸之心下硬满之证，也不可攻。

【解读】

强调脏结全是阴证，故其人静，无往来寒热。舌上苔滑，为多湿之象，其人体虚有湿，不可攻，故难治。

131. **【原文】病发于阳，而反下之，热入因作结胸；病发于阴，而反下之**—作汗出，**因作痞也，所以成结胸者，以下之太早故也。**

【译文】

太阳病，邪实阳盛，误用下法，热邪内陷，就成为结胸。若内无实邪，误用下法，就成为痞证。所以成为结胸，是因攻下太早的缘故。

【中医分析】

患太阳病之人，阳盛体壮，同时胸有痰水互结，误下后邪热内陷，与痰水相搏于心下，成为结胸。若病人体阳不盛，同时胸无痰水互结，误下后仅邪热内陷，故结聚成痞。结胸乃水热互结所致，水饮为有形之邪，故心下硬痛拒按；痞证仅邪热内陷，无水饮相结，故痞闷而不痛。太阳病，胸有痰水互结，需先解表，表解后，有下的证候可以下之，若表未解，误下，虚其里，热邪乘虚而入，水热互结成结胸，故说"下之太早故也"。太阳病，胸无痰水，仅需解表，无下之证候，故本就不需下，无论何时，下之均成痞。

【解读】

与第7条对比看。太阳病，恶寒发热，浅表的网内充盈，机体发动体液走向体表，利用麻黄汤发汗，阻断其恶性循环，自身调节平衡，则病愈。太阳病，六七天不愈，血管内体液相对减少，从胃肠道吸收补充，致毒素吸收，转入阳明，这时用承气汤下之，打断其循环，自身调节平衡，则病愈。如果在太阳病期，误用下法，使机体的体液重新分配，或是原胸腹部的炎症扩散，导致胸腹部积水，作结胸。

无热恶寒，谓之病发于阴。素体脾胃虚弱，见恶寒不用温法，而用下法，使胃肠功能紊乱，作痞（胃脘部痞塞不适）。

【原文】

结胸者，项亦强，如柔痉状，下之则和，宜大陷胸丸。

[方一]

大陷胸丸

大黄半斤　葶苈子半升，熬　芒硝半升　杏仁半升，去皮尖，熬黑

上四味，捣筛二味，内杏仁、芒硝，合研如脂，和散，取如弹丸一枚，别捣甘遂末一钱匕，白蜜二合，水二升，煮取一升。**温顿服之，一宿乃下，如不下，更服，取下为效。禁如药法。**

【译文】

结胸证，项部也有强直的现象，如同柔痉的症状一样，以攻下治疗，就可以转为柔和，可用大陷胸丸。

【中医分析】

结胸是水热互结于胸，病邪偏上，胸部硬满而不能俯，故如柔痉状，通过下法，水热一去，胸部硬痛自消，项强自愈，故说"下之则和"。

【解读】

结胸者，体液多走向胸腹部，甚至聚集成水，心下按之痛；水重者，体液也向项部分配，至项强。方用大陷胸丸，其比大陷胸汤更善于去水。

132.【原文】结胸证，其脉浮大者，不可下，下之则死。

【译文】

结胸证，其脉浮大的，不可用下法，如果攻下，则能导致死亡。

【中医分析】

病发于阳，误下致水热互结成结胸，若脉浮大而有力，说明表邪尚盛，若再下，表邪尽陷，病情更重；若脉浮大而无力，说明邪实正虚，下之则正气不支，虚脱而死。

【解读】

脉浮大，提示机体总血容量不足，心脏竭力代偿中，这时下之，丢失体液，心脏将失代偿，使病情进一步加重，重则至死。

133.【原文】结胸证悉具，烦躁者亦死。

【译文】

结胸的各项症状都已具备，又见到烦躁不宁的现象，也是死候。

【中医分析】

结胸证悉具，是指心下痛，按之石硬，从心下至少腹痛不可近，或项强如柔痉状，不大便，舌上燥而渴，日晡小有潮热等症状，此时邪气已鸱张甚，又见烦躁，乃正不胜邪，下之则正虚不支，不下则邪实不去，故谓死候。

【解读】

患结胸证，心下痛硬，毒素大量吸收或水电解质严重失调，脑系受损，出现烦躁，病情严重至极。

134.【原文】太阳病，脉浮而动数，浮则为风，数则为热，动则为痛，数则为虚，头痛发热，微盗汗出，而反恶寒者，表未解也。医反下之，动数变迟，膈内拒痛一云头痛即眩，胃中空虚，客气动膈，短气躁烦，心中懊憹，阳气内陷，心下因硬，则为结胸，大陷胸汤主之。若不结胸，但头汗出，余处无汗，剂颈而还，小便不利，身必发黄。［方二］

大陷胸汤

大黄六两，去皮　芒硝一升　甘遂一钱匕

上三味，以水六升，先煮大黄，取二升，去滓，内芒硝，煮一二沸，内甘遂末，温服一升，得快利，止后服。

【词解】

客气：邪气，因从外来，故称客气。

阳气：表邪。

剂颈而还：汗出到颈部而止。

【译文】

太阳病，脉而动数，浮主风邪在表，数主身体有热，动主痛，数脉又主虚象，头痛发热，微有盗汗，而反有恶寒的，这是表邪未解。医生反误用下法，使动数脉变为迟脉，胸膈部疼痛拒按，这是由于胃气因下攻而虚，邪气陷于胸膈部位，故呼吸短促，躁扰不安，胸中懊憹，由于表邪内陷，心下因而硬满，以致成为结胸的，用大陷胸汤主治。若误下后未成结胸，只是头上出汗，从头项以下都没有汗，小便不利的，必然会出现身体发黄。

【中医分析】

太阳病，脉浮而动数，浮为风寒在表，数为表热过盛，动则为邪盛，故头身俱痛。证见头痛发热，微盗汗出，反恶寒者，都是表邪未解的明征，不能以动数之脉，而认为可攻之候。

这里的发热汗出是表证，不是阳明里证，若误认为是后者而下之，则使正气虚而邪内陷，动数变迟，是阳邪入里之故。邪结胸中，胸属上焦，故脉浮。胃气因误下而虚，邪气乘隙内扰胸膈，正邪相搏于膈，故膈内拒痛。邪结胸中，气机受阻，故短气；邪热内扰，故躁烦，心中懊恼。

患太阳病之人，内有痰水，误下后，水热互结而成结胸，若内无痰水，误下后，阳气郁而不伸，邪热无从外越，故上熏而但头汗出，剂颈而还，小便又不利，则水热之气既不能从汗外泄，又不能从尿下泻，湿蒸热郁，故势必发黄。

【解读】

太阳病，脉浮、头痛、发热、恶寒。脉动数，微盗汗出，提示体虚而痛。此时病情不单一，不是单纯的太阳病，应详察。若误用下法，体液丢失，脉变为迟；体液重新分布，聚向胸腹，甚至聚集成水，见心下硬，膈内拒痛，心中懊恼。积水或炎性压迫，或心脏失代偿等致短气。毒素大量吸收或水电解质严重失调或缺氧，脑系受损，出现烦躁。

假如不结胸，出现"但头汗出，余处无汗，剂颈而还"，并且"小便不利"，已波及肝脏，引发黄疸。

大陷胸汤去水的同时可泄热，能减轻毒素的吸收。

135.【原文】伤寒六七日，结胸热实，脉沉而紧，心下痛，按之石硬者，大陷胸汤主之。[方三]用前第二方。

【译文】

伤寒六七天，患属热、属实的结胸证，脉沉而紧，心下痛，用手触按如石头一样坚硬，用大陷胸汤主治。

【中医分析】

平素内有水饮之人，患伤寒后，其表热之邪，入里与水饮互结，也可成结胸证，其性质为热为实。脉沉为邪在里，脉紧为邪实痛甚。

【解读】

伤寒六七日，浅表的网内充盈已解，然体液向心下聚集，出现心下痛（腹膜炎），按之石硬，谓之结胸。脉沉示病在里，脉紧示病为实证。

从这条可以看出，伤寒即使治疗正确，也有可能传里。也就是说，不能单纯地认为伤寒就是感冒，它可能是多种病的一个阶段，比如胰腺炎、肠道感染等。

136. **【原文】伤寒十余日，热结在里，复往来寒热者，与大柴胡汤；但结胸，无大热者，此为水结在胸胁也，但头微汗出者，大陷胸汤主之。**［方四］用前第二方。

大柴胡汤

柴胡半斤　枳实四枚，炙　生姜五两，切　黄芩三两　芍药三两　半夏半升，洗　大枣十二枚，擘

上七味，以水一斗二升，煮取六升，去滓，再煎，温服一升，日三服。一方加大黄二两，若不加，恐不名大柴胡汤。

【译文】

患伤寒十多天，热邪里结，而又往来寒热的，可用大柴胡汤。如果只有结胸证，外表无大热的，是水结于胸胁，仅头部微微汗出的，用大陷胸汤治疗。

【中医分析】

伤寒十余日，热结在里，若又往来寒热，说明其涉及半表半里，治疗用大柴胡汤；若潮热、不大便、谵语，说明其入阳明，治疗用承气汤。若素有水饮在胸，邪热内陷，水热互结，热不得散，热气上蒸，故但头汗出，无大热，治疗用硝黄下其热。热结于内，水不得行，故用甘遂攻其水。

【解读】

急性胆囊炎或胰腺炎时，早期可表现为伤寒征象，但病情很快出现往来寒热，胸胁疼痛（可向肩背部放射），这时用大柴胡汤；如果胆或胰穿孔引发腹膜炎，并且有胸腹积液时，用大陷胸汤。

137. **【原文】太阳病，重发汗而复下之，不大便五六日，舌上燥而渴，日晡所小有潮热**一云日晡所发，心胸大烦，**从心下至少腹硬满而痛，不可近者，大陷胸汤主之。**［方五］用前第二方。

【译文】

太阳病，经过数次发汗，又行攻下，现有五六天大便不解，舌上干燥，口中作渴，傍晚时小发潮热，从心下至少腹部，硬满而痛，手不能触近，用大陷胸汤治疗。

【中医分析】

太阳病发汗，是为正法，然重发汗则可伤其津液，复加攻下，更伤里气，热邪内陷，与痰水互结于胸腹，津液不能上布，故口燥而渴。燥热内结，则便秘。水结于胸，热结于肠，故虽有潮热，而不甚。水结于胸，连及少腹，故从心下至少腹硬满而痛。

【解读】

太阳病，浅表的网内充盈，重发汗而复下之，使体液大量丢失，出现舌上燥而渴；肠道吸收水分，补充体液，使大便干而难下。如果从心下至少腹硬满而痛不可近（腹膜炎），且日晡所小有潮热，说明水热结于心下，以水为主，此为结胸，治用大陷胸汤。

138.【原文】小结胸病，正在心下，按之则痛，脉浮滑者，小陷胸汤主之。[方六]

小陷胸汤

黄连一两　半夏半升，洗　栝楼实大者一枚

上三味，以水六升，先煮栝楼，取三升，去滓，内诸药，煮取二升，去滓，分温三服。

【译文】

小结胸病，其症状是心下用手按之则疼痛，脉浮滑，用小陷胸汤主治。

【中医分析】

痰热互结于心下而成小结胸病。脉浮主热，脉滑主痰。此病较大结胸证较轻，仅在心下，按之方痛。

【解读】

此论甚简。痛在心下，不按不痛，按之则痛。脉浮说明病偏上焦，脉滑是有热，有水。从方逆推，胸膜、心包及肺炎，牵涉至上腹部的疼痛可用之。

栝楼：清热涤痰，宽胸散结；半夏：燥湿化痰，降逆止呕，消痞散结；黄连：清热燥湿，泻火解毒。栝楼、半夏合用宽胸逐饮，黄连除热，治水热结于心下，胸膈胀满而心下压痛者。

本方与泻心汤痞证相比，本方偏于治疗胸腔器官的感染，而后者偏于治疗消化道感染。

139.【原文】太阳病二三日，不能卧，但欲起，心下必结，脉微弱者，**此本有寒分也。反下之，若利止，必作结胸；
未止者，四日复下之，此作协热利也。**

【译文】

太阳病，已经两三天，不能安静地睡卧，只想起身，其胸脘
之间必然痞结，其脉搏微弱，是素有寒饮在里的原因，反以攻下
治疗，如下利自动停止，必将引起结胸，如下利未止，到第四天
再行攻下，这就形成协热利了。

【中医分析】

本条说明素有痰饮之人，患太阳病，误用下法，可引起结胸
或协热利的变证。患太阳病二三日为传里之时，脉弦为传入少
阳，脉洪大为传入阳明，今脉微弱，乃患者素有痰饮所致。若心
下痞结，不知内有痰饮，误认为里有结实，妄用攻下，必致下
利。若正气尚盛，则利当自止，但邪热内陷，与痰饮互结，则为
结胸；如正气较虚，则利不止，而成协热利。

【解读】

"太阳病，二三日，不能卧，但欲起"，太阳病，浅表的网内
充盈，二三日内体液的大量转移很少，一般四五日才转至胸腹
（99条）。如果二三日内就出现"不能卧，但欲起"，说明病情不
单一。能引起"不能卧，但欲起"的一个是阳明里实证，另一个
是小青龙汤证"咳逆倚息不得卧"。前者是实证，后者是水饮。
"脉微弱者"，说明心下结的是水饮，也就是"此本有寒分也"，
寒者，痰也，水也。水饮是第三腔隙积液，包括胸水、腹水、水
肿、组织内积水、脑积水等。这里说的是心下有水饮所致的下
利，如果用下法，利止，必作结胸（感染扩散引发腹膜炎）；若
利不止，则为协热利（治用葛根芩连汤）。

140. **【原文】太阳病，下之，其脉促**—作纵，**不结胸者，**

此为欲解也。脉浮者，必结胸。脉紧者，必咽痛。脉弦者，必两胁拘急。脉细数者，头痛未止。脉沉紧者，必欲呕。脉沉滑者，协热利。脉浮滑者，必下血。

【译文】

太阳病，误用下法，脉现促象，若没有结胸证，是趋向好转的表现。脉现浮象的，必然结胸。脉现紧象的，必然咽痛。脉现弦象的，必然两胁拘急。脉现细数的，头痛还未停止。脉现沉紧的，必有要呕的感觉。脉现沉滑的，会出现协热下利。脉现浮滑的，必然大便下血。

【中医分析】

太阳病，用下法治疗，属误治。误下后使得邪热乘虚内陷将产生诸多变证，在上则为咽痛头痛，在下则为下利便血，在中则为结胸，或为两胁拘急，若正气旺盛，便能祛邪外出而痊愈。

【解读】

21条见脉促。太阳病误用下法，使体液丢失过多，机体处于低血容量状态，心脏代偿脉急促，若无它症（不只是不结胸，如还有胸闷等），则为欲解。

"太阳病下之"可以有多种变证：或结胸，或咽痛，或两胁拘急，或表不解，头痛，或激动里水而呕吐，或协热利，或伤阴致下血。后面的脉，可能是王叔和所加。脉浮，主热在中上焦；脉紧主痛；脉弦病在少阳；脉细数，为阴伤表未解；脉沉紧，为水饮；脉沉滑，为水饮协热；脉浮滑，为阴伤有热。

141.【原文】病在阳，应以汗解之，反以冷水潠之，若灌之，其热被劫不得去，弥更益烦，肉上粟起，意欲饮水，反不渴者，服文蛤散。若不瘥者，与五苓散。寒实结胸，无热证者，与三物小陷胸汤。白散亦可服。［方七］用前第六方。一云与三物小白散。

文蛤散

文蛤五两

上一味为散，以沸汤和一方寸匕服，汤用五合。

五苓散

猪苓十八铢，去黑皮　白术十八铢　泽泻一两六铢　茯苓十八铢　桂枝半两，去皮。

上五味为散，更于臼中治之，白饮和方寸匕服之，日三服，多饮暖水，汗出愈。

白散

桔梗三分　巴豆一分，去皮心，熬黑研如脂　贝母三分

上三味为散，内巴豆，更于臼中杵之，以白饮和服，强人半钱匕，羸者减之。病在膈上必吐，在膈下必利，不利进热粥一杯，利过不止，进冷粥一杯。身热皮粟不解，欲引衣自覆，若以水灌之、洗之，益令热却不得出，当汗而不汗则烦，假令汗出已，腹中痛，与芍药三两如上法。

【词解】

潠：含水在口中，喷洒病人的体表以降温。

灌：用冷水洗身以降温。

粟：指的是红色粟粒疹。

【译文】

病在太阳，当发汗解表，反用冷水喷洒或灌洗的方法治疗，邪热被水郁伏不得解除，反而更加烦扰不安，肌肤上起如粟粒状，想要喝水，但又不真正渴，可以服文蛤散。若病未痊愈，再用五苓散治疗。若是寒实结胸，没有热象的，用三物小陷胸汤，

也可用白散方治疗。

【中医分析】

患太阳伤寒，当用麻黄汤发汗解表，若用冷水喷洒或灌洗的方法来退热，表不能解，热不得散，邪热郁伏于内，则烦；水寒之邪客于皮肤则肉上粟起；热郁于内但未深至阳明，又被水寒所伤，故意欲饮水而反不渴。治疗应发汗解表，同时泻其郁热，方应该是文蛤汤（即大青龙汤去桂枝加文蛤）。若服后不愈者，有蓄水之证，宜用五苓散治疗。

寒实结胸与热实结胸是相对的，前者为水寒互结，后者为水热互结。前者治疗当温通逐水，方用三物白散方；后者治疗当泄热逐水，方用大陷胸汤。

【解读】

发热当今用物理疗法，一个是冰块冷敷，一个是温水擦浴。前者相当于"以冷水潠（xùn）之""若灌之"。如果病在阳，即若病在太阳阶段，不可用冷敷的方法；若病在阳明阶段，可用之。病在太阳阶段，应用汗法，若用冷敷的方法，机体反应是向网内充盈，则发热更甚，甚至皮肤起红色粟粒疹。体液从血管内向组织间隙走一部分，血管内相对体液不足，且略处于低渗状态，故意欲饮水，反不渴。文蛤散，即蛤壳，含有碳酸钙、壳角质，另含多种微量元素，服用之可以改善血液的低渗状态。血液的低渗状态改善后，机体体液将重新分配，前述症状可能痊愈。若不愈，与五苓散。五苓散通过利尿，可以改善血液的低渗或高渗状态（能够清除第三腔隙的漏出液）。如果水液积聚（慢性炎性渗出物）于胸腹，则用白散方。

142.【原文】**太阳与少阳并病，头项强痛，或眩冒，时如结胸，心下痞硬者，当刺大椎第一间、肺俞、肝俞，慎不可发**

汗，发汗则谵语，脉弦。五日谵语不止，当刺期门。［方八］

【词解】

大椎第一间：督脉的大椎穴，在第7颈椎和第1胸椎棘突之间。主治外感风寒、疟疾、头项强痛、背项拘急等证。

肺俞：膀胱经腧穴，在第3胸椎下，两外侧旁开各1.5寸处。主治外感上气、喘满咳嗽等证。

肝俞：膀胱经腧穴，在第9胸椎下，两外侧旁开各1.5寸处。主治气痛、呕酸、胸痛、胁痛、黄疸等证。

期门：肝经之募穴，在乳头直下第6、7肋骨之间。主治热入血室、伤寒过经不解、胸胁疼痛，呕吐等证。

【译文】

太阳与少阳并病，头痛项强，有时眩冒，或似结胸状，心下痞硬的，当刺大椎、肺俞、肝俞，不能用发汗的方法，假如误发其汗，会引起谵语脉弦的变证，若经过五天谵语不止，当刺期门穴。

【中医分析】

太阳病见头项强痛；少阳病见眩冒，时如结胸，心下痞硬。此为太阳之邪未罢，部分入里，出现太阳少阳并病。太少并病，治疗当和之。本条提出针灸治疗方法。大椎为手足三阳之会，刺之可治外感风寒、项强发热；肺俞、肝俞为太阳膀胱经之腧穴，前者可退肌表之热，后者可泻少阳之火。若误用汗法，徒伤津液，损伤胃气，少阳之邪因干于胃，故见谵语脉弦，此与阳明腑实证之谵语不同，故不治阳明。五六日传经尽，则邪热去而谵语自止，若不止，为少阳热甚，刺期门泻肝胆之气则愈。

【解读】

太阳病，浅表的网内充盈，体液向外向上分布，以头项部为主，故头项强痛；若体液向胸胁部、头部灌注，则见心下痞硬、眩冒。缓解头项强痛，刺大椎穴，放液后，症即缓解。如发汗，使血管内体液相对减少，胃肠道吸收增加，毒素被吸收，引发谵语。刺胸胁部期门放液，促使第三腔隙液体吸收，迫使体液重新分布，症状则缓解。

143.【原文】妇人中风，发热恶寒，经水适来，得之七八日，热除而脉迟身凉。胸胁下满，如结胸状，谵语者，此为热入血室也，当刺期门，随其实而泻之。[方九]

【译文】

妇人患太阳中风，发热恶寒，正值月经到来，七八天后，热退脉迟身凉，胸胁下感到胀满，好像结胸的症状一样，语言错乱，这是热入血室，当针刺期门，祛其实邪。

【中医分析】

太阳中风，见发热恶寒，若正胜邪却，脉静身凉则病愈。此条是说，中风时经水适来，七八日后，血室空虚，病邪乘虚而入，邪入内则热退身凉。脉迟为血行阻滞。邪热内郁胸胁，则胸胁下满，如结胸状；阳邪内入血室，心主血液，故谵语，此谵语与阳明腑实证不同。期门为肝的募穴，肝脉络胸胁，肝藏血，故刺期门以泻其邪。用药可以小柴胡汤合桃核承气汤合方加减。

【解读】

妇人中风，浅表汗腺深层的网内充盈，症见发热恶寒。此时来月经，引发盆腔炎，症见胸胁下满、脉迟、身凉、谵语。应与腹膜炎鉴别。热入血室，血室充血，体液积聚，类似蓄血，放出氨之类的物质，使神经系统受损，出现谵语。热入血室时，腹膜无感染充血，然胸胁下有体液积聚，故胸胁下满。身凉无热则脉迟。胸胁部和血室同时出现体液聚积，刺期门可以缓解部分症状，恐配合桃核承气汤之类更好。

144.【原文】妇人中风，七八日续得寒热，发作有时，经水适断者，此为热入血室，其血必结，故使如疟状，发作有时，小柴胡汤主之。[方十]

小柴胡汤

柴胡半斤　黄芩三两　人参三两　半夏半升，洗　甘草三两　生姜三两，切　大枣十二枚，擘

上七味，以水一斗二升，煮取六升，去滓，再煎取三升，温服一升，日三服。

【译文】

妇女中风，七八天后又出现了寒热时发的症状，月经恰在此时停止，这是热入血室所致，热与血相结，故寒热发作像疟疾一样，用小柴胡汤治疗。

【中医分析】

太阳中风，七八日多已痊愈，然复出现寒热时作，适遇经水停止，说明邪热入里与血相搏结，故出现寒热如疟，用小柴胡汤祛邪外出则愈。

【解读】

妇人中风七八日多已痊愈，若热入血室，引发子宫附件炎，则时有寒热，与小柴胡汤。若引发盆腔炎（蓄血），可用桃核承气汤或大柴胡汤，若成慢性盆腔炎，可用抵当丸或桂枝茯苓丸。引发败血症可用犀角地黄汤之类。

145.【原文】妇人伤寒，发热，经水适来，昼日明了，暮则谵语，如见鬼状者，此为热入血室，无犯胃气，及上二焦，必自愈。

【译文】

妇人患伤寒，发热，正值月经到来，白天神志清楚，至晚上则语言错乱，如同见到鬼邪一样，这是热入血室所致。邪气没有侵犯到胃气和上中二焦，就会热退身和而愈。

【中医分析】

伤寒传里，或传阳明，或传少阳。妇人伤寒，恰遇月经期，血室空虚，病邪易入，热入血室，血属阴，故暮则谵语。其邪不在表，故不可汗；其胸膈无邪，故不可吐；其与胃肠实热无关，故不可下。本条说可自愈，若不愈，前两条治疗方法，刺期门，小柴胡汤仍可酌情选用。

【解读】

接上条，妇人伤寒，热入血室，若经水适断，寒热如疟状，与小柴胡汤；若经水不断，虽暮则谵语，也可随经而解。经期感染，类似蓄血，虽有谵语也轻微，只是暮有，随着经血的排出，诸证可解。

经期雌孕激素水平低下或不平衡，抵抗力低下，易引发感染。有人发现环磷酸腺苷水平低下时，经期感染的妇人容易出现神昏、谵语。

146.【原文】伤寒六七日，发热微恶寒，肢节烦疼，微呕，心下支结，外证未去者，柴胡桂枝汤主之。[方十一]

柴胡桂枝汤

桂枝一两半，去皮　黄芩一两半　人参一两半　甘草一两，炙　半夏二合半，洗　芍药一两半　大枣六枚，擘　生姜一两半，切　柴胡四两

上九味，以水七升，煮取三升，去滓，温服一升。本云人参汤，作如桂枝法，加半夏、柴胡、黄芩，复如柴胡法。今用

人参作半剂。

【词解】

肢节烦疼：四肢关节疼痛较甚。

心下支结：心下感觉支撑闷结。

【译文】

伤寒经过六七天，发热，轻度恶寒，四肢关节疼痛较甚，并有轻微呕吐，胸脘部支撑闷结，表证还未解除的，用柴胡桂枝汤治疗。

【中医分析】

伤寒六七日，发热微恶寒，肢节烦疼，说明外证未罢，需用桂枝汤；微呕，心下支结，说明少阳证已现，需用小柴胡汤。此是少阳与太阳并病，故用柴胡桂枝汤。然其症状都比较轻微，故取小柴胡汤与桂枝汤各1/2双解两经之邪。此处心下支结较胸胁苦满为轻，与结胸证之硬满而痛不同。心下支结，按之濡而不痛，属虚，故用参、草、枣安内以攘外；结胸心下硬满而痛，不可按，属实，故用硝黄遂涤荡逐水。

【解读】

伤寒，浅表的网内充盈，则发热，肢节烦疼；微恶寒，机体继续向浅表输布体液。部分体液向胸胁部输布，出现心下支结，微呕。

147.**【原文】伤寒五六日，已发汗而复下之，胸胁满微结，小便不利，渴而不呕，但头汗出，往来寒热，心烦者，此为未解也，柴胡桂枝干姜汤主之。**［方十二］

柴胡桂枝干姜汤

柴胡半斤　桂枝三两，去皮　干姜二两　栝楼根四两　黄芩三两　牡蛎二两，熬　甘草二两，炙上七味，以水一斗二升，煮取六升，去滓，再煎取三升，温服一升，日三服，初服微烦，复服汗出便愈。

【译文】

伤寒五六天，发汗后又用泻下，现胸胁胀满微结，小便不利，渴而不呕，只是头部出汗，寒热往来，心中烦扰不安，这是病尚没有解除，用柴胡桂枝干姜汤主治。

【中医分析】

邪在表，若发汗得当，病当解除，现发汗后又下之，属于误治，导致邪陷少阳，故胸胁胀满微结，往来寒热，心烦。三焦决渎不利，水饮内停，故小便不利；津液不能上潮，故口渴；胃气不逆，故不呕；水热互结于胸胁部，故但头汗出。五苓散证之"口渴，小便不利"，为膀胱气化不行所致；大陷胸汤证之胸胁满痛为水热互结所致，与此方均有不同。

【解读】

伤寒五六日，通过汗、下使机体体液明显减少，机体处于低血容量状态（高渗性脱水），故口渴，小便不利（尿少），似五苓散证。

往来寒热，胸胁满，心烦，是少阳证。胸胁部水热微结，未达到结胸的状态，故见"但头汗出"。

"口渴，小便不利"，似五苓散证，然五苓散证，外证仍存，胃中干，桂枝解肌，使第三间隙液体进入体循环，苓术加强胃肠的吸收，改变机体的低血容量状态。

本方中柴胡、黄芩，和解少阳；桂枝、干姜、甘草，解肌降冲，加速血液循环；栝楼根生津止渴。牡蛎重镇安神，潜阳补阴。

栝楼根降糖，可能与止渴作用有关；牡蛎含有多种矿物质，镇静除烦的同时，能补充电解质和微量元素，从而改善血液的渗透压。

148.【原文】**伤寒五六日，头汗出，微恶寒，手足冷，心下满，口不欲食，大便硬，脉细者，此为阳微结，必有表，复有里也。脉沉，亦在里也，汗出为阳微，假令纯阴结，不得复有外证，悉入在里，此为半在里半在外也。脉虽沉紧，不得为少阴病。所以然者，阴不得有汗，今头汗出，故知非少阴也，可与小柴胡汤。设不了了者，得屎而解。**［方十三］用前第十方。

【词解】

阳微结：热在里而大便硬，叫阳结。外带表邪，热结犹浅，故叫阳微结。

【译文】

伤寒五六天，头出汗，微有恶寒的感觉，手足发冷，胃脘部胀满，口中不想饮食，大便硬，脉搏细弱，这是阳微结证，必然有表证，复有里证。其脉沉说明有里证。汗出是阳微结的表现，若是纯阴结，病在里，不会再有表证，这是半在表半在里的证候。脉虽然沉紧，不得认为是少阴病，这是为什么呢？因为阴证不得有汗，现在头部出汗，所以知道并不是少阴病，可以给服小柴胡汤。如果觉得不爽快的，只要大便一通，就可痊愈。

【中医分析】

"头汗出、微恶寒"，似太阳表证，但是表证脉浮，而不是"脉细"。"心下满、口不欲食、大便硬"，似阳明腑实证，但阳明腑实证脉大，不是"手足冷、脉细"。"手足冷、脉细沉紧"似少阴虚寒证，但是"阴不得有汗，今头汗出，故知非少阴也"。"手足冷、心下满、口不饮食、大便硬"假如是纯阴结，不得有外证"头汗出、微恶寒、发热"。总之，其有表证又有里证，属于阳微结。

用小柴胡汤后，症状减轻，但没有完全缓解，即"设不了了者"。"得屎而解"，即可用小柴胡加芒硝汤或大柴胡汤。若阳结甚，则全身蒸蒸汗出，小便数，大便硬，甚至谵语，与承气汤。

【解读】

此节论述阳微结的概念。素体阳虚之人，患伤寒五六日未愈（头汗出，微恶寒），体液向胸胁部输布，由于体液相对不足（脉细），机体主动从胃肠吸收，出现大便硬。粪积于肠道，肠道黏膜积液，见心下满，口不欲食。若粪积结热（肠道感染）成阳明病，则手足热，濈然微汗出；若粪积未结热（肠道未感染），或结热不甚，则手足冷。此时机体病理主要是肠黏膜网内充盈，大便硬结，但未并发肠内感染或感染轻微，故治疗还是用小柴胡汤，必要时可以加用芒硝或者单用大柴胡汤，使大便畅通，则愈。

149.**【原文】**伤寒五六日，呕而发热者，柴胡汤证俱，而以他药下之，柴胡证仍在者，复与柴胡汤。此虽已下之，不为逆，必蒸蒸而振，却发热汗出而解。若心下满而硬痛者，此为结胸也，大陷胸汤主之。但满而不痛者，此为痞，柴胡不中与之，宜半夏泻心汤。[方十四]

半夏泻心汤

半夏半升，洗　黄芩　干姜　人参　甘草，炙，各三两黄连一两　大枣十二枚，擘

上七味，以水一斗，煮取六升，去滓，再煎取三升，温服一升，日三服。须大陷胸汤者，方用前第二法。一方用半夏一升。

【译文】

伤寒已经五六天，呕吐而且发热，小柴胡汤证的主要症状已经具备，而用了其他攻下的药，误下之后，如果柴胡证仍在的，仍可用柴胡汤治疗，因虽是误下，病情尚未改变，再用小柴胡汤治疗，定会蒸蒸而振，然后发热汗出，病亦痊愈。假如误下后，心下满而硬痛的，这就成为结胸证，应用大陷胸汤治疗。如果心下只觉满闷而不痛的，属痞证，柴胡汤是不适合的，应该用半夏泻心汤治疗。

【中医分析】

101 条：有柴胡证，但见一证便是，不必悉具。这里的"呕而发热"即是，符合 101 条精神，当然用小柴胡汤治疗，若误用下法，即有不同的转归。转归一：若病人体质尚强，攻下后邪未内陷，柴胡证仍在，仍用小柴胡汤治疗。如果病人体质素差，下后正气再受损，故在得汗之际，正邪相争剧烈，从而出现蒸蒸而振，正胜邪败，汗出而解，这也就是药后瞑眩的一种现象。转归二：若病人素有痰水，误下后邪热内陷，于是水热互结，便成为结胸证，用大陷汤治疗。转归三：若误下后邪陷心下（胃肠），没有出现水热互结，而出现心下满而不痛，这是痞证，治疗用半夏泻心汤。

【解读】

论述柴胡证误下引起结胸和痞。伤寒五六日，机体体液向胸腹部输布成少阳证，出现呕而发热。此时病理大致有三种情况：一是胸、腹膜、肝、胆、胰等有轻度炎症，主要是组织水肿；二是胆、胰、胃、肠等脏器有溃疡，炎症较重；三是胃肠道内有炎症。如果判断不清，盲目用下法，第一种情况影响不大，还可以用柴胡汤；第二种情况，用下法，可能引发溃疡穿孔，引发急性腹膜炎；第三种情况，当然是用半夏泻心汤之属。

注：呕有停饮，用小半夏汤；呕而发热，用小柴胡汤；呕而头痛，用吴茱萸汤。

150.【原文】太阳少阳并病，而反下之，成结胸，心下硬，下利不止，水浆不下，其人心烦。

【译文】

太阳病未罢，并发少阳证，反用泻下法治疗，而成结胸证，出现胃脘部坚硬，下利不止，水浆不能入口，病人烦躁不安。

【中医分析】

太阳病不可下，少阳病也不可下，太少并病当然亦不可下。误下后邪热内陷而成结胸，出现心下硬痛。阳结于上，阴耗于下，出现水浆不下，下利不止，正虚邪实而烦。这时胃肠机能已经败绝，为重症。

【解读】

胰胆胃肠有溃疡，多为大柴胡汤证，禁用下法，误下导致急性腹膜炎，即结胸，出现"心下硬，下利不止，水浆不下，其人心烦"，成为急危重症。

151.【原文】脉浮而紧，而复下之，紧反入里，则作痞，按之自濡，但气痞尔。

【译文】

脉象本来是浮紧的，误用下法之后，因而变为沉紧，遂成痞证，按之柔软，这是气痞。

【中医分析】

脉浮紧，第38.46条可知，为太阳病，为在表；反入里，脉如135条，就变成沉；故脉象是从浮紧变成沉紧。若按之濡，而不是"心下石硬"（结胸），则为痞。

【解读】

与 149 条比，呕而发热，误下可成痞。用脉象说明，脉浮而紧，误下也可成痞，治疗当然用大黄黄连泻心汤之属。

152.【原文】太阳中风，下利呕逆，**表解者，乃可攻之**。其人漐漐汗出，发作有时，头痛，心下痞硬满，引胁下痛，干呕短气，汗出不恶寒者，**此表解里未和也，十枣汤主之**。[方十五]

十枣汤

芫花，熬　甘遂　大戟

上三味等份，各别捣为散，以水一升半，先煮大枣肥者十枚，取八合，去滓，内药末，强人服一钱匕，羸人服半钱，温服之，平旦服。若下少，病不除者，明日更服，加半钱。得快下利后，糜粥自养。

【译文】

太阳中风，见有自利呕逆的症状，须待表邪已解，才能用攻下法治疗，病人微微汗出，发作有一定的时间，头部疼痛，胃脘部痞闷而硬满，牵引胁下作痛，干呕，呼吸急迫，汗出，不怕风寒，这是表邪已解，里尚未和的现象，用十枣汤治疗。

【中医分析】

太阳中风，引动水饮，饮邪结于胁下，出现下利呕逆，汗出头痛，恶寒，心下痞硬满，引胁下痛，短气。饮为有形之邪，停结于胸胁之间，则心下痞硬满，牵引胁部疼痛；饮邪上迫于肺，气机受阻，故呼吸短促；饮邪外走皮肤，故微微出汗，因正邪相争，故发作有时；水邪犯胃，则干呕；水邪上攻则头痛；水邪下趋则下利。此时若用葛根加半夏汤治疗后，利止不恶寒，说明表证已解。然后才能用十枣汤攻之。

【解读】

太阳中风，汗出恶寒，说明浅表的汗腺深层网内充盈。下利呕逆，心下痞硬满，引胁下痛，说明胃肠道黏膜和胸腹腔黏膜有积液。与葛根加半夏汤后，肠道功能略恢复，利止，同时机体不再向体表过多的输送体液，而不恶寒。然积水尚存，故余症仍在，用十枣汤逐其水，可缓余症。当然，必须进一步明确积水原因，对因治疗。

注：小青龙汤证病机为风寒客表，水饮内停；五苓散证病机为阳不化气，水湿内停；真武汤证病机为脾肾阳虚，水气内渍；十枣汤证病机为饮停胸胁，澼结不散。

153.【原文】太阳病，医发汗，遂发热恶寒，因复下之，心下痞，表里俱虚，阴阳气并竭，无阳则阴独，复加烧针，因胸烦，面色青黄，肤瞤者，难治；今色微黄，手足温者，易愈。

【词解】

阴阳气并竭：即表里俱虚。发汗使表虚而阳气竭，攻下使里虚而阴气竭。

无阳则阴独：表邪内陷成痞，表证已罢而里证独具。

【译文】

太阳病，医生用发汗药后，仍发热恶寒，因而又用攻下的方法，以致心下痞塞。此时表里都虚，阴阳气都受到损耗而衰竭，然而因误下邪陷，发热恶寒的表证反得解除，心下痞的里证单独存在，复治以烧针，是错上加错，故又出现了胸中烦闷，假如面部颜色青黄，肌肉瞤动的为难治。现在面部颜色微黄，而且手足温暖，还容易治愈。

【中医分析】

本为太阳中风，应该用桂枝汤，今用麻黄汤发其汗，伤其津液，使其津伤而表不解，甚至加重，发热恶寒未解除，这时还应该用桂枝汤或新加汤。若见发汗不效，遂改用下法。一下之后，表邪乘虚内陷，而成心下痞，此时虽恶寒发热解除，但成里证，即成痞。痞为邪热陷入胃肠所致，若误用烧针，是以热治热。

【解读】

太阳中风，浅表的腺体深层网内充盈，应该用桂枝汤解肌，然误用麻黄汤大发其汗，使浅表的微循环调节进一步失调，虽出汗发热不减，恶寒说明机体持续向体表输送体液。如果再泻下，使体液进一步丢失，机体处于低血容量状态，胃肠黏膜缺血失养，功能失调，见心下痞。如果再用烧针，耗其津液，则出现多器官功能受损，可见到心烦，抽风，病已危急，为难治；如果末梢尚温，说明体液丢失还未少到不可治的程度。

154.**【原文】**心下痞，按之濡，其脉关上浮者，大黄黄连泻心汤主之。[方十六]

大黄黄连泻心汤

大黄二两　黄连一两

上二味，以麻沸汤二升，渍之须臾，绞去滓，分温再服。

臣亿等看详大黄黄连泻心汤，诸本皆二味。又后附子泻心汤，用大黄、黄连、黄芩、附子，恐是前方中亦有黄芩，后但加附子也，故后云附子泻心汤，本云加附子也。

【词解】

心下痞：胃脘部满闷不适。

按之濡：按之无压痛。

脉关上浮：上焦有热。

【译文】

胃脘部痞满不适，按之柔软而不硬，关上脉浮的，用大黄黄连泻心汤治疗。

【中医分析】

痞证是因表证误下后，邪热内陷，胃中无痰水，未与痰水互结，故仅觉心下痞满不畅，按之也濡软而不硬。与结胸证及十枣汤证不同。心下有邪热壅聚，按寸关尺分部来说，相当于关脉部位，故见关脉浮。注意：本方不是煎汤，是渍之须臾。

【解读】

胃脘部痞满不适，无压痛及反跳痛。如果是胃炎（表现为胃黏膜充血、水肿），胃功能亢进的，可以用大黄黄连泻心汤；如果是慢性胃炎（表现为胃黏膜缺血、萎缩），胃功能降低的，不可用之。

155. **【原文】** 心下痞，而复恶寒汗出者，附子泻心汤主之。[方十七]

大黄二两　黄连一两　黄芩一两　附子一枚，炮，去皮，破，别煮取汁

上四味，切三味，以麻沸汤二升渍之，须臾，绞去滓，内附子汁，分温再服。

【译文】

心下痞满，同时又有恶寒、汗出现象的，用附子泻心汤来治疗。

【中医分析】

与164条对比。心下痞形成同上条。恶寒汗出，是因表阳不足所致，故用附子辛温扶阳来治疗。164条之恶寒，是表未解，故先解表后治里。

153

【解读】

心下痞，多是由胃肠道感染引起的，如果感染引发休克，出现汗出、恶寒，可用附子泻心汤。附子在这里起强心作用，改善微循环，抗休克。

156. 【原文】**本以下之，故心下痞，与泻心汤。痞不解，其人渴而口燥烦，小便不利者，五苓散主之。**［**方十八**］一方云：忍之一日乃愈。用前第七方。

【译文】

本来是因为误下而导致心下痞满，可是用泻心汤治疗，痞却未能解除，病人口中燥、心烦、小便不利的，用五苓散来治疗。也有人认为，口燥渴而能忍耐不饮，坚持一日即可痊愈。

【中医分析】

太阳病误下而成的痞证，用泻心汤治疗，本应有效，今服之不效，说明另有原因。观其症"渴而口燥烦，小便不利"是有蓄水之象。膀胱之水气不能输化，津液不能升达于上，故口燥渴；水液不能通调于下，故小便不利。治疗当然用五苓散，化气利水，使其气化水行，而痞证自愈。

【解读】

本太阳病，用泻下药导致心下痞，这时用泻心汤无效，分析其原因，是水电解质紊乱，导致渴而口燥烦，小便不利，同时胃肠功能紊乱，见心下痞，治疗用五苓散。

157. 【原文】**伤寒汗出解之后，胃中不和，心下痞硬，干噫食臭，胁下有水气，腹中雷鸣，下利者，生姜泻心汤主之。**［**方十九**］

生姜泻心汤

生姜四两，切　甘草三两，炙　人参三两　干姜一两　黄

芩三两　半夏半升，洗　黄连一两　大枣十二枚，擘

上八味，以水一斗，煮取六升，去滓，再煎取三升，温服一升，日三服。附子泻心汤，本云加附子。半夏泻心汤，甘草泻心汤，同体别名耳。生姜泻心汤，本云理中人参黄芩汤，去桂枝、术，加黄连并泻肝法。

【词解】

干噫食臭：嗳气时有食物的馊腐气味。

腹中雷鸣：肠鸣音亢进，不用听诊器都可以听到。

【译文】

伤寒经过汗出，外邪解除之后，因为胃中不和而致胃脘部痞硬，嗳气有食臭味，胁下有水气，腹中鸣响如雷，并且下利的，用生姜泻心汤来治疗。

【中医分析】

此痞不是误下所致。患太阳病，正邪相争于表，正胜邪退，表证解除，然正气已伤。胃气未复，胃虚水气不化，水气流走，故腹中雷鸣；水气下泄，故下利。胃虚食易滞，寒热痞结，故见心下痞硬，干噫食臭。

【解读】

与172条，173条对比。伤寒，通过发汗后，汗出已解。然胃中不和，出现以肠炎为主的症状：心下痞硬、干噫、食臭、腹中雷鸣下利，治用生姜泻心汤。

方中甘草干姜汤具有调节自主神经、缓解平滑肌痉挛、增强胃肠吸收、增强血液循环的功能。

158.【原文】伤寒中风，医反下之，其人下利日数十行，谷不化，腹中雷鸣，心下痞硬而满，干呕心烦不得安，医见心下痞，谓病不尽，复下之，其痞益甚，此非结热，但以胃中

虚，客气上逆，故使硬也，甘草泻心汤主之。[方二十]

甘草泻心汤

甘草四两，炙　黄芩三两　干姜三两　半夏半升，洗　大枣十二枚，擘　黄连一两

上六味，以水一斗，煮取六升，去滓，再煎取三升，温服一升，日三服。臣亿等谨按：上生姜泻心汤法，本云理中人参黄芩汤，今详泻心以疗痞，痞气因发阴而生，是半夏、生姜、甘草泻心三方，皆本于理中也，其方必各有人参，今甘草泻心汤中无者，脱落之也。又按《千金》并《外台秘要》，治伤寒䘌食用此方，皆有人参，知脱落无疑。

【词解】

谷不化：食物不消化。

客气上逆：胃中虚气上逆。

【译文】

患伤寒或中风病，医生误用攻下的方法，导致下利一天数十次，水谷不能消化，腹中鸣响，胃脘部痞硬，干呕心烦不安，医生见到心下痞硬，认为病还没有尽除，又继续用攻下，下后病人的心下痞硬更增，这并不是热邪痞结，而是因为胃中虚，虚气上逆，故见痞硬，可用甘草泻心汤主治。

【中医分析】

此痞为误下所致。本条所述为表邪经误下后已罢，里气空虚，表邪内陷。伤寒中风，法当汗之，然医误用下法，引邪入内，致其下利。误下使脾胃受损，运化失职，故谷不化。脾失运化，水湿不运，在腹中流走，故腹中雷鸣。邪热内陷，兼中虚，故心下痞硬而满，其浊气上逆，则干呕，上扰于心，则心烦不得

安。其痞硬若误认为是阳明实证，而复用下法，则虚者益虚，虚气上逆，痞硬便不除，反而加剧。与163条对比，桂枝人参汤证是表里不解。

【解读】

与172条、173条对比。急性胃肠炎时，体液多数向胃肠道输布，也可有浅表的网内充盈的表现，但主要矛盾在胃肠道。如果太阳病的症状明显，可以用葛根芩连汤或桂枝加葛根汤等，随证用之。如果主要矛盾在胃肠道，随证用三泻心汤，且不可用下法。

甘草泻心汤与生姜泻心汤比较，前者有心烦（水电解质紊乱），后者有食臭（伤食）。半夏泻心汤有呕无利（胃炎）。

159. 【原文】**伤寒服汤药，下利不止，心下痞硬。服泻心汤已，复以他药下之，利不止，医以理中与之，利益甚。理中者，理中焦，此利在下焦，赤石脂禹余粮汤主之。复不止者，当利其小便。**［方二十一］

赤石脂禹余粮汤

赤石脂一斤，碎　太一禹余粮一斤，碎

上二味，以水六升，煮取二升，去滓，分温三服。

【译文】

伤寒，服攻下的汤药，造成腹泻不止，心下痞硬的病变，服过泻心汤之后，又以其他的药攻下，利下仍未停止。这时医生用理中汤来治疗，腹泻更加厉害，因为理中汤是调理中焦虚寒的，现在腹泻的程度已达到下焦滑脱的阶段，故没有效力，应当改用赤石脂禹余粮汤来主治，假如再不止的话，应当利其小便。

【中医分析】

伤寒误用下法，致下利不止，心下痞硬。服用泻心汤，病已，又用巴豆剂下之，遂利不止，与理中汤，利益甚，此利在下焦，无热，为肠滑不收所致，故用赤石脂禹余粮汤收敛固涩。若利仍不止者，乃小肠泌别清浊失调所致，当利小便，用如五苓散之类。

【解读】

急性胃肠炎，出现太阳病，不可用下法，若泻下，则下利不止，心下痞硬，用泻心汤可愈。如果反复用下法，出现下利不止，与理中汤也无效，反而下利加重，这时因为反复泻下，胃肠内感染已除，故用赤石脂禹余粮汤收敛固涩可愈。如果还是利不止，可能原因：①大肠吸收障碍；②腹腔积液；③尿毒症等等。总之，不是单纯的胃肠道感染所致，可能用到的方剂有：五苓散、真武汤、大陷胸汤等。

赤石脂：吸着性止泻药。其主要成分是水化硅酸铝，还含有相当多的氧化铁等物质。其药理作用主要是吸附作用，内服能吸附消化道内的毒物，如磷、汞、细菌毒素及其代谢物以及食物异常发酵的产物。

禹余粮：氢氧化物类矿物褐铁矿，主要含碱式氧化铁，还含有多量的磷酸盐，以及铝、钙、锰、钾、钠、磷酸根、硅酸根等离子和黏土杂质。

小结：葛根黄芩黄连汤、黄芩汤、黄连汤、泻心汤等，这是一类治疗痞利证的方剂，以黄连、黄芩为主药；桂枝人参汤、理中汤是另外一类治疗痞利证的方剂；还有五苓散、赤石脂禹余粮汤等，需要根据痞利证的病因、病机、临床表现以及医生个人的经验，才能选择正确的治疗方法。

160. **【原文】**伤寒吐下后，发汗，虚烦，脉甚微，八九日心下痞硬，胁下痛，气上冲咽喉，眩冒，经脉动惕者，久而成痿。

【词解】

痿：一种证候的名称，主要症状是两足软弱不能行动。

【译文】

太阳伤寒证，先经误吐误下后，又发其汗，出现虚烦不安，脉微弱，到八九天的时候，又出现胃脘部痞塞，按之觉硬，胁部疼痛，并觉得有气上冲咽喉、头目晕眩、全身经脉跳动，时间长了，就会成为痿证。

【中医分析】

太阳伤寒，治疗当发汗。若先吐下，伤其脾胃，使中气大伤，这时应急固其中气，若误用发汗，则使表里阴阳气血俱伤。正虚邪扰，故发虚烦，脉甚微。病延八九日，中气虚甚，下焦浊阴上逆，故心下痞硬，胁下痛。胃气上逆，故气上冲咽喉。清阳不升，故眩冒。汗吐下后既伤阳气，又伤津液，筋脉无以滋养，故筋脉动惕。

【解读】

与 67 条、82 条比较。67 条：伤寒，若吐、若下后，心下逆满，气上冲胸，起则头眩，脉沉紧，发汗则动经，身为振振摇者，茯苓桂枝白术甘草汤主之。82 条：太阳病发汗，汗出不解，其人仍发热、心下悸、头眩、身瞤动、振振欲擗地者，真武汤主之。

67 条，发汗则动经，160 条同，经脉动惕，久而成痿。

素体阳虚（脾阳虚）患伤寒，误用吐下之后再发汗，使体液丢失过多，机体处于低血容量状态，故虚烦，脉甚微；胃肠道微循环网内空虚，未到休克状态，机体体液重新分配，向胃肠道、胁部网内充液，故心下痞硬，胁下痛；部分向头咽部充液，故眩冒。体液丢失，水解质紊乱，营养长期缺乏，早期"振振摇"，久则成痿。"心下痞硬、胁下痛、气上冲咽喉、眩冒"，主要病理是胁胃部网内充盈，与苓桂术甘汤利尿可解。

若素体肾阳虚，发展为"发热，心下悸，头眩，身𠕛动，振振欲擗地"，与真武汤类。

161.【原文】伤寒发汗，若吐若下，解后心下痞硬，噫气不除者，旋覆代赭汤主之。[方二十二]

旋覆代赭汤

旋覆花三两　人参二两　生姜五两　代赭一两　甘草三两，炙　半夏半升，洗　大枣十二枚，擘

上七味，以水一斗，煮取六升，去滓，再煎取三升。温服一升，日三服。

【译文】

伤寒病经过发汗或者涌吐或者攻下等方法，原有的证候已解除，出现心下痞硬，噫气不除的症状，用旋覆代赭汤治疗。

【中医分析】

太阳病，经过汗、吐、下后，邪气得以祛除，正气同时也受损，胃气虚弱，浊气不降，出现心下痞硬，噫气不除的症状。治疗用旋覆代赭汤补虚降逆。

【解读】

素体脾胃虚弱，患伤寒后经过汗吐下法，伤寒愈。脾胃本虚，伤寒吐下后，伤寒虽愈，胃肠功能受损，出现心下痞硬，噫气不除。

旋覆代赭汤与三泻心汤及小柴胡汤有相似之处，均有夏姜、参草枣的组合。前者不治下利。

本方治嗳气需与橘枳姜汤、茯苓饮区别。本方是苦于打嗝，是噫气不除，有治疗噎膈的机会。后者是打嗝后自觉舒服。

162.【原文】下后不可更行桂枝汤，若汗出而喘，无大热者，可与麻黄杏子甘草石膏汤。［方二十三］

麻黄杏子甘草石膏汤

麻黄四两，去节　杏仁五十个，去皮尖　甘草二两，炙

石膏半斤，碎，绵裹

上四味，以水七升，先煮麻黄，减二升，去白沫，内诸药，煮取二升，去滓，温服一升。本云黄耳杯。

【译文】

攻下后，不可再服桂枝汤，如汗出而气息急促，外表没有大热的，可以服用麻黄杏子甘草石膏汤。

【中医分析】

伤寒汗吐下后，表不解，可用桂枝汤。如果表已解，不可再用桂枝汤。此条论述的是下后表邪不得从外解，入里化热，热邪迫肺而喘。郁热外蒸而汗出，但还未达到阳明病的"蒸蒸发热"的程度。热邪内陷郁于里，故外表无大热，治疗用清热宣肺的麻杏石甘汤，恰合病机。桂枝加厚朴杏子汤治的喘，患者多体虚，无里热，汗少，汗稀薄无味。

【解读】

与63条对比。患急性肺炎，早期可见太阳病，即使治疗正确、及时，也有可能出现高热而喘。太阳病已解，出现汗出而喘，无大热者，可与麻杏石甘汤，此证一旦解除，立即停用此药。

163.【原文】太阳病，外证未除，而数下之，遂协热而利，利下不止，心下痞硬，表里不解者，桂枝人参汤主之。

[方二十四]

桂枝人参汤

桂枝四两，别切　甘草四两，炙　白术三两　人参三两干姜三两

上五味，以水九升，先煮四味，去五升，内桂，更煮取三升，去滓，温服一升，日再夜一服。

【词解】

数下：屡用攻下。

【译文】

太阳病，外面的表证还未解除，就屡用攻下，于是就发生挟表热而下利的症状，如果下利继续不断，胸脘之间痞塞坚硬，表证与里证并见的，用桂枝人参汤治疗。

【中医分析】

太阳病，屡用攻下之后，表证还在，而里气已大衰。脾胃虚寒而见心下痞硬，下利不止。协热而利，是说在里之虚寒，挟在表之热而下利，其重点在里，以里虚为主。此为表里不解，方用桂枝人参汤。此痞与三泻心汤不同。

桂枝人参汤是桂枝甘草汤与理中汤的合方。心下痞硬是人参证。

【解读】

与 159 对比看。素体脾胃虚弱，患太阳病未除，反复下之，胃肠功能紊乱，出现心下痞硬，利下不止。比如：胃肠型感冒多是由病毒引起，用苦寒药无效。

164.【原文】伤寒大下后，复发汗，心下痞，恶寒者，表未解也。不可攻痞，当先解表，表解乃可攻痞。解表宜桂枝

汤，攻痞宜大黄黄连泻心汤。[方二十五] 泻心汤用前第十六方。

【词解】

攻痞：治疗痞证。

【译文】

伤寒病大下之后，又用过发汗的方法，心下痞塞不舒，恶寒证仍在的，这是痞证虽具而表证还没有解除的现象。此时的治疗，不可以先治痞证，应当先解表，等到表邪解除之后，方可以治疗痞证，解表可用桂枝汤，治痞可用大黄黄连泻心汤。

【中医分析】

91 条、163 条与本条都是既有表证又有里证，91 条是先里后表，163 条是表里同治，本条是先表后里。伤寒病的治疗原则，表里证俱存的，里证实的，应先解表，待表邪解除之后，再治疗里证。

伤寒应该用麻黄汤发汗，若用下法是误治。下后再用麻黄汤发汗也是误治，下后应该用桂枝汤。心下痞是里证，恶寒是表证，这种表里证俱存的，当先解表，用桂枝汤；表解后再攻痞，攻痞用大黄黄连泻心汤，当然视症也可用旋复代赭汤、大柴胡汤、三泻心汤、橘枳姜汤、桂枝人参汤、十枣汤等。

【解读】

胸腹肝胆胰胃肠等脏器有病变，早期多有恶寒等全身症状，治疗先祛其全身症状，诸证消后，再用专药治疗脏器病变，以收其功。

165.【原文】伤寒发热，汗出不解，心下痞硬，呕吐而下利者，大柴胡汤主之。[方二十六] 用前第四方。

【译文】

伤寒发热，汗出而热不退，胃脘部痞硬，上则呕吐，下则腹泻的，用大柴胡汤主治。

【中医分析】

本条发热而不恶寒，是邪已入里化热，故汗出而热不解。然其还没达到蒸蒸发热或潮热等阳明实证之程度。心下痞硬，而不是腹大满，说明其还未达到阳明腑实阶段，肠中无燥屎，是邪结胃脘所致。邪结胃脘，胃肠升降失司，故吐利。

鉴别：呕而发热，为小柴胡汤证，本证心下痞硬，是里气已实，故不用小柴胡汤。桂枝人参汤之心下痞硬，为表里不解，属虚属寒，与本证之邪入里化热有本质的区别。

【解读】

胃肠道的急性炎症，心下痞硬，上吐下泻，可以有发热汗出的症状，但多数不恶寒，方用大柴胡汤；若有恶寒，可用葛根芩连汤；若恶寒，脉缓，可用桂枝加葛根汤。

166.**【原文】病如桂枝证，头不痛，项不强，寸脉微浮，胸中痞硬，气上冲喉咽，不得息者，此为胸有寒也。当吐之，宜瓜蒂散。[方二十七]**

瓜蒂散

瓜蒂一分，熬黄　赤小豆一分

上二味，各别捣筛，为散已，合治之，取一钱匕，以香豉一合，用热汤七合，煮作稀糜，去滓，取汁和散，温顿服之。不吐者，少少加，得快吐乃止。诸亡血虚家，不可与瓜蒂散。

【词解】

胸中寒：胸中邪气阻滞。痰涎宿食等都属于邪的范围。

【译文】

病人的症状像桂枝汤证，但头部不痛，项部不强，寸口的脉微浮，胸中痞满而硬，气逆上冲咽喉，呼吸因而不畅，这是痰涎宿食等有形之邪，阻塞于胸中，应当采用吐法，可用瓜蒂散。

【中医分析】

病如桂枝证，是指发热、汗出、恶风等症状而言。但是桂枝汤证有头痛、项强，今无。桂枝汤证脉象为寸关尺三部俱浮，今独寸脉微浮，知其病在上焦。痰涎或宿食等壅塞于膈上，阻碍气机，故胸中痞硬。正气祛邪外出，故气上冲咽喉不得息。治疗采取因势利导之法，用瓜蒂散。

【解读】

与324条、355条对比看。急性胃炎、食物中毒、暴饮暴食引起的急性胃扩张等，都可能出现发热汗出恶风等类似于桂枝汤证的表现，但其"头不痛、项不强，胸中痞硬"；由于胃内积聚的食物发酵产生大量气体，病人出现持续嗳气、泛酸，即"气上冲咽，不得息"。

甜瓜蒂含甜瓜素，其能刺激胃黏膜的感觉神经，反射性地兴奋呕吐中枢，引起强烈呕吐。

167. 【原文】病胁下素有痞，连在脐旁，痛引少腹，入阴筋者，此名脏结，死。

【词解】

入阴筋：阴茎缩入。

【译文】

病人的胁下素来就有痞积，连及脐旁，现又出现牵引少腹作痛，阴茎缩入，这叫作脏结，是死证。

【中医分析】

胁下素有痞，连及脐旁，说明其结深结久，范围亦大，病久正必虚，正虚邪必凑，邪气入阴，故痛引少腹，入阴筋。阴气过极，阳气竭绝，故死。

【解读】

"胁下素有痞，连在脐旁"，一般肝脾肿大者可以见到。肝脾肿大，且疼痛者，多数是肝癌引起的。其痛向少腹、会阴部放射，痛甚者，阴茎缩入。

168.【原文】伤寒若吐若下后，七八日不解，热结在里，表里俱热，时时恶风，大渴，舌上干燥而烦，欲饮水数升者，白虎加人参汤主之。[方二十八]

白虎加人参汤

知母六两　石膏一斤，碎　甘草二两，炙　人参二两　粳米六合

上五味，以水一斗，煮米熟汤成，去滓，温服一升，日三服。此方立夏后，立秋前乃可服。立秋后不可服。正月二月三月尚凛冷，亦不可与服之，与之则呕利而腹痛。诸亡血虚家亦不可与，得之则腹痛利者，但可温之，当愈。

【译文】

伤寒病经过吐法或下法后，七八天还没有解除，热邪蕴结在里，使内外都热，时有怕风的感觉，口中很渴，舌上干燥，烦躁，饮水的数量非常多，用白虎加人参汤治疗。

【中医分析】

伤寒吐下后，津液受伤，津伤化燥，七八日不解，热结于里，热邪充斥内外，形成阳明经证。里热炽盛，阴津消耗，故大渴，舌上干燥，欲饮水数升。热扰神明，故烦。汗出，肌腠疏松，则恶风。

【解读】

与169条、170条、222条对比看。伤寒，经吐下后，机体处

于低血容量状态，属于高渗性脱水，休克代偿期，周围微循环网内空虚，故时时恶风，或背微恶寒。高渗性脱水，故大渴，舌上干燥，欲饮水数升。高热影响到神经系统则烦。

169.【原文】**伤寒无大热，口燥渴，心烦，背微恶寒者，白虎加人参汤主之**。［方二十九］用前第二十八方。

【译文】

伤寒表无大热，口中干燥而渴，心中烦躁，背部微觉恶寒的，用白虎加人参汤治疗。

【中医分析】

上条是表里俱热，本条是无大热，是说肌表之热不太甚。但里热炽盛，津液受伤，故口燥渴。热扰神明，故心烦。汗出过多，肌腠疏松，则背微恶寒。

【解读】

这里的无大热，不是不发热，是指尚未达到蒸蒸发热的地步。余分析同上。

170.【原文】**伤寒脉浮，发热无汗，其表不解，不可与白虎汤。渴欲饮水，无表证者，白虎加人参汤主之**。［方三十］用前第二十八方。

【译文】

伤寒病，脉浮，发热无汗，其表证没有解除，不可以用白虎汤治疗。如果口渴要喝水，表证已不存在的话，可以用白虎加人参汤来治疗。

【中医分析】

脉浮不大，发热，无汗，表证未解，自当解表散寒，即使有渴欲饮水的症状，也不能用白虎汤，可以用五苓散或大青龙汤之类。若发热，无汗，渴欲饮水，脉浮大或洪，已无表证者，是阳明病之大热证，治疗用辛甘大寒之白虎加人参汤。

【解读】

高热，机体体液丢失，机体处于低血容量状态，高渗性脱水，故渴欲饮水。高热，机体不是蒸蒸汗出，虽无汗，也从表皮隐隐挥发。机体整体病理是高热，引发脱水，犹如中暑。治当用白虎汤清热除烦，加人参生津止渴。如果仅有发热，无汗，脉浮，属太阳病，当然需发汗，若烦躁者，可加石膏，如大青龙汤。

171.【原文】太阳少阳并病，心下硬，颈项强而眩者，当刺大椎、肺俞、肝俞，慎勿下之。[方三十一]。

【译文】

太阳病未解，又并发了少阳病，出现胃脘部痞硬，颈项强直，且头目昏眩等证，治疗应当针刺大椎、肺俞、肝俞，切不可妄用攻下的方法。

【中医分析】

142条指出禁用汗法，本条指出禁用下法。太少并病是从表入里的过渡阶段，不可用汗下之法，可以用刺法与和法。

【解读】

与142条对比。太阳病，浅表的网内充盈，体液向外向上输布，以头项部为主，故颈项强而眩；若体液向胸胁部灌注，则见心下硬。此为太少并重，治用小柴胡汤，当然可以用针法。

172.【原文】太阳与少阳合病，自下利者，与黄芩汤；若呕者，黄芩加半夏生姜汤主之。[方三十二]。

黄芩汤

黄芩三两　芍药二两　甘草二两，炙　大枣十二枚，擘

上四味，以水一斗，煮取三升，去滓，温服一升，日再夜

一服。

黄芩加半夏生姜汤

黄芩三两　芍药二两　甘草二两，炙　大枣十二枚，擘
半夏半升，洗　生姜一两半，一方：三两，切

上六味，以水一斗，煮取三升，去滓，温服一升，日再夜
一服。

【译文】

太阳与少阳同时有病，自动下利的，用黄芩汤；如果呕吐
的，用黄芩加半夏生姜汤治疗。

【中医分析】

本条太少合病，里甚于表，少阳胆火肆逆，移热于肠胃，故
腹泻。胃气上逆则呕。32 条太阳阳明合病，表甚于里，用葛根汤
治疗。256 条阳明少阳合病，里甚，故用承气汤。

【解读】

与 158 条、159 条对比。急性胃肠炎时，体液多数向胃肠道
输布，也可有浅表的网内充盈的表现，但主要矛盾在胃肠道。如
果太阳病的症状明显，可以用葛根芩连汤或桂枝加葛根汤等，随
证用之。如果主要矛盾在胃肠道，主证是下利，与黄芩汤；若
呕，与黄芩加半夏生姜汤；若有里急后重，加大黄；若肛门灼热
用白头翁汤。

173.【原文】伤寒胸中有热，胃中有邪气，腹中痛，欲呕
吐者，黄连汤主之。［方三十三］

黄连汤

黄连三两　甘草炙，三两　干姜三两　桂枝三两，去皮
人参二两　半夏半升，洗　大枣十二枚，擘

上七味，以水一斗，煮取六升，去滓，温服，昼三夜二。疑非仲景方。

【译文】

伤寒病胸中有热邪，胃中有寒邪，腹中疼痛，常要呕吐的，用黄连汤治疗。

【中医分析】

上焦有热，中焦有水饮，水与热互激于腹部致腹中痛，欲呕，与黄连汤。方中黄连可除胸中热，桂枝解肌降冲，半夏干姜除饮止呕。本方与甘草泻心汤对比，本方是烦热，后者是心烦不得安。

【解读】

与158条、159条、163条对比，这也是急性胃肠炎的一种。

174. 【原文】伤寒八九日，风湿相搏，身体疼烦，不能自转侧，不呕，不渴，脉浮虚而涩者，桂枝附子汤主之。若其人大便硬，一云脐下、心下硬，小便自利者，去桂加白术汤主之。

[方三十四]

桂枝附子汤

桂枝四两，去皮　附子三枚，炮，去皮，破　生姜三两，切　大枣十二枚，擘　甘草二两，炙

上五味，以水六升，煮取二升，去滓，分温三服。

去桂加白术汤

附子三枚，炮，去皮，破　白术四两　生姜三两，切　大枣十二枚，擘　甘草二两，炙

上五味，以水六升，煮取二升，去滓，分温三服。初一服，其人身如痹，半日许复服之，三服都尽。其人如冒状，勿

怪，此以附子、术，并走皮内，逐水气未得除，故使之尔。法当加桂四两，此本一方二法，以大便硬，小便自利，去桂也；以大便不硬，小便不利，当加桂。附子三枚恐多也，虚弱家及产妇，宜减服之。

【译文】

患伤寒病已有八九天，风湿之邪，互相搏结，全身剧烈疼痛，转侧不能自如，不呕吐，不口渴，脉浮虚而涩，用桂枝附子汤治疗。如果大便硬，小便自利的，用去桂加白术汤治疗。

【中医分析】

伤寒病容易传变，风湿病不传变，两者初期症状相似。风为阳邪，风胜则周身疼痛，湿为阴邪，湿胜则肢体重，难于转侧。风湿在表，初证似伤寒，然八九日时，诸证不减，不传里，故不呕不渴。风湿相搏，身体疼烦，不能自转侧。脉浮说明有表证；脉虚而涩，说明津血亏虚。

证在表，方以桂枝汤为主。然其津血亏虚，故去白芍，以减轻利尿之功。加附子3枚，助桂枝通利关节之功。如果其小便频数，丢液更甚，不能用桂枝解肌发汗，故去桂枝。术附并用，既解除小便频数，又治湿解痹。

【解读】

患有扁桃体炎或咽峡炎等炎症，初期症似伤寒，后引发免疫反应，侵犯关节，为风湿性关节炎的急性期。反复发作，心肾受累。累及关节，则疼烦；累及肾脏，可有小便频数；累及心脏，可有心悸等。

175. **【原文】** 风湿相搏，骨节疼烦，掣痛不得屈伸，近之则痛剧，汗出短气，小便不利，恶风不欲去衣，或身微肿者，甘草附子汤主之。〔方三十五〕

甘草附子汤

甘草二两，炙　附子二枚，炮，去皮，破　白术二两　桂枝四两，去皮

上四味，以水六升，煮取三升，去滓，温服一升，日三服。初服得微汗则解，能食、汗止复烦者，将服五合，恐一升多者，宜服六七合为始。

【译文】

风湿之邪，互相搏结，全身关节，剧烈疼痛，并且筋脉牵掣，不能屈伸，稍近衣物就会疼痛得更厉害，汗出呼吸短促，小便不利，怕风不想脱去衣服，间或身体轻度浮肿，用甘草附子汤治疗。

【中医分析】

上条是风湿在表，本条是风湿留注关节。表虚停水，故汗出，短气，恶风不欲去衣，身微肿；水饮内停，则小便不利。风湿相搏，表虚饮重，症见骨节烦疼，掣痛，不得屈伸，近之则痛剧。

【解读】

风湿性关节炎反复发作，心脏功能受损，出现汗出短气，甚则心悸；肾脏功能受损，出现身微肿，小便不利。急性期出现"骨节烦疼，掣痛，不得屈伸，近之则痛剧"，治疗上不能用重剂，用桂枝甘草汤，温阳化气降冲；附子散寒止痛，改善微循环，配白术治小便不利，又祛湿除痹。

176.【原文】伤寒脉浮滑，此表有热，里有寒，白虎汤主之。[方三十六]

白虎汤

知母六两　石膏一斤，碎　甘草二两，炙　粳米六合

上四味，以水一斗，煮米熟汤成，去滓，温服一升，日三服。臣亿等谨按：前篇云，热结在里，表里俱热者，白虎汤主之。又云其表不解，不可与白虎汤。此云脉浮滑，表有热，里有寒者，必表里字差矣。又阳明一证云：脉浮迟，表热里寒，四逆汤主之。又少阴一证云，里寒外热，通脉四逆汤主之，以此表里自差，明矣。《千金翼》云白通汤。非也。

【译文】

伤寒脉浮滑的，这是表有热邪，里有寒邪，用白虎汤治疗。

【中医分析】

里有寒，这个"寒"字应以热来理解。脉浮，表有热；脉滑，里有热。若见到身大热、汗大出、大烦渴，是表里俱热，治疗用白虎汤。

【解读】

机体感染后，炎症介质过度释放引起全身反应，包括高热、脉滑数等。

方中石膏含有大量的钙离子，其能抑制产热中枢、渴觉中枢、出汗中枢等，故可以解除大热、大渴和大汗等证。

177.【原文】伤寒脉结代，心动悸，炙甘草汤主之。[方三十七]

炙甘草汤

甘草四两，炙　生姜三两，切　人参二两　生地黄一斤桂枝三两，去皮　阿胶二两　麦门冬半升，去心　麻仁半升大枣三十枚，擘

上九味，以清酒七升，水八升，先煮八味，取三升，去滓，内胶烊消尽，温服一升，日三服。一名复脉汤。

【词解】

脉结代：脉律不齐而有歇止，泛指心律不齐。

心动悸：自觉心跳动惕不安，即心慌感。

【译文】

患伤寒病，出现脉结代，自觉心跳动惕不安的，用炙甘草汤治疗。

【中医分析】

阴血亏虚，不足以养心，出现心动悸，脉结代，方用炙甘草汤。阴血亏虚之人，患有伤寒表证，属表里同病，重在治里。本方是桂枝汤去芍药（其利尿，伤阴血，故去之），加生脉散之人参、麦冬，再加滋阴补血之地黄、阿胶。麻仁，润肠通便，用于治疗血虚津亏便秘。

【解读】

心律失常导致心供血不足，出现心悸。

178. 【原文】脉按之来缓，时一止复来者，名曰结。又脉来动而中止，更来小数，中有还者反动，名曰结，阴也。脉来动而中止，不能自还，因而复动，名曰代，阴也。得此脉者必难治。

【词解】

结脉：脉率迟缓，停顿无时，节律无常。

代脉：脉率正常，停顿有时，节律不变。

【译文】

脉搏来势迟缓，时见歇止，止而复来，谓之结脉，结脉的特征是脉息搏动中见到歇止之后，再来时，脉形小而跳动加速，虽然见歇止，但脉能自还，所以名为结，属于阴性的脉。在脉息搏动的时候，发现中止，而再来的时候，不见跳动加速，谓代脉，也属于阴性的脉，见到此种脉搏的，必定难治。

【中医分析】

结脉是血气虚弱或邪气阻滞所致。脏气衰微，气血亏损，元气不足，致使脉气不能衔接而出现代脉。

【解读】 结脉、代脉似早搏或传导阻滞。

第四章　辨阳明病脉证并治

179.【原文】问曰：病有太阳阳明，有正阳阳明，有少阳阳明，何谓也？答曰：太阳阳明者，脾约—云络是也；正阳阳明者，胃家实是也；少阳阳明者，发汗利小便已，胃中燥烦实，大便难是也。

【词解】

太阳阳明：太阳阳明并病。太阳病或发汗太过或吐下，亡失津液，使胃中干，脾无津液可行，受其制约，形成脾约证。脾约是便秘的一种。

正阳阳明：阳明病。胃家实是指实热之邪直接侵犯胃肠，而出现阳明病的临床表现。

少阳阳明：少阳阳明并病。少阳病误用发汗、利小便，损伤津液，使胃中燥烦实，大便难。

【译文】

问：病有太阳阳明、正阳阳明、少阳阳明三种不同的类型，应如何区别？答：由于津液少而引起便秘的，称为太阳阳明证；胃肠燥实积滞的，称为正阳阳明证；经过发汗、利小便，肠中干燥，而又烦实大便困难的，称为少阳阳明证。

【中医分析】

本条说明阳明腑证有三条来路。太阳之邪，乘胃燥热传入阳明，名太阳阳明，不更衣无所苦，谓脾约是也。太阳之邪，乘胃宿食与燥热结，名正阳阳明，不大便，内实满痛，谓胃家实是也。太阳之邪，已到少阳，法当和解，而反发汗、利小便，伤其津液，少阳之邪复乘胃燥转属阳明，名少阳阳明，大便涩而难出，谓大便难是也。

180.【原文】**阳明之为病，胃家实**一作寒**是也。**

【译文】

阳明经腑所发生的病证，是由于肠胃燥实的缘故。

【中医分析】

胃家实包括无形之邪热和有形之燥结。经证是热邪在经，症如发热自汗，不恶寒，但恶热，口渴心烦等，因肠胃中还没有糟粕燥结，故属于无形之热，治疗用白虎汤。腑证是热邪已入阳明胃腑，症如腹满不大便，谵语潮热，手足濈然汗出等，肠中已有燥屎阻结，属有形之燥结，治疗用承气汤。

【解读】

胃家实是指实热之邪直接侵犯胃肠，而出现相应的临床表现。

181.【原文】**问曰：何缘得阳明病？答曰：太阳病，若发汗，若下，若利小便，此亡津液，胃中干燥，因转属阳明。不更衣，内实，大便难者，此名阳明也。**

【词解】

不更衣：不大便。

内实：肠中有燥屎结滞。

【译文】

问：为什么会得阳明病？答：患太阳病，如果发汗太过，或攻下，或利小便，这就会促使津液大量损耗，以致胃中干燥，而邪传阳明。不大便，肠胃结实，大便困难，这就是阳明病。

【中医分析】

太阳病治疗不当，如过汗、攻下、利小便，均可促使机体津液大量耗损，胃中干而转属阳明。其病有三：其一，若素体津亏，又失治，热邪入里，但轻浅，不更衣十余日，无所苦，此为脾约；其二，若津伤不甚，邪热较重，肠胃中无宿食停滞，肠中乏液濡润，表现为大便难，此为少阳阳明；其三，若津伤严重，邪热最重，肠胃中又有宿食停滞，就形成内实，症见腹满痛，便闭燥烦等，此为胃家实。

182.【原文】 问曰：阳明病外证云何？答曰：身热，汗自出，不恶寒，反恶热也。

【词解】

外证：表现在外面的证候。

【译文】

问：阳明病的外现症状是什么？答：身热，自动汗出，不怕冷，反而怕热。

【中医分析】

胃为津液之府，阳明热盛，液为热迫，则腠理开而汗出，与太阳中风的发热汗出不同。鉴别如下：

1. 中风证的发热是翕翕发热，其热在体表；阳明病的发热是蒸蒸发热，其热是从内蒸。

2. 中风证是汗出恶风，阳明病是汗出恶热（若汗出太多，间或有背恶寒或时时恶风，但其热不甚）。

3. 中风证汗出不多，阳明病汗出较多。

4. 中风证脉浮缓，阳明病脉洪大或浮滑。

【解读】

阳明病是实热之邪结于里，不论是结热（白虎汤证），还是结实（承气汤证），其都有共同的表现：身热（蒸蒸发热），汗自出，不恶寒，反恶热也。这是炎症介质过度释放引起的全身反应。

183. **【原文】问曰：病有得之一日，不发热而恶寒者，何也？答曰：虽得之一日，恶寒将自罢，即自汗出而恶热也。**

【译文】

问：患阳明病在第一天时，也有不发热而恶寒的，这是为什么呢？答：患阳明病早期恶寒，但很快就会停止，同时很快出现汗出而恶热。

【中医分析】

阳明本经自感外邪，经气被遏，可以出现恶寒，但时间短暂，且程度轻微，不需用药，恶寒自罢。太阳病的恶寒，多伴有头痛项强体痛等证，需发汗后，表邪得解，恶寒始除。三阴病的恶寒，多伴有脉微等证，需阳回阴退后方会停止。

【解读】

阳明病，得之早期也可有恶寒，但一日自罢。由于炎症介质过度释放，使得机体发热、汗出而恶热。

184. **【原文】问曰：恶寒何故自罢？答曰：阳明居中，主土也，万物所归，无所复传，始虽恶寒，二日自止，此为阳明病也。**

【译文】

问：怕冷的症状为什么能够自己停止呢？答：阳明为中央，

五行中属土，土者，万物所归，即诸经病都可以传至阳明，然阳明病极少传至他经。一开始虽怕冷，第二天就会停止，这就是阳明病。

【中医分析】

本节以五行学说来解释阳明病的病理。五行学说中，脾胃属土，方位在中央。土者，万物所归，故无所复传。

阳明病初起，因本经受邪，经气被遏，故见恶寒，然其轻微短暂，很快就化热化燥，出现汗出恶热，因为阳明以燥气为本，不论表证、里证、寒证、热证，只要传至阳明，就会反映出燥气证候。

【解读】

太阳病有恶寒、发热、汗出、病解的规律。阳明病是恶寒、发热、汗出、恶热，且恶寒特别短。感染初期应激，交感神经兴奋，皮肤毛细血管收缩，故恶寒；但很快炎症介质大量释放，微循环开网，故高热且恶热；机体通过排汗自身调节，故汗出。

185.【原文】本太阳初得病时，发其汗，汗先出不彻，因转属阳明也。伤寒发热，无汗，呕不能食，而反汗出濈濈然者，是转属阳明也。

【词解】

濈濈然：指连绵不断。

【译文】

本来是太阳病，由于初得病时，用发汗剂，汗出不透彻，因而病邪转属阳明。患伤寒病，症见发热无汗，又见到呕吐不能食，反而不断出汗，这是转属阳明的现象。

【中医分析】

太阳病治当发汗，然汗出不彻，表邪不得外解，可入内化燥而转属阳明。181 条是汗出太多，津伤化燥传里，与本条不同。太阳病症见发热无汗，若见到呕不能食，说明邪已传里，若见到汗出濈濈然，说明邪已尽传阳明。

【解读】

太阳病早期，浅表的网内充盈，故发热无汗。一般通过发汗可去其凶势，机体体液重新分配，输布至胸胁，波及胃肠，则呕不能食（病入少阳，津液受损）。如果炎症介质反复大量释放，则微循环开网，见高热而汗出濈濈然（病入阳明）。

186.【原文】伤寒三日，阳明脉大。

【译文】

伤寒在三天时，阳明病的脉是大的。

【中医分析】

伤寒一日恶寒自罢，已传入阳明，阳明病时表里俱热，脉多洪大有力。

【解读】

阳明病，伤寒一日则恶寒自罢（183 条）。机体应激过后，大量炎症介质释放，出现阳明病，脉象大。

187.【原文】伤寒脉浮而缓，手足自温者，是为系在太阴。太阴者，身当发黄，若小便自利者，不能发黄。至七八日，大便硬者，为阳明病也。

【译文】

伤寒病，脉搏浮缓，手足温暖的，这是太阴受病。太阴病，身体应当发黄，但如果小便通利，便不会发黄。经过七八天，大便硬的，是病已转属阳明。

【中医分析】

这是太阴病转属阳明病。脉浮缓本为太阳中风证之脉象，然无发热汗出恶风之外证，仅手足温，是邪已去表而入里，脾脉主缓，故系在太阴。脾失健运，水湿内停，湿气郁蒸而发黄，若小便自利，湿有去路，则不发黄。脾湿已行，胃益干燥，胃燥则大便必硬，因转属阳明。

【解读】

伤寒脉应为脉浮紧，说明表实，是津液充斥于表的表现。今脉缓，说明津液部分向外充斥，部分留滞于里成湿。手足自温，与阳明之"大热"对比，是里有热，湿与热相互缠绵，必发黄。若小便自利，湿有去处，湿热不能缠绵，则不能发黄；湿祛独热，大便硬，为阳明病。

血中胆红素增高使人体的皮肤、黏膜发黄，原因常见：①溶血；②肝源性，或肝细胞受损，或胆管阻塞。如果小便利，胆红素得以从尿中排出，则身黄减轻。

188.【原文】伤寒转系阳明者，其人濈然微汗出也。

【译文】

伤寒转属阳明病的，病人就有不断微微汗出的现象。

【中医分析】

阳明病里热熏蒸，津液外泄，从而出现汗出虽微，但连续不断的现象。

【解读】

与185条对比，分析同前。

189.【原文】阳明中风，口苦咽干，腹痛微喘，发热恶寒，脉浮而紧，若下之，则腹满小便难也。

【译文】

阳明中风证，嘴里发苦，咽喉干燥，腹部疼痛，轻微气喘，发热恶寒，脉浮而紧，若用泻下的方法治疗，则出现腹部胀满和小便困难的变证。

【中医分析】

发热恶寒，脉浮而紧，为太阳伤寒；口苦咽干，为少阳病；腹痛微喘，为阳明病。此为三阳合病。表里俱病，里实（是热，并没有燥屎）者，应先解表，不可先下之。若下之，则津液丢失，小便少；引邪入里，则腹满不减。

【解读】

与221条、190条对比。阳明中风，虽有里热，然无燥屎，故不能用下法。

190.**【原文】** 阳明病，若能食，名中风；不能食，名中寒。

【译文】

阳明病，如果食欲尚好，能够饮食的，叫中风；如果食欲减退，不能饮食的，叫中寒。

【中医分析】

风为阳邪，即里有热，则能食；寒为阴邪，里有寒，或停饮，则不能食。当然，里实致大便不通的，也不能食，这不是中寒。

【解读】

189条是阳明中风证，191条是阳明中寒证，本条以能食、不能食来鉴别阳明中风与阳明中寒，有一定的参考意义。

191.**【原文】** 阳明病，若中寒者，不能食，小便不利，手足濈然汗出，此欲作痼瘕，必大便初硬后溏。所以然者，以胃中冷，水谷不别故也。

【词解】

痼瘕：寒气结积所致大便先硬后溏。

胃中冷：胃阳不足，消化机能失职。

水谷不别：水湿停滞，不能从小便而去。

【译文】

阳明病，如果是感受寒邪的，就会出现食欲减退，小便不利，手足时时出汗，这是将要成为痼瘕，大便必然是初来干硬后见稀薄，这是因为胃中阳气不足，水谷不能泌别的缘故。

【中医分析】

本条是胃阳不足，复感寒邪的阳明中寒证。中虚寒胜，阳气衰微，不能腐熟水谷，故不能食。胃中虚冷，膀胱的阳气不化，故小便不利。中虚寒胜，水湿不能从小便下泄，而外溢四肢，故手足濈然汗出。总之，胃中冷、水谷不别为其病理症结。

鉴别：大承气汤证，小便数，肠中津液相对减少，故知燥屎内结；燥屎内结，气机室而不行，故不能食；热聚于胃，蒸达于四肢，故手足濈然汗出。鉴别要点，大承气汤证为小便数，而阳明中寒证为小便不利。

【解读】

胃肠病变，饮食差，再加上手足濈然汗出，使得机体体液不足，故小便少。胃肠功能失调，大便溏，若排出不及时，粪中水分吸收，则大便初硬。

192.【原文】阳明病，初欲食，小便反不利，大便自调，其人骨节疼，翕翕如有热状，奄然发狂，濈然汗出而解者，此水不胜谷气，与汗共并，脉紧则愈。

【词解】

奄然：突然。

【译文】

阳明病，起初食欲正常，大便正常，小便反而不利，病人感觉骨节疼，且体表翕翕然如有热的情况，如果忽然狂躁不安，周身不断汗出，而病就可获得解除，这是水湿之邪不胜谷气，邪随汗出，故脉见紧象，则病痊愈。

【中医分析】

本条是水湿郁于表自愈的脉证。水湿瘀滞，故小便不利；水湿之邪渍关节，故骨节疼；水湿之邪郁肌表，故翕翕如有热状。胃气和，故食欲正常，大便自调。纳谷如常，则正能胜邪，正邪相争，正气胜，出现奄然发狂，濈然汗出，水湿之邪随汗出而解。水湿之邪从肌表外泄，皮肤腠理则紧密，脉则紧。与201条对比。

"骨节疼，翕翕如有热状，小便不利"，与28条对比，应为太阳病，兼有内饮所致。机体自身调节：通过饮食，增强胃气，汗出则愈。

【解读】

骨节疼，翕翕如有热状，说明机体浅表的网内充盈。机体体液向体表输布，血管内水液相对不足，表现为尿少。机体可以通过加强饮食，补足体液及热量。机体内的有害成分则通过汗、尿排出，则诸证愈。如果机体调节失败，可用药物治疗，如桂枝去桂加苓术汤等。如回归热。

阳明病欲食，为中风，为里有热。里有热，大便应硬，今大便自调，小便反不利，是因小肠泌别清浊功能失调，水走大便。

193.【原文】阳明病欲解时，从申至戌上。

【译文】

阳明病将解的时候，是15：00～21：00。

【中医分析】

古代的申时到戌时是15：00～21：00，是阳明经气当旺之时，故阳明病欲解，多在此时。但阳明病加重时也在此时，如阳明腑实之日晡潮热。

194. 【原文】 **阳明病，不能食，攻其热必哕，所以然者，胃中虚冷故也。以其人本虚，攻其热必哕。**

【译文】

阳明病，不能进食，若误用苦寒药攻其热，必发生呃逆。之所以会发生呃逆，是因为胃中虚寒的缘故。因为患者中气本虚，故误攻其热，必然出现呃逆。

【中医分析】

本证的不能食是由于胃中虚冷所致，用苦寒药攻其热，会使中焦更加虚寒，气机上逆而发生呃逆。如果不能食由阳明腑实所致，当然可以用苦寒药。

【解读】

阳明病，中寒者，不能食，虽有手足濈然汗出，亦不能攻其热，因其胃中冷，攻其热（如用大承气汤），则引发哕。可以用温中去饮的办法，如理中汤。

195. 【原文】 **阳明病，脉迟，食难用饱，饱则微烦头眩，必小便难，此欲作谷瘅，虽下之，腹满如故，所以然者，脉迟故也。**

【词解】

头眩：头昏眼花。

【译文】

阳明病，脉迟，吃饭不能够过饱，饱食就会感觉到微烦不安，头昏眼花，而且小便必不通畅，这是将要成为谷瘅。虽然用泻下药治疗，而腹部胀满仍不减轻，之所以这样，是因为脉迟的缘故。

【中医分析】

胃家寒，故脉迟；阳虚不运，故食难用饱；勉强饮食，谷食不消而瘀滞，水谷郁蒸，故微烦；中焦受阻，升降失司，清阳不升，故头眩，浊阴不降故腹满小便难。此为胃中虚寒，谷食不消所致，治当温中，若误用下法则腹满如故。

食物不得消化，郁阻中焦而皮肤发黄的，叫谷瘅。本条胃中虚寒，食饱则谷食不消，而出现微烦头眩，腹满小便难，脉迟。根据病情发展的趋势，可能发展为谷瘅。

【解读】

肝胆病变，机体体液向肝胆胃肠输布，其网内充盈，胃肠功能受损，则食难用饱，腹满。血管内水分相对减少，则头眩，小便少，脉迟。此欲发黄疸，不可下之，若发为黄疸，可用茵陈蒿汤加减治疗。似钩端螺旋体病。

196.【原文】阳明病，法多汗，反无汗，其身如虫行皮中状者，此以久虚故也。

【译文】

阳明病，一般出汗较多，如果没有汗，并且感觉皮肤发痒，好像虫子在皮里爬来爬去，这是由于久虚的缘故。

【中医分析】

久虚，津液不足，欲汗不得，故其身如虫行皮中状，治当养阴扶正。

【解读】

阳明病，应该多汗，如胃虚不能消化水谷，则津液虚。津液虚，水分不能从汗出，其身如虫行皮中。与23条不同，其津不亏，用桂枝麻黄各半汤小发其汗；本条可用补液法。若便硬，可用麻仁丸。

197.【原文】阳明病，反无汗，而小便利，二三日呕而咳，手足厥者，必苦头痛。若不咳不呕，手足不厥者，头不痛。一云冬阳明。

【译文】

阳明病，没有汗出，小便通畅，经过二三天时间，呕吐、咳嗽、手足厥冷的，必然头痛；如果不见咳嗽、呕吐、手足厥逆症状，也不会头痛。

【中医分析】

阳明病，呕，说明不能食，故为阳明中寒。胃阳衰弱，水饮内聚，胃失和降，则呕；水饮射肺则咳；阳虚不能温于四末，则手足厥冷；水饮上逆，则头痛。阳虚阴盛，见小便自利。总之，其为阳明中寒，饮邪上干所致，治可用吴茱萸汤。如果饮邪不上泛，无呕咳及手足不厥，就不会有头痛。

198.【原文】阳明病，但头眩，不恶寒，故能食而咳，其人必咽痛。若不咳者，咽不痛。一云冬阳明。

【译文】

阳明病只觉得头部眩晕，却不怕冷，所以能食而咳嗽，这样的病人咽喉必疼痛；如果不咳嗽的，咽喉就不疼痛。

【中医分析】

阳明病，能食，不恶寒，是阳明中风。热邪上扰，出现头眩；热邪犯肺则咳，咽痛。如果不咳说明热邪未犯肺，故咽也不痛。

199.【原文】阳明病，无汗，小便不利，心中懊憹者，身必发黄。

【译文】

阳明病，没有汗，小便不利，心中烦闷不安的，全身皮肤必然发黄。

【中医分析】

阳明病无汗，热不得外越；小便不利，湿不得外泄。里有热，见心中懊忱。湿热内蕴，身必发黄。

200.【原文】阳明病，被火，额上微汗出，而小便不利者，必发黄。

【译文】

阳明病，经过火法治疗，见到额部微微汗出，而小便不利的，必然要肌肤发黄。

【中医分析】

阳明病，治当清下，被火是误治。只是额上微汗出，余处无汗，热也不得外越；小便不利，湿不得外泄，湿热交阻，邪无去路，故必郁蒸而发黄。

201.【原文】阳明病，脉浮而紧者，必潮热，发作有时。但浮者，必盗汗出。

【词解】

潮热：如潮汛一样，定时发热。

盗汗：睡眠中出汗，醒则汗止。

【译文】

阳明病，脉浮而紧，必然如潮汛一样，定时发热；如果脉浮而不紧，必盗汗出。

【中医分析】

阳明病脉浮是热盛于外，紧为邪实在里。脉浮紧说明热盛于腑，胃燥成实。阳明旺于申酉时，故日晡时发热。若但见脉浮，是热盛于经。寐时卫气不致，从而阴不内守而为盗汗。

【解读】

阳明病，脉浮紧，说明里热不能全部外泄，里热向外鼓动，出现浮脉，皮肤腠理紧密，里热只能部分外泄，浮见紧，并见潮热，发作有时。如果皮肤腠理疏松，脉不紧，必然汗出。

202.**【原文】** 阳明病，口燥，但欲漱水，不欲咽者，此必衄。

【译文】

阳明病，口中干燥，仅想以水漱口，不想咽，这必然要鼻出血。

【中医分析】

阳明病，热在气分，必大渴引饮。阳明病，热入血分，出现口干欲漱但不欲咽。血属阴，其性濡润，血被热蒸，荣气上潮，故口燥欲漱水但不欲咽。血热沸腾，阳络伤而鼻衄。若出现口燥欲漱水而不欲咽的，及时给予清热凉血药，可避免鼻衄。

【解读】

阳明病，里有热，热在气分可以见到四大"大热，大渴，大汗，脉洪大"。如果只是口燥，欲漱水，但不欲咽者，说明热已入血分，迫血妄行，发生 DIC，出现鼻衄。

203.**【原文】** 阳明病，本自汗出，医更重发汗，病已瘥，尚微烦不了了者，此必大便硬故也。以亡津液，胃中干燥，故令大便硬。当问其小便日几行，若本小便日三四行，今日再行，故知大便不久出。今为小便数少，以津液当还入胃中，故知不久必大便也。

【译文】

阳明病，本来就自然出汗，医生又重用发汗方法，症状已经解除，但还觉得微烦不爽，这是大便干硬的原因。因为汗出太过，津液亏耗，肠中干燥，所以导致大便硬。这时应当问病人的小便情况，一天几次，如小便本来一天三四次，而现在只有二次，就知道不久就要大便。现在小便次数减少，津液应当还入肠中，故知道不久必解大便。

【中医分析】

太阳中风，自汗出，用桂枝汤解肌发汗，病已瘥。然其丢失津液，机体自身调节，从肠道吸收水分，使得大便硬，微烦不了了。若问其小便，本一日三四次，今日一日两次，说明机体通过自身调节，肠道水分吸收减少，不久必大便。

204.【原文】伤寒呕多，虽有阳明证，不可攻之。

【译文】

伤寒病，如果是呕吐的厉害，虽然有阳明腑证，也不可用泻下药。

【中医分析】

三阳证中呕多是少阳证，虽有阳明腑证，亦不可攻里。表里同病，里实者，先表后里，这是一般的治疗原则，况且呕多是病机向上，用攻法是逆其势而治。本证可先用小柴胡汤和解少阳，再行攻里，或用大柴胡汤、柴胡加芒硝汤两方治少阳阳明。

【解读】

呕多，是少阳证，不可攻下。

205.【原文】阳明病，心下硬满者，不可攻之。攻之利遂不止者死，利止者愈。

【译文】

阳明病，胃脘部硬满的，不可用泻下药，如果误用泻下药导致腹泻不止的，有生命危险，腹泻能止的可以治愈。

【中医分析】

腹部硬满，若是燥屎内结，可用三承气汤攻下，若是心下胃脘部硬满，病邪偏上，不可攻下。肠中无燥屎阻结，攻之必伐胃气，若脾胃之气，有降无升，下焦亦约束无权，出现下利，则预后不良。如下利能止，说明胃气未败，故可治愈。

【解读】

与 134 条、135 条、149 条对比。心下硬满，需与结胸、痞相别。若是胃虚所致者，用理中汤，不可攻之。

206. **【原文】阳明病，面合色赤，不可攻之。必发热，色黄者，小便不利也。**

【译文】

阳明病，面部通红，不可攻之，若误下，必然发热，肌肤发黄而且小便不利。

【中医分析】

热郁于经，不能透达，郁热上蒸，故面合色赤。热郁于经，乃无形之热，其热并未结实，故不可攻之。若误用攻下，必伐胃气，水湿不运，故小便不利；邪热乘虚而入，与里之湿相合，湿热郁蒸而黄。

【解读】

发热、面颊色赤，是全身炎性反应综合征之一，与毒素充斥于血管内有关，属于"无形之热邪"，燥屎没有结于大肠，故不可攻下。如果强行攻下，使机体体液减少，则尿少，血细胞受损，出现黄疸。

207. **【原文】阳明病，不吐，不下，心烦者，可与调胃承气汤。**［方一］

调胃承气汤

甘草二两，炙　芒硝半斤　大黄四两，清酒洗

上三味，切，以水三升，煮二物至一升，去滓，内芒硝，更上微火一二沸，温顿服之，以调胃气。

【译文】

阳明病，没有经过催吐或泻下治疗而心烦不安的，可以用调胃承气汤治疗。

【中医分析】

胃热炽盛，心神被扰，故心烦。当然应有腹满、便秘等燥实证存在。

【解读】

阳明病之心烦，是胃家实之烦，是实烦，与栀子豉汤证之虚烦不同。

208.【原文】阳明病，脉迟，虽汗出不恶寒者，其身必重，短气，腹满而喘，有潮热者，此外欲解，可攻里也。手足濈然汗出者，此大便已硬也，大承气汤主之；若汗多，微发热恶寒者，外未解也，一法与桂枝汤。其热不潮，未可与承气汤；若腹大满不通者，可与小承气汤，微和胃气，勿令至大泄下。

[方二]

大承气汤

大黄四两，酒洗　厚朴半斤，炙，去皮　枳实五枚，炙
芒硝三合

上四味，以水一斗，先煮二物，取五升，去滓，内大黄，更煮取二升，去滓，内芒硝，更上微火一两沸，分温再服。得下余勿服。

小承气汤

大黄四两，酒洗　厚朴二两，去皮，炙　枳实三枚，大者，炙

上三味，以水四升，煮取一升二合，去滓，分温二服。初服汤当更衣，不尔者尽饮之，若更衣者，勿服之。

【译文】

阳明病，脉迟，虽然汗出，但不怕冷，其身体必觉沉重，腹部胀满，呼吸短促而喘。如果午后发潮热的，这是外证将解而里已成实，可以用泻下药攻其里实。如果手足部不断出汗，这是大便已硬的确据，可用大承气汤主治。如果汗多，微发热，恶寒的，是表邪尚未解除，这种发热与潮热不同，不可用承气汤。如果腹部胀满明显，而大便不通的，可用小承气汤微和胃气，不能使其泻下太过。

【中医分析】

汗出，不恶寒，说明表证已无。肠中燥屎阻结，气血阻滞，故脉迟。腑气壅滞，气机阻滞，故身重，短气，腹满而喘。阳明经申酉时当旺，故此时发潮热，即见到潮热，说明里实已成，可以攻下。津液被肠胃中燥热所迫而外泄，故手足濈然汗出，即见到手足濈然汗出，说明肠中燥屎已成，可用大承气汤下之，燥屎一去，则腹满、短气、喘息、潮热等证自除。

若没有潮热，仍是轻微的发热恶寒，说明表邪仍未解除，虽有里实还须先解表。若外证已解，只是腹满不通，没有潮热，说明肠内燥屎初结，尚不太甚，不可峻攻，方用小承气汤。

【解读】

阳明病，本汗出脉大，今汗出脉迟，应注意津伤阳虚，若阳虚或亡阳（用四逆汤），必恶寒，今不恶寒，说明脉迟不是津伤

亡阳所致。脉迟，汗出，不恶寒，说明汗出过多，已伤津，心功能受损，出现短气腹满而喘，身重。

阳明病，大汗出，连手足都濈然汗出，此时汗已出透。潮热，说明热似潮水一般汹涌。有潮热大汗出，此外欲解，这时大便已硬，用大承气汤。

如果汗多，其热不潮，是微发热，还有恶寒，说明外未解，当然用桂枝汤。

如果腹大满不通，说明腹胀满。大便不通，其热不甚，用小承气汤微和胃气，勿令大泄下。

209.【原文】**阳明病，潮热，大便微硬者，可与大承气汤，不硬者不可与之。若不大便六七日，恐有燥屎，欲知之法，少与小承气汤，汤入腹中，转矢气者，此有燥屎也，乃可攻之。若不转矢气者，此但初头硬，后必溏，不可攻之，攻之必胀满不能食也。欲饮水者，与水则哕。其后发热者，必大便复硬而少也，以小承气汤和之。不转矢气者，慎不可攻也。**

[**方三**] 用前第二方。

【词解】

矢气：放屁。

【译文】

阳明病，发潮热，大便微硬的，可用大承气汤，不硬的不可用之。如果已经六七天不大便，恐有燥屎停积，探测的方法，服小量的小承气汤，服药后放屁，这是有燥屎的表现，可以用大承气汤攻下。如果服药后不放屁，虽然六七天不大便，亦仅是初头硬，后必溏薄，那就不能用大承气汤攻之。误用之，将导致腹部胀满，不能进食等证，攻后若欲饮水，其喝水后将发生呃逆。如果后来又重发热，必然是大便又转硬结，但数量不会太多，这时可用小承气汤和下。总之，不放屁的，慎用峻下剂。

【解读】

大便硬可与大承气汤，大便不硬不与之。通常通过"潮热"，"手足濈然汗出"来判断大便硬。

若不大便六七日，疑有燥屎，少与小承气汤，若服药后，只放屁，不大便，可与大承气汤攻之。这是用小承气汤试探判断。

若不大便六七日，疑有燥屎，少与小承气汤，若服药后，大便即下，不转矢气，且大便是初头硬，后必溏，不可再与大承气汤。大便初硬后溏，为阳明中寒之象，若再用大承气汤攻之，必胀满不能食，欲饮水，与水则哕，胃中冷故也。

不大便六七日，发热，疑有燥屎，与小承气汤后，大便即下，初硬后溏，且热退。如果又出现发热，一定是又出现初硬后溏之大便了，用小承气汤即可。

切记用小承气汤后，不转矢气，慎不可用大承气汤。

210.【原文】**夫实则谵语，虚则郑声。郑声者，重语也。直视谵语，喘满者死，下利者亦死。**

【译文】

凡阳热邪实的疾患，多为谵语；精气怯弱的虚证，多见郑声。所谓郑声，就是言语重复。如果两目直视而谵语，并且喘息胀满的多属死候，如兼有下利的，也是死候。

【中医分析】

谵语是语无伦次，声粗有力，有虚有实，实证是热犯神明，虚证是心神将脱。实证谵语多昏沉狂躁，唤之不理，虚证谵语，多沉迷昏睡，似寐非寐，呼之即醒，旋又迷糊不清。郑声是声音低微，言语反复，说过又说，神志时清时糊。多见于元神虚而不能自主，属于虚证。

火热上亢，神明受扰故谵语；热盛伤阴，五脏精气被邪热所劫，不能上荣于目，故直视不动。阴精竭绝，阳失依附，气从上脱，故喘满；邪实正虚，中气衰败，故下利。

【解读】

谵语、郑声是谵妄状态，是中枢神经系统功能障碍的一种表现。前者是实，后者是正虚。直视是眼球固定于正前方，似眼球注视麻痹，见于深昏迷。喘与下利分别是呼吸与消化系统功能障碍的表现。

阳明病出现直视、谵语、喘满、呼吸及中枢系统功能障碍，病已危重至极，救治困难。如果是如上条，潮热、手足濈然汗出、谵语，这种阳明轻病时，可以用大承气汤治疗。

阳明病出现直视、谵语、下利者，也就是中枢系统功能障碍，大便失禁，当然也是病重。

211. 【原文】 发汗多，若重发汗者，亡其阳，谵语。脉短者死，脉自和者不死。

【词解】

亡其阳：汗出太多，有虚脱之象。

脉短：脉上不至寸，下不至尺。

脉自和：脉无败象。

【译文】

病人经过发汗，汗出已多，如再行发汗，就会出现亡阳，此时如见谵语，脉短的，属死候；如脉不短而平和的，还有治疗痊愈的希望。

【中医分析】

本条是虚证谵语。太阳病反复发汗，津伤化燥，则传阳明，再发其汗，津伤更甚，阳气随汗外泄，大量汗出，阳气必大伤，故亡其阳。阳亡液竭，心神浮越，故谵语。气血津液消耗殆尽，脉搏仅在关部，上不及寸，下不及尺，阴阳将离，故称死候。若脉不短，无它败象，知其阴阳未至离绝的地步，故经过正确及时的治疗，还有治愈的希望。

【解读】

如果反复发汗，使机体处于低血容量状态，甚至休克；出现神经系统功能障碍见谵语，循环功能衰竭出现脉短，病重至极。若循环功能障碍，不衰竭，脉自和者，虽谵语，仍可治。

212. **【原文】伤寒若吐若下后不解，不大便五六日，上至十余日，日晡所发潮热，不恶寒，独语如见鬼状。若剧者，发则不识人，循衣摸床，惕而不安**—云顺衣妄撮，怵惕不安。**微喘直视，脉弦者生，涩者死。微者，但发热谵语者，大承气汤主之。若一服利，止后服。**［方四］用前第二方。

【译文】

伤寒经过催吐或攻下后，病仍不解，大便五六日不解，甚至十多天，傍晚时发潮热，不恶寒，自言自语，如见鬼神一样。若病情严重的，潮热并人事不知，两手乱摸衣角或床边，惊惕不安，鼻息微喘，眼睛直视，此时若脉弦的，有治愈希望，若脉涩的则为死候。如病情较轻的，只有发潮热谵语，可用大承气汤主治。如果一服后大便自利，应停止后服。

【中医分析】

伤寒当汗，若误用吐下不但病不解，反使津伤化燥，邪陷成实，出现发潮热，不恶寒，不大便五六日，甚至十余日。胃腑燥结，浊气上干，则独语如见鬼状。至此，病势有轻重之分。轻者，只发热谵语，无阴液竭绝的其他危候，虽正虚而未甚，可用大承气汤荡涤燥结，峻攻实邪，邪去则阴液自复。当然，峻攻须中病即止，以免过剂伤正，故一服利，止后服。剧者，发则不识人，循衣摸床，惕而不安，微喘直视。此时以脉为主要依据，来看其阴液是否竭绝，脉弦者，说明正气尚存，阴精未竭，尚有治疗余地；脉涩者，说明营血衰竭，治疗困难，故说死。

【解读】

伤寒是浅表的网内充盈，本当汗之，若误用吐下之法，耗其津液，疾病没有治愈，机体自身调节，肠道吸收水分，以致不大便五六日，甚至十余日。毒素吸收或内生毒素，发生全身炎性反应，引发神经系统、呼吸系统和循环系统的功能障碍。"独语如见鬼状、循衣摸床、惕而不安"是谵妄状态，不识人是昏迷状态。喘是呼吸系统功能障碍。直视是眼球固定于正前方，似眼球注视麻痹，见于深昏迷。脉涩是微环系统功能障碍，津血亏虚，血管内血流不畅，心血管系统功能衰竭，病情危重之极。脉微，是心衰的表现，若并发谵语发热，汗出不大便，可用大承气汤，大便一下即可，不可过服。若脉弦，说明心脏功能尚可代偿，经过积极治疗，可化危为安。

213.**【原文】阳明病，其人多汗，以津液外出，胃中燥，大便必硬，硬则谵语，小承气汤主之。若一服，谵语止者，更莫复服。**［**方五**］用前第二方。

【译文】

阳明病，病人出汗很多，使津液外泄，肠中津液相对减少，导致大便硬，因大便硬而发生谵语的，用小承气汤治疗。若一服后谵语停止，就不需再服。

【中医分析】

阳明病，里热炽盛，津液被迫外泄，其汗出势疾且量多。津液外泄过多，肠内津液相对减少，故大便硬。大便硬结，腑气不通，浊气上攻，心神被扰，故发生谵语。其大便虽硬但不燥，故只用小承气汤和其胃气，而不用大承气汤峻下。服小承气汤后谵语止，说明其腑气已通，邪热已下，立即停服，以免过服伤正。

【解读】

阳明病，汗多，使机体体液丢失，机体自身调节，从肠道吸收水分，故大便硬，毒素吸收引发神经系统功能障碍出现谵语，用小承气汤治疗，谵语止则停止服用。如果潮热、手足濈然汗出、谵语，则用大承气汤。

214.**【原文】**阳明病，谵语发潮热，脉滑而疾者，小承气汤主之。因与承气汤一升，腹中转气者，更服一升，若不转气者，勿更与之。明日又不大便，脉反微涩者，里虚也，为难治，不可更与承气汤也。［方六］用前第二方。

【译文】

阳明病，谵语，发作潮热，脉滑而疾的，用小承气汤主治。服用小承气汤一升后，有放屁的，可以再服一升，如果不放屁，就不可再服。第二天仍不大便，脉搏反微涩的，这是里气已虚，邪实正虚，为难治之候，不可再用承气汤类。

【中医分析】

与209对比。阳明病潮热谵语，手足濈然汗出，说明肠中有燥屎，可用大承气汤治疗。今潮热谵语，脉滑而疾，说明里热盛，大便硬，而未至燥，治疗用小承气汤。服小承气汤后，若放屁，说明硬便内结，用药对证，只是药力不足，继服，硬便解，潮热谵语自愈。若服小承气汤后，不放屁，说明大便尚未硬结，即当停服小承气汤。若次日仍不大便，脉反微涩，微为气虚，涩为血少，即气血两虚，是为里虚。邪实正虚，攻邪则伤正，扶正则碍邪，故为难治。不可用大承气汤，可以用增液承气汤之属。

【解读】

全身炎性反应，高热，大汗出，引发神经系统和循环系统功能障碍，出现谵语，脉滑而疾。脉疾就是脉率快，潮热本身可以引起脉率快。另外，心功能障碍欲脱时也可见到，也就是有虚实之分。脉滑是实热的表现。这时用小承气汤试验治疗，不能用大承气汤。用小承气汤后，如果放屁，再服一升。如果服用小承气汤后，不放屁，不可再服之。如果第二天不大便，脉微涩，说明津血亏虚引发休克、肠功能障碍等危重病象，不可再用承气汤。

215. 【原文】阳明病，谵语有潮热，反不能食者，胃中必有燥屎五六枚也；若能食者，但硬尔，宜大承气汤下之。[方七]用前第二方。

【译文】

阳明病，谵语潮热，反而不能进食的，肠中一定有燥屎阻结，且有五六枚之多，宜用大承气汤攻之。如果食欲尚好，只是大便硬，说明尚未达到燥屎阻结的程度。

【中医分析】

与190条、194条对比。谵语潮热，为阳明腑实证的主证，其腑实的程度有轻重之分，轻者仅便硬，重者燥屎阻结，本节以饮食情况来鉴别之。腑实不甚，不影响饮食，可用小承气汤；腑实太甚，胃气窒塞，则不能食，治疗用大承气汤。

216. 【原文】阳明病，下血谵语者，此为热入血室，但头汗出者，刺期门，随其实而泻之，濈然汗出则愈。

【译文】

阳明病，下血而谵语的，这是热入血室，只在头部出汗的，当刺期门穴，以泄去实邪，周身得汗即愈。

【中医分析】

邪热炽盛，血为热扰，故下血；内热蒸腾，故头汗出，热扰心神，故谵语。阳明病热入血室与阳明腑实证不同的是下血。

【解读】

阳明病热入血室，为盆腔炎或盆腔脓肿，伴发全身炎性反应，神经系统功能障碍见谵语。如果脓肿或瘀血得以下，但头汗出，谵语者，说明其胸胁处仍网内充盈（结胸状），如 142 条、143 条，这时可刺胸胁部期门放液，使全身出汗，迫使体液重新分布，谵语则得解。当然也可以用大柴胡汤合桂枝茯苓丸加石膏治疗。

217. 【原文】汗出谵语者，以有燥屎在胃中，此为风也。须下者，过经乃可下之。下之若早，语言必乱，以表虚里实故也。下之愈，宜大承气汤。[方八] 用前第二方。

【译文】

病人汗出谵语，是因为肠中有燥屎阻结，同时又有太阳中风未罢，里实须用攻下，但必须等待表证已罢，才可攻下。如果攻下太早，必致语言错乱。表和里实的证候，攻下才能痊愈，可用大承气汤。

【中医分析】

本条讲阳明腑证兼太阳中风。表里同病时的治则，里实者先治表，表解乃可攻里。太阳中风与阳明病均可见到汗出，仲景给予明确，此为风也，也就是肌表之邪未解所致的太阳中风引起的汗出。谵语是燥屎内结。所以为表里同病，表虚里实之证。治当先用桂枝汤解其表，待表解后，方可用大承气汤。若表证不解，而过早用大承气汤，则致表热尽陷而胃热益甚，则谵语加重，出现神昏而语言错乱。

【解读】

太阳中风，也可以自汗出，如果病情传变，出现谵语，判定肠中有燥屎，可以用下法，但必须是太阳中风好后（即先用桂枝汤），也就是过经后方可下之（用大承气汤）。如果下之过早，可能使机体丢液过多，加重休克，语言更乱。

218.【原文】**伤寒四五日，脉沉而喘满，沉为在里，而反发其汗，津液越出，大便为难，表虚里实，久则谵语。**

【译文】

伤寒病四五天，脉沉，气喘胀满，脉沉是病在里，而反用发汗治疗，致体内津液随汗外越，大便因而困难，表虚里实，时间一久，则发生谵语。

【中医分析】

喘满一证有表里之分，若为表邪敛束，多有恶寒、发热之证，其满在胸部，脉必浮；若为里气壅塞，多有潮热、便硬等证，其满在腹部，脉必沉。里证发其汗，其津液外越，燥实结于里，故大便硬，久则热扰心神而谵语。参213条治当小承气汤。

【解读】

脉沉，机体处于低血容量状态，心搏出量低所致。喘，是呼吸急促，重则呼吸困难。心衰时可以见到喘满。伤寒四五日，机体处于低血容量状态，心功能降低，甚至心衰，见到脉沉，喘满。若发汗，使体液进一步丢失，肠功能也发生障碍，出现大便难。久之，神经系统出现障碍，见谵语。此时，已发展成呼吸、循环、消化、神经系统的功能障碍。

219.【原文】**三阳合病，腹满身重，难以转侧，口不仁面垢**又作枯，一云向经，**谵语遗尿。发汗则谵语。下之则额上生汗，手足逆冷。若自汗出者，白虎汤主之。**［方九］

白虎汤

知母六两　石膏一斤，碎　甘草二两，炙　粳米六合

上四味，以水一斗，煮米熟汤成，去滓。温服一升，日三服。

【词解】

三阳合病：太阳、阳明、少阳三经同时发病。

口不仁：可表现为语言不利、舌燥、食不知味。

面垢：面部如蒙尘垢。

【译文】

三阳合病，腹部胀满，身体沉重，转侧困难，言语不利，食不知味，面部油污垢浊，神昏谵语，遗尿，如自汗出的，可用白虎汤主治。如误用发汗，则神昏谵语更加严重；误攻下，则会引起额部出汗、四肢厥冷等变证。

【中医分析】

本条述三阳合病，但阳明经之邪热独重。热气内结，气窒不行，故腹满。阳明主一身肌肉，阳明热盛，故身重，难以转侧。舌体属胃，胃之窍出于口，胃热太炽，故口不仁。阳明主面，热邪蒸郁，故面垢。热扰神明则谵语，热甚神昏，膀胱不约则遗尿。津为热迫则自汗。总之，以阳明经之热为甚，治疗用白虎汤。本证里热炽盛，禁用汗剂，若误用汗法，则津液更伤，邪热益炽，故谵语更甚。其里热虽炽，但尚未燥结，故禁用下法，若误用下法，重则亡阳，而见额上汗出，手足厥冷。

【解读】

炎症介质过度释放引起全身炎性反应，消化系统功能紊乱，则腹满、口不仁而面垢；运动系统被波及，则身重，难以转侧；神经系统功能障碍，则谵语、遗尿。此时毒素充斥血管内外，自

汗出者，可用白虎汤治疗。如果发汗，使体液继续丢失，心功能受损，脑缺氧加重，神经系统功能障碍加重，故谵语更甚。燥屎未成，若下之，排出二便的同时，使腹压下降，血压随之下降，使机体处于休克状态，出现额上生汗，手足逆冷。

220.【原文】二阳并病，太阳证罢，但发潮热，手足漐漐汗出，大便难而谵语者，下之则愈，宜大承气汤。［方十］用前第二方。

【译文】

太阳阳明并病，太阳证已经解除，唯发潮热，手足不断出汗，大便困难而且谵语的，应该攻下才得痊愈，可用大承气汤。

【中医分析】

太阳阳明并病，太阳证已罢，出现发潮热，手足漐漐汗出，大便难而谵语，大承气汤证已确凿，故用之则愈。如果太阳证未罢，还需先解表。

221.【原文】阳明病，脉浮而紧，咽燥口苦，腹满而喘，发热汗出，不恶寒反恶热，身重。若发汗则躁，心愦愦，反谵语。若加温针，必怵惕，烦躁不得眠。若下之，则胃中空虚，客气动膈，心中懊憹，舌上苔者，栀子豉汤主之。［方十一］

栀子豉汤

肥栀子十四个，擘　香豉四合，绵裹

上二味，以水四升，煮栀子取二升半，去滓，内豉，更煮取一升半，去滓。分为二服，温进一服，得快吐者，止后服。

【译文】

阳明病，脉浮紧，咽喉干燥，口觉苦味，腹部胀满，呼吸短促，发热汗出，不恶寒，反恶热，周身沉重。如误用发汗，就会心中烦乱，反而神昏谵语；如误用温针，必然导致恐惧不安，烦躁失眠。若误用泻下，则胃气受伤，邪热扰于胸膈，会引起心中烦闷不舒；如舌有黄白薄腻的苔垢，可以用栀子豉汤治疗。

【中医分析】

热盛腠理密，故脉浮紧；热盛上熏孔窍，故咽燥口苦。热气内结，气窒不行，故腹满而喘。里热熏蒸，故发热；胃为津液之腑，阳明热盛，液为热迫，则腠理开而汗出。阳明主一身肌肉，阳明热盛，津少肉不和，故身重。阳明经证，治当清热，若误发其汗，使津液更伤，而成阳明腑实，而发生烦躁，谵语；若误用温针，则火邪内迫，损伤心神而发生心怵不安，烦躁不得眠；若误用攻下，则余热未尽，留滞胸膈之间而发生心中懊恼不适，舌上生黄白薄腻苔，治疗用栀子豉汤以清余热。

【解读】

本条与219条，其实质差不多，机体发生全身炎性反应，消化系统功能紊乱，则咽燥口苦，腹满；运动系统被波及，则身重；植物神经功能紊乱，则发热汗出，不恶寒反恶热；汗出过多，津血亏少，心功能受损，则喘。故也可以用白虎汤治疗。

若继续发汗，使体液继续丢失，机体从肠道吸收水分，可能有燥屎，机体失代偿，神经系统功能障碍，则躁，心愦愦反谵语。可用承气汤。

加温针，同样是加重体液丢失，神经系统功能出现障碍，则怵惕烦躁不得眠，如118条，可以用桂枝甘草加龙骨牡蛎汤。

若下之，加重体液丢失，水电失调，胸膈处炎症明显，故心中懊恼。舌上苔为黄白薄腻苔。用栀子豉汤治疗。对比76条、77条、78条。

222.【原文】若渴欲饮水，口干舌燥者，白虎加人参汤主

之。［方十二］

白虎加人参汤

知母六两 石膏一斤，碎 甘草二两，炙 粳米六合 人参三两

上五味，以水一斗，煮米熟汤成，去滓，温服一升，日三服。

【译文】

阳明病如大渴引饮，口干舌燥的，用白虎加人参汤主治。

【中医分析】

本条接上条，若误治后，邪热炽盛，津伤更重，故见渴欲饮水，口干舌燥，用白虎汤清热的同时加人参，以补气生津。

【解读】

与26条对比。口干舌燥，是里热之象。渴欲饮水，说明机体体液不足，是高钠性脱水。白虎汤解其口干舌燥，人参补气生津。白虎加人参汤证也是误下变证之一。

223.【原文】若脉浮发热，渴欲饮水，小便不利者，猪苓汤主之。［方十三］

猪苓汤

猪苓，去皮 茯苓 泽泻 阿胶 滑石，碎，各一两

上五味，以水四升，先煮四味，取二升，去滓，内阿胶烊消，温服七合，日三服。

【译文】

如果出现脉浮、发热、口渴想喝水、小便不利的症状，可以用猪苓汤主治。

【中医分析】

本条接上条，若误治后，阴虚有热而水气不利，见脉浮，发热，渴欲饮水，小便不利。治用猪苓汤滋阴润燥，清热利水。

【解读】

与71条、72条、73条对比。五苓散与猪苓汤均有利尿解热作用。五苓散中有桂枝，侧重于有表证，同时治气上冲如头晕、心悸，五苓散既用于高渗性脱水又用于低渗性脱水，有利尿作用，同时又能调整水电解质平衡的作用。猪苓汤侧重于利尿，调整水电解质紊乱的作用比较差，不适宜于低血容量状态（224条）。猪苓汤证也是误下变证之一。

224.【原文】阳明病，汗出多而渴者，不可与猪苓汤，以汗多胃中燥，猪苓汤复利其小便故也。

【译文】

阳明病，汗出多而口渴的，不可用猪苓汤，因为汗多则胃中干燥，用猪苓汤再利其小便，会使津液更伤。

【中医分析】

水气不化，津液不能上布而致渴的，可以用猪苓汤，津伤的，不可以用。

【解读】

汗出多而渴者，说明机体处于低血容量状态，是高渗性脱水。猪苓汤有较强的利尿作用，故不可用之。

225.【原文】脉浮而迟，表热里寒，下利清谷者，四逆汤主之。［方十四］

四逆汤

甘草二两，炙　干姜一两半　附子一枚，生用，去皮，破八片上三味，以水三升，煮取一升二合，去滓，分温二服。强人可大附子一枚，干姜三两。

【译文】

脉浮而迟，表有热象，里有虚寒，泄泻完谷不化的，用四逆汤主治。

【中医分析】

阴寒内盛，阳气衰微，不能运化水谷，则下利清谷。脉浮为在表，脉沉为在里，表里同病，里虚寒者，先温其里，治用四逆汤温里散寒。

【解读】

与 91 条、324 条对比。脉浮：是表证的热象；脉迟：是里寒。里寒则下利清谷。表里并病，里虚者，先温里；里实者，先解表。温里用四逆汤。四逆汤有抗休克、调理胃肠功能等作用。白通汤表里双解，似乎比四逆汤更合适。

226. **【原文】若胃中虚冷，不能食者，饮水则哕。**

【译文】

如果脾胃虚寒，不能饮食，饮水会发生呃逆。

【中医分析】

胃主受纳，饮食入胃，全赖胃中阳气以运化。若胃阳虚衰，不能腐熟水谷，则不能饮食，阳虚则寒盛，饮水不化，水寒相搏，胃气不降，故哕，治当温中为主。若阳明腑实引发不能食的，治疗用下法。

【解读】

与 194 条对比。脾胃虚寒，多停饮，不能食，饮水也不行。

227. **【原文】脉浮发热，口干鼻燥，能食者衄。**

【译文】

脉浮发热，口干鼻燥而又能饮食的，可能发生鼻出血。

【中医分析】

阳明经气分热盛，故脉浮发热；邪热随经上扰，故口干鼻燥，热盛于胃，则能食。阳明之脉起于鼻，热盛于经，不得外越，势必内迫营血，随经上逆，而为鼻衄。若用清气分热之剂可能预防鼻衄。

【解读】

与190条对比，阳明病中风者能食。阳明经气分热盛，热不得外越，必伤津血致衄。

228. **【原文】阳明病，下之，其外有热，手足温，不结胸，心中懊憹，饥不能食，但头汗出者，栀子豉汤主之。**〔**方十五**〕用前第十一方。

【译文】

阳明病，泻下后，体表有热，手中温暖，没有结胸，但感觉心中懊憹不舒，嘈杂如饥，但又不能进食，只有头部出汗的，用栀子豉汤主治。

【中医分析】

阳明腑实证，为燥屎内结，下后，燥屎去，邪热泄，则病可愈。若腑证未实，而攻之，则邪不能尽除，热邪留扰胸膈，出现心中懊憹，饥不能食，但头汗出。

【解读】

阳明病有白虎汤证与承气汤证之分。若本是白虎汤证而下之，可能导致结胸与栀子豉汤证。本白虎汤证，里有热，但并不实，若早下之，热不能退，仍见手足温。（对比221条），客气动膈，见心中懊憹；胃气不强，见饥不能食；热攻于上，见头汗出。总之，是热扰胸膈。

229.【原文】阳明病，发潮热，大便溏，小便自可，胸胁满不去者，与小柴胡汤。[方十六]

小柴胡汤

柴胡半斤　黄芩　人参　甘草，炙　生姜，切，各三两
大枣十二枚，擘　半夏半升，洗

上七味，以水一斗二升，煮取六升，去滓，再煎取三升，温服一升，日三服。

【译文】

阳明病，发潮热，大便溏泻，小便如常，胸胁部满闷依然不除者，可用小柴胡汤治疗。

【中医分析】

胸胁满不去，为少阳证，发潮热，大便溏，为阳明里实未甚。总之，邪从少阳传阳明，少阳之邪尚炽，燥屎未成，治在和解少阳，若腑实较甚，可用大柴胡汤。

【解读】

本条是用小柴胡汤治疗腹泻。肠道感染引发腹泻，发潮热，胸胁满者用小柴胡汤。腹痛者可加白芍。

230.【原文】阳明病，胁下硬满，不大便而呕，舌上白苔者，可与小柴胡汤，上焦得通，津液得下，胃气因和，身濈然汗出而解。[方十七]用上方。

【词解】

胃气因和：胃的正常机能得到恢复。

【译文】

阳明病，见胸胁硬满，大便不通而呕，舌上有白苔的，可用

小柴胡汤治疗。如果上焦气机通畅，津液能下达而输布全身，胃气和能调内外，周身出汗而病解。

【中医分析】

胁下硬满而呕，为少阳证。不大便，为阳明病。舌苔白，说明燥屎尚未结。总之，少阳传阳明，燥屎尚未结，治在少阳。小柴胡汤和解枢机，用之后，上焦之气得通，津液能输布而达全身，胃气能和而调内外，故溅然汗出而解。胃气和，津液布，不通其便，大便自通。

【解读】

与 148 条对比。患病后体液向胁下输布，见胁下硬满；血管内水分相对不足，从肠道吸收，见大便硬，或不大便；胃肠功能紊乱，见呕。舌上白苔，说明胃不热，或有热而不实。用小柴胡汤后胸胁部热得解，胃肠功能恢复，体液重新输布，体表及肠道内体液得以补足，胃气因和，汗出大便解而愈。

231. **【原文】** 阳明中风，脉弦浮大而短气，腹都满，胁下及心痛，久按之气不通，鼻干不得汗，嗜卧，一身及目悉黄，小便难，有潮热，时时哕，耳前后肿，刺之小瘥，外不解，病过十日，脉续浮者，与小柴胡汤。［方十八］用上方。

【译文】

阳明中风，脉搏浮大而弦，呼吸短促，腹部胀满，两胁及心下疼痛，按之更觉气闷不通，鼻腔干燥，没有汗，喜欢睡眠，全身及面部皆发黄，小便不通畅，发潮热，常常干哕，耳部前后肿，先用针刺法以泄经脉之热，病势稍减而外证不解，虽然病经十天，脉继续呈现浮象的，用小柴胡汤治疗。

【中医分析】

弦为少阳脉，浮为太阳脉，大为阳明脉；短气腹都满，属阳明证；胁下及心痛，久按之气不通，属少阳证；鼻干不得汗，属太阳证；嗜卧属少阳证；一身及目悉黄，小便难为黄疸病；有潮热属阳明证；时时哕、耳前后肿属少阳证。总之，三阳合病兼黄疸，经针刺症减轻，但其他外证不解，病过十日而脉浮者，可与小柴胡汤。

【解读】

这是某种病因所致的黄疸病，可能是肝源性黄疸。

232. **【原文】脉但浮，无余证者，与麻黄汤。若不尿，腹满加哕者，不治。[方十九]**

麻黄汤

麻黄三两，去节　桂枝二两，去皮　甘草一两，炙　杏仁七十个，去皮尖

上四味，以水九升，煮麻黄，减二升，去上沫，内诸药，煮取二升半，去滓。温服八合，覆取微似汗。

【译文】

脉搏但见浮象，而没有其他里证的，可有麻黄汤治疗；如果没有小便，腹部胀满，呃逆更甚的，不治。

【中医分析】

接上文。对比 37 条。脉浮是太阳表证未解。无余证，指上条所呈现的症状完全消除。胃气衰竭，三焦不通，气机窒塞，邪无出路，故不尿，腹满加哕，不治。

【解读】

接上。上述黄疸，若脉但浮，已无余证者，则可与麻黄汤。上述黄疸病，见到腹满而不尿者，可能是并发腹水所致。胃气大败而见哕。黄疸并发腹水者，确实病重，多预后不良。

233. **【原文】阳明病，自汗出，若发汗，小便自利者，此**

为津液内竭，虽硬不可攻之，当须自欲大便，宜蜜煎导而通之。若土瓜根及大猪胆汁，皆可为导。［方二十］

蜜煎

食蜜七合

上一味，于铜器内，微火煎，当须凝如饴状，搅之勿令焦着，欲可丸，并手捻作挺，令头锐，大如指，长二寸许。当热时急作，冷则硬。以内谷道中，以手急抱，欲大便时乃去之。疑非仲景意，已试甚良。

又大猪胆一枚，泄汁，和少许法醋，以灌谷道内，如一食顷，当大便出宿食恶物，甚效。

【译文】

阳明病，本来已经自汗出，如果再发汗，小便畅利的，这时体内津液必然相对亏耗，大便虽硬，也不能使用泻下剂，应当等病人自己要大便时，用蜜煎导法润肠通便，它如土瓜根以及猪胆汁都可以润导。

【中医分析】

阳明腑实证之大便秘结，是由热实引起，治当承气类。阳明病，自汗出，则体内津液相对减少。若发汗，则津液又越于外；小便自利的，津液泄于下。此时，肠间乏液濡润，则大便干涩难下，此种大便难，没有热实之象，故不用承气类，只是欲大便时，用蜜煎或土瓜根汁或猪胆汁外导即可，当然可以配合增液汤等内服。

【解读】

与203条对比。阳明病本来就汗多，若再发汗，尿又多，机体体液就丢失过多，机体自身调节，从肠道内吸收水分，大便必硬。这时没有口渴欲饮水等高渗性脱水的症状，也没有腹痛潮热等肠梗阻、毒血症的症状，自欲大便者，可以灌肠。

234.【原文】阳明病，脉迟，汗出多，微恶寒者，表未解也，可发汗，宜桂枝汤。[方二十一]

桂枝汤

桂枝三两，去皮　芍药三两　甘草二两，炙　生姜三两，切　大枣十二枚，擘。

上五味，以水七升，煮取三升，去滓，温服一升，须臾，啜热稀粥一升，以助药力取汗。

【译文】

阳明病，脉迟，汗出多而微恶寒的，是表邪未解除，可以发汗，宜用桂枝汤。

【中医分析】

此条是阳明病兼太阳中风的证治。太阳中风为多，里热不甚，故可用桂枝汤，若里热甚，可用白虎加人参汤。

【解读】

太阳病向阳明病转化过程中，因汗出过多，使机体体液减少，故脉迟。微恶寒，说明外证仍存，里不虚可发汗，宜用桂枝汤。如果里虚寒，应先救里；如果里实有表，先解表。

235.【原文】阳明病，脉浮，无汗而喘者，发汗则愈，宜麻黄汤。[方二十二]用前第十九方。

【译文】

阳明病，脉浮，无汗而喘的，用发汗剂治疗，即可痊愈，宜用麻黄汤。

【中医分析】

此条是阳明病兼太阳伤寒的证治。脉浮，无汗而喘，为太阳伤寒，治用麻黄汤，若里热炽盛，又表实无汗，见烦躁口渴，可用大青龙汤。

【解读】

太阳病向阳明转化时，表证明显，见脉浮，无汗而喘，应先解表，据脉证应用麻黄汤。

236.**【原文】**阳明病，发热汗出者，此为热越，不能发黄也。但头汗出，身无汗，剂颈而还，小便不利，渴引水浆者，此为瘀热在里，身必发黄，茵陈蒿汤主之。[方二十三]

茵陈蒿汤

茵陈蒿六两　栀子十四枚，擘　大黄二两，去皮

上三味，以水一斗二升，先煮茵陈减六升，内二味，煮取三升，去滓，分三服。小便当利，尿如皂荚汁状，色正赤，一宿腹减，黄从小便去也。

【词解】

热越：里热发越于外。

瘀热：邪热瘀滞。

【译文】

阳明病，发热汗出，里热能随汗外泄，就不会有发黄的症状。若只有头部汗出的，从颈以下完全没有汗出，小便不利，口渴欲饮水，这是邪热瘀滞于里，身体必然发黄，用茵陈蒿汤主治。

【中医分析】

与260条对比。本条是中医对黄疸发病机理的认识。中医认为黄疸是因湿热郁蒸所致，其条件是无汗（或头汗出，身无汗，

剂颈而还）与小便不利，无汗则热不得越，小便不利则湿不得泄，湿热交蒸而成黄疸。茵陈蒿汤苦寒通泄，使湿热从小便而出，湿去热清，则发黄自愈。

【解读】

黄疸有肝源性黄疸和血源性黄疸之分，本条是肝源性黄疸。

237. 【原文】阳明证，其人喜忘者，必有蓄血。所以然者，本有久瘀血，故令喜忘。屎虽硬，大便反易，其色必黑者，宜抵当汤下之。［方二十四］

抵当汤

水蛭，熬　虻虫，去翅足，熬，各三十个　大黄三两，酒洗　桃仁二十个，去皮尖

上四味，以水五升，煮取三升，去滓，温服一升，不下更服。

【译文】

阳明证，病人健忘的，体内必有蓄血，之所以这样，是因为很早就有瘀血，故引起健忘，大便虽硬而排便却易，而且大便颜色必黑，可用抵当汤攻下瘀血。

【中医分析】

心主血，宿瘀与邪热相合，则心气失常而善忘。血液属阴，其性濡润，离经之血与燥屎相混，则能化燥为润，化坚为软，故大便虽硬反易。总之，其为阳明邪热与宿之瘀血相结而成阳明蓄血证。治疗用抵当汤破其血结，泻其邪热。

【解读】

本有久瘀血，指上消化道慢性长期出血，在下消化道内长时间停留。肠道内红细胞破坏出现柏油便；长期慢性出血而贫血，出现喜忘。

瘀血轻用桃仁承气汤，瘀血重用抵当汤，如果有热可能用到大黄黄连泻心汤和犀角地黄汤。

238. 【原文】阳明病，下之，心中懊恼而烦，胃中有燥屎者，可攻。腹微满，初头硬，后必溏，不可攻之。若有燥屎者，宜大承气汤。[方二十五] 用前第二方。

【译文】

阳明病泻下之后，心中烦闷不舒，肠中燥屎未净的，可以继续用泻下法。如果腹部微满，大便初起虽硬，后段必然溏薄的，不可用攻下法。如果有燥屎内结的，可以用大承气汤。

【中医分析】

对比 221 条。阳明病，下之，心中懊恼而烦，用栀子豉汤；阳明病，下之，心中懊恼而烦，胃中有燥屎者，用大承气汤。腹微满，初头硬，后必溏，为胃中冷，不可攻之。

潮热、手足漐然汗出、谵语，（腹痛、拒按）提示有燥屎。潮热、手足漐漐汗出，提示大便硬。有燥屎或大便硬均可用承气汤，没有不可用。热扰胸膈、虚烦无燥屎者，用栀子豉汤。

对比 79 条，伤寒下后，心烦，腹满，卧起不安者，栀子厚朴汤主之。

239. 【原文】病人不大便五六日，绕脐痛，烦躁，发作有时者，此有燥屎，故使不大便也。

【译文】

病人不大便五六天，脐周疼痛，烦躁不安，但是发作有一定时间，这是肠中燥屎阻结的现象，所以大便不通。

【中医分析】

燥屎聚结于肠间，壅塞不通，故绕脐痛；邪热内阻，浊气蒸扰，故烦躁；燥屎不得排解，矢气攻冲发作有时，故绕脐痛，烦躁也发作有时。治疗用承气汤。

【解读】

潮热，手足濈然汗出，谵语；或不大便五六日，绕脐痛，烦躁，发作有时者均是有燥屎。这是不全肠梗阻的表现，有用承气汤的机会。

240.【原文】**病人烦热，汗出则解，又如疟状，日晡所发热者，属阳明也。脉实者，宜下之；脉浮虚者，宜发汗。下之与大承气汤，发汗宜桂枝汤。**［方二十六］大承气汤用前第二方，桂枝汤用前第二十一方。

【译文】

病人烦热，汗出之后，已经解除，可是病又发作，像疟疾一样，每至傍晚定时发热，这是属于阳明里热，脉实的，可以泻下，如果脉浮虚的，就应当发汗。泻下用大承气汤，发汗可用桂枝汤。

【中医分析】

与38条对比。热而烦，用大青龙汤发汗，汗出则解。太阳病不解，转属阳明，出现日晡所发热，脉实者，用大承气汤。若日晡所发热，脉浮虚者，是太阳中风，治宜桂枝汤。

241.【原文】**大下后，六七日不大便，烦不解，腹满痛者，此有燥屎也。所以然者，本有宿食故也，宜大承气汤。**［方二十七］用前第二方。

【译文】

攻下之后，又六七天不大便，烦躁仍没有解除，腹部胀满疼痛，这是肠内有燥屎的现象。之所以这样，是因为肠内本有宿食，虽经大下而没有得到尽除，故仍可再攻下，宜用大承气汤。

【中医分析】

阳明腑实证，大下之后，若大便通畅，燥屎尽去，脉静身凉，知饥能食，则为病愈。今大下之后，燥屎未尽，邪复聚而成实，故见六七日不大便，烦不解，腹满痛。治疗仍当攻下。

【解读】

与 239 对比。下后，六七日不大便，腹满痛而烦，此有燥屎。这是不全肠梗阻的表现，用大承气汤治疗。

242.【原文】病人小便不利，大便乍难乍易，时有微热，喘冒一作拂郁不能卧者，有燥屎也，宜大承气汤。［方二十八］用前第二方。

【译文】

病人小便不利，大便时难时易，体表有时微热，气喘昏眩不能安静睡觉的，这是肠中有燥屎内结的原因，用大承气汤治疗。

【中医分析】

小便不利，津液能回流入肠，故燥屎虽结，时易；燥屎内结，邪热结于里，故时微热；腑气壅塞，故气粗作喘；邪浊上干，故头目昏冒；又喘又昏，故不能卧。治疗用大承气汤，峻攻内实。

【解读】

与 239 条、241 条对比。本条比上两条病重，虽然也是不全肠梗阻，但是本条肠梗阻引起了水电解质紊乱，内毒素血症。机体处于低血容量状态，故小便少；肠道毒素吸收入血，出现微热，喘。大便时通，说明不全梗阻。

243.【原文】食谷欲呕，属阳明也，吴茱萸汤主之。得汤反剧者，属上焦也。［方二十九］

吴茱萸汤

吴茱萸一升，洗　人参三两　生姜六两，切　大枣十二枚，擘

上四味，以水七升，煮取二升，去滓，温服七合，日三服。

【译文】

当进食时气逆欲呕，这是胃虚寒的缘故，用吴茱萸汤主治。如果服本方后，呕吐反而严重的，这不是中焦虚寒引起的，是上焦有热了。

【中医分析】

虚则不能纳谷，寒则胃气上逆，故食谷欲呕，其实质为中焦虚寒所致，治疗用吴茱萸汤温中降逆。但是食谷欲呕也有上焦有热引起的，若服用吴茱萸汤后，不但不减，反而加重。

【解读】

与179条对比。太阳阳明是脾约；正阳阳明，是胃家实；少阳阳明，是胃中燥烦大便难。阳明病多数是胃家实，也有胃虚寒。

若胃虚寒，食谷欲呕，吴茱萸汤主之；若食谷欲呕，用吴茱萸汤后呕吐加重，说明不是胃虚寒，须详辨。比如小柴胡汤证有喜呕。

244.【原文】太阳病，寸缓关浮尺弱，其人发热汗出，复恶寒，不呕，但心下痞者，此以医下之也。如其不下者，病人不恶寒而渴者，而转属阳明也。小便数者，大便必硬，不更衣十日，无所苦也。渴欲饮水，少少与之，但以法救之。渴者，亦五苓散。［方三十］

221

五苓散

猪苓，去皮　　白术　　茯苓各十八铢　　泽泻一两六铢　　桂枝半两，去皮

上五味，为散，以白饮和服方寸匕，日三服。

【译文】

太阳病，寸脉缓，关脉浮，尺脉弱，发热，出汗，恶寒，并不呕吐，但觉心下痞的，这是误下引起的。假如没有经过误下，病人没有恶寒，而有口渴的，这是病势已转属阳明。小便次数多，大便必然硬，即使十余天不解大便，也没有什么痛苦。假如口渴想要喝水，可以少少的喝一点水，也可根据情况，进行适当的处理。如因水气不化而口渴的，可用五苓散治疗。

【中医分析】

这是太阳中风的转化。恶寒发热汗出，脉浮弱，是太阳中风。若误下导致心下痞，如164条：表未解，先解表，解表用桂枝汤，表解乃可攻痞，攻痞宜大黄黄连泻心汤。若没有误下，病人不恶寒，小便数而渴，十余日不大便，渴欲饮水，少少与之，不大便乃脾约，以法治之（如用麻子仁丸或灌肠）。若渴而小便少，则用五苓散。

245. 【原文】脉阳微而汗出少者，为自和一作如也，汗出多者，为太过。阳脉实，因发其汗，出多者，亦为太过。太过者，为阳绝于里，亡津液，大便因硬也。

【词解】

脉阳微：指脉象浮取无力。

阳脉实：脉象浮取有力。

【译文】

脉浮弱，而微微的出汗，是邪去正复，病将痊愈的现象。假

如汗出得多，就为太过。脉浮盛有力，表有实邪，因而用发汗治疗，假使汗出太过，亦属太过。太过则阴液损耗于外，阳气独盛于里，胃肠津液被夺，大便因而硬。

【中医分析】

脉阳微，指脉浮取无力，是正气虽虚，邪气亦衰，这时微微汗出，则邪气去而正气安，故为自和。如果汗出过多，津液外泄，使体内津液减少，为太过。阳脉实，指浮取有力，是表邪实，治疗当发汗，若汗出太过，导致大量津液外亡，亦为太过。汗出太过，津液外泄太多，肠中干燥，而大便硬，此为脾约。

【解读】

脉阳微指脉象浮取无力，似太阳中风之脉浮缓，机体体液相对不足，汗腺深层网内充盈，少汗出，则自和，若汗出过多，则为太过。阳脉实指脉象浮取有力，似太阳伤寒之脉浮紧，患伤寒，体液向浅表输布，应该发汗治疗，若汗出过多，亦为太过。不论阳脉微或实，均不可发汗太过，发汗太过，体液丢失过多，使机体处于低血容量状态，机体自身调节，从肠道吸收水分，致大便硬。

246. **【原文】脉浮而芤，浮为阳，芤为阴，浮芤相搏，胃气生热，其阳则绝。**

【词解】

芤：脉轻按浮大，重按中空，是阴血不足，阳气浮盛之征。

【译文】

脉浮而芤，浮是阳盛，芤为阴血不足，浮脉与芤脉共见，胃气有热，其津液欲竭。

【中医分析】

浮为阳邪盛，芤为阴血虚，阳气盛则胃气生热，阴血虚则津液内竭。

【解读】

本条说明阳绝脉象是浮而芤。急性大出血或急性失液，导致机体血容量不足时，其脉象为芤。胃气生热，指心脏努力代偿，表现为浮脉。阳绝指急性大失血或失液时机体代偿期（休克早期），失代偿时（休克期）脉为微（亡阳）。

247. **【原文】跌阳脉浮而涩，浮则胃气强，涩则小便数，浮涩相搏，其脾为约，麻子仁丸主之。[方三十一]**

麻子仁丸

麻子仁二升　芍药半斤　枳实半斤，炙　大黄一斤，去皮
厚朴一尺，炙，去皮　杏仁一升，去皮尖，熬，别作脂

上六味，蜜和丸如梧桐子大，饮服十丸，日三服，渐加，以知为度。

【译文】

跌阳脉浮而涩，脉浮知其胃气旺盛，小便多而津液外泄，是以脉涩，浮脉与涩脉并见，知其肠中津液不足，内热偏盛，大便就会干燥，这是脾被胃所约束，精气不能转输，用麻子仁丸主治。

【中医分析】

跌阳专候脾胃，脉浮为胃中有热，脉涩为脾阴不足，胃强脾弱，脾失转输，不能四布，但输膀胱，故小便数，而大便干硬。

【解读】

跌阳脉即足背动脉。179 条，太阳阳明者，脾约是也。太阳病或发汗太过或吐下，亡失津液，使胃中干，脾无津液可行，受其制约，形成脾约证。脉涩示津液不足，脉浮示胃气强，即心脏努力代偿。总之，不论何种原因，机体体液不足，通过从肠道吸收水分自身调节，则大便干。

248.【原文】太阳病三日，发汗不解，蒸蒸发热者，属胃也，调胃承气汤主之。[方三十二] 用前第一方。

【词解】

发汗不解：发汗后热病不愈。

蒸蒸发热：形容其发热如蒸笼中热气向外蒸一样。

【译文】

太阳病已有三天，发汗后病仍不愈，全身热势如蒸气向外蒸一样，这是病邪已传入阳明，用调胃承气汤主治。

【中医分析】

太阳病三日，发汗后，表证已解，然邪气已入里，转属阳明腑实，其症除蒸蒸发热外，可能还有腹满、便秘等，治疗用调胃承气汤。如果仅有蒸蒸发热，没有燥实症状，可能为阳明经证，不敢贸然用下法，以防产生变证。

【解读】

太阳病三日，经发汗后热不解，蒸蒸发热者，是太阳转属阳明，治用调胃承气汤。

249.【原文】伤寒吐后，腹胀满者，与调胃承气汤。[方三十三] 用前第一方。

【译文】

伤寒病用过吐法后，感到腹中胀满的，可以给服调胃承气汤。

【中医分析】

伤寒吐后，在上之邪得到排除，而在下之邪却化燥成实，故应用下法。然其吐后中气受伤，所以不宜峻下，用调胃承气汤最为合适。当然，这种腹满，应是按之方痛，若不按亦痛，则用大承气汤。还有一种腹满是喜按，按之柔软，属里虚寒证，不可不知。

【解读】

与上条及 207 条对比。伤寒误用吐法，使胃气不和，腹胀满者，与调胃承气汤。

250.【原文】太阳病，若吐若下若发汗后，微烦，小便数，大便因硬者，与小承气汤和之愈。[方三十四] 用前第二方。

【译文】

太阳病，经过催吐，或攻下，或发汗后，有轻微烦闷，小便频数，因而大便硬结的，可用小承气汤，泄下实邪，调和胃气，即可痊愈。

【中医分析】

太阳病经过或汗或吐或下后，津液受伤，表邪入里，邪热内扰则心烦。燥实内结则便硬，小便数则津液更从下泄。虽便硬尚未达到燥屎的地步，故用小承气汤而不用大承气汤。

【解读】

太阳病经过汗吐下之后，津液大量丢失，小便次数不少，说明机体通过自身调节，保持水电解质平衡。"微烦，大便硬"是机体自身调节时，水分从肠道吸收，同时毒素血症刺激神经系统所致。治疗与小承气汤，大便得下，同时也切断了毒素来源。

251.【原文】得病二三日，脉弱，无太阳柴胡证，烦躁，心下硬。至四五日，虽能食，以小承气汤，少少与，微和之，令小安，至六日，与承气汤一升。若不大便六七日，小便少者，虽不受食一云不大便**，但初头硬，后必溏，未定成硬，攻之必溏；须小便利，屎定硬，乃可攻之，宜大承气汤。**[方三十五] 用前第二方。

【译文】

得病二三日，脉弱，没有太阳少阳的症状，烦躁，胃脘部硬满，到了四五天，虽能够饮食，也只能以少量的小承气汤微微和下，使病势稍为缓和，到了第六天，再给服承气汤一升。假如六七天不解大便，小便少的，虽然不能食，也不能用攻下的方法，其大便仅是初头干硬，后必溏薄，如果用攻下剂，必然会导致溏泻。必须小便利，大便完全燥结，才可以用大承气汤。

【中医分析】

得病二三天，病程虽短，但无太阳病及少阳病的症状，独见烦躁、心下硬等证，说明邪已入阳明，转成阳明腑实之证。脉弱，说明正气已不足。若便硬能食，即为小承气汤证，由于正气不足，只能少少与之，使病势稍微缓解，第二天再服一升，这样，既可攻下，又可免伤正气。若不大便六七日，小便利，确定燥屎内结，可用大承气汤；若小便少，虽不能食，其大便也不一定全部燥硬，即使硬结，也仅仅是初头硬，后必溏，如用大承气汤攻之，必致溏泻之变证。

【解读】

脉弱、心下硬用大承气汤时需谨慎，确定屎硬且无禁忌证方可用，否则可用小承气汤试探。

得病二三日，无太阳柴胡证。烦躁、心下硬，说明是阳明病，当然需区别结胸。至四五日能食，即食后无不适，说明不是结胸。可以小承气汤少少与（比如服2合），服后无不适，心下硬略减轻，到了第六日，与小承气汤一升。若六七日仍不大便，小便利者，确定大便已硬，可用大承气汤攻之；若小便少，不能食，乃胃中冷，大便是"初头硬，后必溏"，不可用大承气汤攻之，用之大便必溏。

252.【原文】伤寒六七日，目中不了了，睛不和，无表里证，大便难，身微热者，此为实也，急下之，宜大承气汤。[方三十六] 用前第二方。

【词解】

目中不了了：视物不清。

睛不和：眼球转动不灵活，比直视轻。

【译文】

伤寒病六七天，病人视物不清，眼珠转动不灵活，无头痛恶寒表证，无腹满谵语里证，大便困难，肌表微热，这是阳明腑实证，应急用大承气汤下之。

【中医分析】

此条为阳明腑实重证，釜底抽薪之治疗方法。腑热炽盛，灼烁真阴，脏腑之精气消耗殆尽，不能上荣于目，故目中不了了，睛不和；燥屎内阻，则大便难；热潜于里，故身微热；无表证如恶寒头痛等证，也无明显的里证如腹满、潮热、谵语等证，故说"无表里证"。此时，病情已十分危急，治疗用大承气汤急下求阴。

【解读】

与210条、212条对比。伤寒六七日后，已无表证如恶寒、头身痛等，也无明显的里证如潮热、腹满痛等。但是因为汗出过多，机体通过从肠道吸收水分（则大便难）等措施后，仍不能使机体的低血容量得以改善，机体功能低下，神经系统失调，出现反应迟钝、眼球转动不灵活、视物不清等证。毒素血症，则身微热。用大承气汤攻之，切断毒素血症的致病因素。

253.【原文】阳明病，发热汗多者，急下之，宜大承气汤。[方三十七] 用前第二方。

【译文】

阳明腑实证，发热汗出过多的，应急用大承气汤下之。

【中医分析】

213 条：阳明病其人多汗，以津液外出胃中燥，大便必硬。因发热汗多，津液外越，此时宜用大承气汤急下存阴，如犹豫不决，而失于急下，可能使津液枯竭而不可救药。

【解读】

本条应与白虎汤证鉴别。两者均有发热、汗多之证。本条接上条，其内毒素血症是肠源性的，常伴有大便难等，故用大承气汤。

254.【原文】发汗不解，腹满痛者，急下之，宜大承气汤。［方三十八］用前第二方。

【译文】

发汗以后，病仍不解，反出现腹部胀痛的症状，急用大承气汤攻下。

【中医分析】

病在阳明，发汗则伤津而热邪更炽，与糟粕相结而成燥屎，阻梗于中，气机窒塞，故腹满痛。通则不痛，故用大承气汤急下之。

【解读】

腹满痛而发汗不解，同上条，是肠源性的内毒素血症引起的，用大承气汤断其毒素来源，则病愈。

255.【原文】腹满不减，减不足以言，当下之，宜大承气汤。［方三十九］用前第二方。

【译文】

腹部胀满，不觉减轻，即使有些减轻，也是微不足道，是属实，当下其里实，宜用大承气汤。

【中医分析】

本证腹满与虚证腹满不同，是里有燥屎，有形的实邪，腹满无减轻之时，是内实腹满，是承气汤的主证之一。虚证腹满，常有缓解之时。

【解读】

与 239 条对比。腹满不通，没有硬痛，多为肠梗阻，有用大承气汤的机会。

256.**【原文】阳明少阳合病，必下利，其脉不负者，为顺也。负者，失也，互相克贼，名为负也。脉滑而数者，有宿食也，当下之，宜大承气汤**。［方四十］用前第二方。

【译文】

阳明和少阳合病，发生下利，其脉象没有互相克贼的现象，是顺证，有克贼的现象，是逆证，脉象滑数的，这是肠中有积滞，应当攻下，宜用大承气汤。

【中医分析】

下利之人，脉滑数者，是由宿食引起的，可以用大承气汤下之。后面是根据五行生克学说来解释的。阳明胃属土，少阳胆属木。木克土为常。木乘土，木强土弱，见少阳脉弦，此为负；土侮木，土强木弱，见阳明脉滑数，此为不负，为顺。

257.**【原文】病人无表里证，发热七八日，虽脉浮数者，可下之。假令已下，脉数不解，合热则消谷喜饥，至六七日不大便者，有瘀血，宜抵当汤**。［方四十一］用前第二十四方。

【译文】

病人没有其他表里征象，而发热已经七八天，虽然脉浮数，也可用攻下。假如攻下后脉数不解，并且食欲增强，六七天不大便的，这是瘀血所致，宜用抵当汤治疗。

【中医分析】

病人发热，如不感恶寒，说明病已离表，虽脉浮数，也可攻下治疗，如属胃肠燥实，下后燥屎去，则脉静身凉而愈。假如下后脉数不解，且能食易饥，则非内有燥屎，而是内有瘀血，故用抵当汤治疗，当然瘀血应有少腹急结、小便自利、喜狂等证。

【解读】

与 125 对比。不明原因（可见于钩端螺旋体病、回归热、伤寒等传染病）发热七八日，脉浮数，用下法后，大便已下，然而热不解，且消谷喜饥，再过六七天，还不大便者，可能是肠道有瘀血，宜抵当汤治疗。

消化道出血患者，消谷喜饥，肠道内血不能排出，出现吸收热，用抵当汤除去瘀血而愈。

258. **【原文】若脉数不解，而下不止，必协热便脓血也。**

【译文】

假如脉数不解，而腹泻不止，必将有协热下利，挟带脓血的症状出现。

【中医分析】

接上条，下后，脉数不解，说明邪热未减。热从下泄，迫血下行，故下不止，必协热便脓血。

【解读】

不明原因发热七八日，脉浮数，用下法后，大便已下，然而热不解，并且腹泻不止，此为协热痢，伴有脓血便。治疗可用葛根芩连汤合白头翁汤加减。

259. **【原文】伤寒发汗已，身目为黄，所以然者，以寒湿**一作温**在里不解故也。以为不可下也，于寒湿中求之。**

【译文】

伤寒发汗过后，周身及面目都发黄，之所以这样，是因为里有寒湿不得解除的原因，上证的治疗，不可用攻下，应该从寒湿的原因中寻求治疗方法。

【中医分析】

素体脾阳不足，寒湿内停，因伤寒而用汗法，表寒虽去，里阳亦虚，脾失健运，寒湿愈甚，湿瘀不化，郁而成黄。黄疸有阳黄和阴黄之分，阴黄是脾阳不足，寒湿内困所致，其黄晦暗，并有里寒见证；阳黄是湿热所致，其黄色鲜明如橘子，并有里热见证。

【解读】

与 260 条、261 条、262 条对比。黄疸有肝源性的和血源性的之分，本条是肝源性的。肝炎所致黄疸，初期症状似伤寒，如以伤寒治，发汗已，身目为黄。其黄疸分为寒湿和湿热两型，本条是寒湿，治疗用茵陈五苓散。

260.【原文】伤寒七八日，身黄如橘子色，小便不利，腹微满者，茵陈蒿汤主之。［方四十二］用前第二十三方。

【译文】

伤寒到了七八天，周身发黄，如橘子颜色，小便不利，腹部微微胀满，可用茵陈蒿汤主治。

【中医分析】

与上条相比，本条是湿热发黄。湿热郁蒸在里，不得外达，故小便不利，腹部微满。治疗当清热利湿，用茵陈蒿汤。

【解读】

与 236 对比。此条是肝源性黄疸。初期似伤寒，七八日后出现黄疸，黄如橘子。小便不利，湿不能去。腹微满，是里有实。

本条是湿热黄疸，治疗用茵陈蒿汤。

261.【原文】伤寒身黄发热，栀子柏皮汤主之。〔方四十三〕

栀子柏皮汤

肥栀子十五个，擘　甘草一两，炙　黄柏二两

上三味，以水四升，煮取一升半，去滓，分温再服。

【译文】

伤寒病周身发黄，且又发热的，用栀子柏皮汤主治。

【中医分析】

黄疸发热，无腹满者，是里有热而无实，本条属于湿热黄疸，但热重于湿，治用栀子柏皮汤。

262.【原文】伤寒瘀热在里，身必黄，麻黄连翘赤小豆汤主之。〔方四十四〕

麻黄连翘赤小豆汤

麻黄二两，去节　连翘二两，连翘根是　杏仁四十个，去皮尖　赤小豆一升　大枣十二枚，擘　生姜二两，切　生梓白皮一升，切　甘草二两，炙

上八味，以潦水一斗，先煮麻黄再沸，去上沫，内诸药，煮取三升，去滓，分温三服，半日服尽。

【词解】

生梓（zǐ）白皮：梓树的韧皮部。

【译文】

患伤寒病，邪热瘀郁于里，身体发黄，用麻黄连翘赤小豆汤主治。

【中医分析】

本条是外有寒邪，内有湿热，郁蕴不解的发黄，应有头痛、体痛、恶寒无汗等证，病势偏于表，故治疗用麻黄连翘赤小豆汤。

【解读】

本条是湿热黄疸兼有表证，无汗用麻黄连翘赤小豆汤，有汗用桂枝加黄芪汤。

总之，黄疸，呕而发热，用小柴胡汤加茵陈蒿汤（或茵陈五苓散）；兼里实者，用大柴胡汤合茵陈蒿汤（或茵陈五苓散）。黄疸在里，用茵陈蒿汤或栀子柏皮汤或栀子大黄汤。

第五章 辨少阳病脉证并治

263.【原文】少阳之为病，口苦、咽干、目眩也。

【词解】

目眩：头目昏眩。

【译文】

凡病人自觉口味苦，咽喉干及头目昏眩的，这是少阳病所表现的证候。

【中医分析】

病由太阳传入少阳，风寒之邪已渐化燥，但还未入里成实，属半表半里热证。胆为少阳之府，胆热上蒸，则口苦；邪渐化燥，伤及津液，则咽干；少阳主风火，风火上扰，则目眩。

【解读】

机体由于某种原因，体液向胸胁部输布，出现胸胁苦满；胆胃功能失调，出现口苦、默默不欲饮食、喜呕；整体津液不足，心脑失养，出现咽干、心烦、目眩。总之，机体处于津液相对不足状态，复又热扰出现诸证。口苦说明有热扰，咽干、目眩说明机体津液不足，简明扼要，说出了少阳病的病机。

264.【原文】少阳中风，两耳无所闻，目赤，胸中满而烦者，不可吐下，吐下则悸而惊。

【译文】

少阳受了外邪，两耳聋闭，眼睛发红，胸中有满闷而烦扰的感觉，不能用催吐或攻下的方法治疗，如误用吐下，会引起心跳和惊恐。

【中医分析】

足少阳之脉，起于目锐眦，走于耳中，下胸中，贯膈，少阳经有邪热，故胸中满而烦；壅遏清窍，故目赤耳聋。因其为少阳邪热，虽有胸满而烦，然无痰水实邪阻滞，故不可用吐法；虽有胸满而烦，然其无阳明腑实之证，故不用下法。若误用吐下，损气耗液，故悸而惊。

【解读】

少阳中风，是津亏体质之人被热扰，此热较为显著。某种原因使体液向胸胁输布，见胸胁苦满；热扰胸膈，见心烦；热熏孔窍，见耳聋、目赤。津血亏虚，虽胸中有热，不可吐下，吐下使津血更亏，心失所养则悸而惊。治疗可用小柴胡汤合白虎汤。

265. **【原文】** 伤寒，脉弦细，头痛发热者，属少阳。少阳不可发汗，发汗则谵语，此属胃。胃和则愈，胃不和，则烦而悸。一云躁。

【译文】

伤寒病，脉弦细，头痛发热的，属于少阳病。治疗少阳病，不可用发汗的方法，如误发其汗，就会出现谵语，这是病邪已转入阳明胃腑。若胃气能够调和，病就能痊愈；如胃气不和，将会出现烦扰、心悸。

【中医分析】

头痛发热，三阳证均可有，脉浮的，病属太阳；脉大的，病属阳明；脉弦细的，病属少阳。少阳病若误用下法，使津液外越，邪从少阳转入阳明，胃中燥实，故发生谵语。胃和则愈，可用调胃承气汤。胃不和，则病情进一步加重，出现烦而悸。

少阳病邪不在表，且已露液伤化燥之机，故禁用汗法；病不在里，肠胃没有燥屎结实，故禁用下法；虽有胸满而烦，而非胸中邪实，故禁用吐法。

【解读】

少阳伤寒，脉弦细，头痛发热。头痛发热，是太阳病的常见症状。脉细提示机体体液不足。脉弦是脉如琴弦，中取可感知，浮取沉取都感觉不出来。其是津血亏虚，伴有热扰，符合少阳病的病机。故不可发汗，发汗继续丢失体液，心失所养并热扰则烦而悸；机体自身调节，从肠道吸收水分，毒素血症出现，则谵语，成为阳明病。胃和则愈，宜调胃承气汤。

266.【原文】本太阳病不解，转入少阳者，胁下硬满，干呕不能食，往来寒热，尚未吐下，脉沉紧者，与小柴胡汤。[方一]

小柴胡汤

柴胡半斤　黄芩　人参　甘草，炙　生姜，切，各三两大枣十二枚，擘　半夏半升，洗

上七味，以水一斗二升，煮取六升，去滓，再煎取三升，温服一升，日三服。

【译文】

本来是太阳病，没有好而邪传入少阳，出现胁下痞硬、满闷、干呕、不能饮食，寒热交替发作，如果还没有经过催吐、泻下，脉象沉紧的，用小柴胡汤治疗。

【中医分析】

太阳病不解，转入少阳，说明本证源于太阳。"胁下硬满，干呕不能食，往来寒热"，是少阳病的主证。若这时误经吐下，使正气大伤，脉出现沉紧的，是邪已入阴，不可用小柴胡汤治疗。若未经吐下，正气未大伤，脉由太阳伤寒之浮紧转为沉紧，说明邪已入里，结合少阳主证，用小柴胡汤治疗。

【解读】

"胁下硬满，干呕不能食，往来寒热"，是典型的少阳病。脉沉紧，是邪入里，若未经吐下的，可用小柴胡汤治疗；若误经吐下，邪入阴的，不可用之。

267.【原文】若已吐下发汗温针，谵语，柴胡汤证罢，此为坏病，知犯何逆，以法治之。

【译文】

假如已经过催吐、泻下、发汗、温针，而见谵语症状，同时柴胡汤证已不存在，这是坏病，应详审其误治是属于那一方面，而选用适当的治疗方法。

【中医分析】

少阳病治当和解，汗、吐、下、温针均属误治，若犯其禁，势必引起变证，谵语即是变证之一。

【解读】

少阳病禁用吐、下、发汗、温针等法，若误用，当小柴胡汤证仍在时，还可用小柴胡汤治疗；当柴胡汤证不存在而且出现谵语等证时，此为坏病，应以证论之。如是白虎汤证，还是三承气汤证等。

268.【原文】三阳合病，脉浮大，上关上，但欲眠睡，目合则汗。

【词解】

上关上：脉搏长大，从关部上至寸口。

【译文】

三阳合病，脉搏浮大，溢出关部以上，但想睡眠，眼睛闭合即有汗出。

【中医分析】

脉浮大，上关上，形容脉象长直有力，也就是少阳弦脉之象。热盛神昏，而见但欲睡眠。凡人寤则卫气行于阳，寐则卫气行于阴，热迫液泄，则腠理开而盗汗出。目合则汗，即盗汗。

【解读】

机体发生全身炎性反应，脉管内血流加快，脉象表现为大而浮且上关上，但因津液亏虚，目合而汗，神失所养，故欲睡。此时虽是三阳合病，应以少阳为主。

269.【原文】伤寒六七日，无大热，其人躁烦者，此为阳去入阴故也。

【词解】

阳去入阴：由表入里。

【译文】

伤寒到了六七天，体表并无大热，但病人烦躁不安，这是表邪入里的缘故。

【中医分析】

本条以躁烦的有无，来辨别其邪势的进退。

阳主外，阴主内，阳去入阴就是说由外传入内了，当然入内，可以入少阳、阳明，也可以入太阴、厥阴、少阴。狭义理解，伤寒六七日，传里无大热，其人躁烦者，是传入阳明了。如134 条大陷胸汤证。

270. 【原文】伤寒三日，三阳为尽，三阴当受邪，其人反能食而不呕，此为三阴不受邪也。

【译文】

伤寒到了第三天，三阳传经已尽，照理应当三阴经受病，但是病人反能饮食，而不呕吐，这是三阴经没有受病。

【中医分析】

《素问》云："一日太阳，二日阳明，三日少阳，四日太阴，五日少阴，六日厥阴。"故曰伤寒三日，三阳为尽，三阴当受邪。但病邪传变，由机体内在因素决定，必其经气先虚，邪气又盛，方可传变，其日期不是固定不变的。所以是否传经，必视其见证，若三阳经尽之时，出现腹满而吐，食不下，或欲吐不吐，或饥而不欲食等，则为邪传三阴。

【解读】

伤寒患病三日是易传变的节点，若三阳证已无，按一般的疾病传变规律当传三阴，然其能食而不呕，说明未传至三阴。

271. 【原文】伤寒三日，少阳脉小者，欲已也。

【译文】

伤寒三天，病在少阳，而脉小的，这是欲愈之象。

【中医分析】

《素问》云："一日太阳，二日阳明，三日少阳。"故说伤寒三日，少阳受病。《素问·内经脉要精微论》曰："大则病进"，意为脉大则邪气盛，故病进。今脉小，故邪气不盛，而病退。但必须症状减轻，则为欲愈，若脉小而症状加重，则为正衰邪盛，非欲愈之象。

【解读】

伤寒三日，病传入少阳，少阳脉应是弦细，然其小而不弦，说明邪已微,欲愈。

272.【原文】少阳病欲解时,从寅至辰上。

【译文】

少阳病要好的时候,大多在早晨3:00~9:00。

【中医分析】

少阳属木,配四时则旺于春,配一日则旺于寅卯辰之时,故少阳病欲解,每多值本经当旺之时。

第六章　辨太阴病脉证并治

273.【原文】太阴之为病，腹满而吐，食不下，自利益甚，时腹自痛。若下之，必胸下结硬。

【译文】

太阴病的症状，为腹中胀满而呕吐，饮食不下，腹泻却很厉害，时时腹痛，如误用攻下，势必出现胃脘部痞结胀硬。

【中医分析】

脾司大腹，脾虚运化无权，寒湿不化，故腹满而吐。痰饮内停，故食不下，自利。痰饮属寒，寒水刺激肠胃，则时腹自痛。若因腹满而下之，其气虚甚，饮更甚，致胸下结硬。

【解读】

太阴病，是慢性消化功能障碍，属于虚寒证。当与阳明腑实证和结胸证相别。

274.【原文】太阴中风，四肢烦疼，阳微阴涩而长者，为欲愈。

【译文】

太阳中风，四肢不耐烦的疼痛，脉由微涩而转变为长的，这是将要好转的象征。

【中医分析】

太阴属脾，脾主四肢，太阴经感受风邪，故四肢烦疼，脉阳微阴涩。脉阳微，是浮取而微，说明邪气已衰；脉阴涩，是沉取而涩，说明里虚血少；脉长（cháng），说明胃气渐复。脉阳微虽为风邪欲解，但阴涩为里不足，无力祛邪外出，则欲解而不得。脉长，为正气来复，正气复就有力驱邪外出，故"为欲愈"。

275.**【原文】**太阴病，欲解时，从亥至丑上。

【译文】

太阴病好转的时候，约在21：00～次日3：00。

【中医分析】

脾为阴中之至阴，旺于亥子丑三时，故太阴病将愈也在其本经当旺之时。

276.**【原文】**太阴病，脉浮者，可发汗，宜桂枝汤。[方一]

桂枝汤

桂枝三两，去皮　芍药三两　甘草二两，炙　生姜三两，切　大枣十二枚，擘。

上五味，以水七升，煮取三升，去滓温服一升。须臾，啜热稀粥一升，以助药力，温覆取汗。

【译文】

太阴病，如果见到表证且脉浮的，可用桂枝汤解肌发汗。

【解读】

素体脾胃虚弱或消化功能障碍者患有太阳病，可用桂枝汤发汗。当然，就下利而言，兼有表证，有汗者用桂枝汤，无汗者用葛根汤。若见自利不渴，腹满时痛等脾胃虚寒者，出现太阳病，必须先救里，不能先发汗。

277.**【原文】**自利不渴者，属太阴，以其脏有寒故也，当

温之，宜服四逆辈。［方二］

【译文】

腹泻而口不渴的，这是属于太阴病，其原因为胃肠虚寒，治疗当用温补的方法，如四逆汤一类的方剂可选用。

【中医分析】

太阴属阴土，病则从寒湿而化，湿气弥漫故不渴，这是太阴初病泻下不甚者，如腹泻日久或腹泻严重，津液外泄过甚，也会口渴，但渴不甚或渴喜热饮。总之，太阴下利为脏有寒，治当温补，方用四逆汤、理中汤一类。

【解读】

接上条，自利不渴，是脏有寒，治疗用四逆辈，如理中汤、四逆汤、通脉四逆汤、附子汤、真武汤等。

278.**【原文】伤寒脉浮而缓，手足自温者，系在太阴；太阴当发身黄，若小便自利者，不能发黄；至七八日，虽暴烦下利日十余行，必自止，以脾家实，腐秽当去故也。**

【译文】

患伤寒脉浮缓而手足自温的，属于太阴病；太阴病按理应当肌肤发黄，如果小便通利的，就不会发黄；到了七八天，虽突然发生烦而不安，腹泻，一天十多次，也必然自会停止，这是因为胃肠机能恢复，宿积腐败的物质自会排出的缘故。

【中医分析】

太阳中风见脉浮缓，应有全身发热，今仅手足自温，知病在太阴。太阴属阴土，寒湿瘀滞则可发黄，故曰太阴当发身黄。如果小便自利，湿邪可从下而去，湿有去路而不内郁，故知不能发黄。脾阳恢复祛邪外出，则见暴烦下利，日十余行，邪气尽，则利必自止。但是若不烦而日下利十余行，为阴寒内盛而非欲愈之象。

【解读】

太阳伤寒是脉浮紧，是浅表的网内充盈，机体调动体液向体表输布。脉缓，说明浅表汗腺浅层略空虚，汗腺深层的网内仍充盈。目前全身炎性反应不甚，仅为应激。若全身反应重，出现发热（不只是手足热）、汗出，小便数，大便硬，则为阳明病。若手足自温，小便不利，则发黄；小便自利，则不发黄。至七八日，若暴烦下利，日十余行，病邪自祛则自愈。胆胰病如阻塞性黄疸可能见到上述情况。

279.**【原文】**本太阳病，医反下之，因而腹满时痛者，属太阴也，桂枝加芍药汤主之；大实痛者，桂枝加大黄汤主之。
［方三］

桂枝加芍药汤

桂枝三两，去皮　芍药六两　甘草二两，炙　大枣十二枚，擘　生姜三两，切

上五味，以水七升，煮取三升，去滓，温分三服。本云，桂枝汤，今加芍药。

桂枝加大黄汤

桂枝三两，去皮　大黄二两　芍药六两　生姜三两，切　甘草二两，炙　大枣十二枚，擘

上六味，以水七升，煮取三升，去滓，温服一升，日三服。

【译文】

本是太阳病，医生反用攻下药，从而引起腹中胀满，并时时腹痛的，这是因为误下邪陷太阴，当用桂枝加芍药汤主治；如果

肠中有积滞而大实痛的，当用桂枝加大黄汤主治。

【中医分析】

太阳病误下而脾气受伤，则腹满时痛，因太阳表证未除，故用桂枝汤加芍药三两，解表而和脾，腹气和则腹满痛自除。内有实邪见大实痛的，复加大黄以通实结，实邪去则痛始得除。

【解读】

脾胃虚弱或消化功能障碍者之人患太阳病，如 276 条可用汗法，宜桂枝汤，若误用下法，使胃肠功能紊乱，肠痉挛而满痛者，桂枝汤加芍药三两即可，若大便不通需再加大黄二两。

280. 【原文】**太阴为病，脉弱，其人续自便利，设当行大黄芍药者，宜减之，以其人胃气弱，易动故也**。下利者，先煎芍药二沸。

【译文】

太阴病，脉弱无力，病人续自行腹泻，假如应当用大黄、芍药的，亦应减少用量，因为这类人胃肠衰弱，服用攻伐性的药物，正气容易受损。

【解读】

患太阴病，若脉弱且自便利，说明胃气弱，假如需要用大黄芍药宜减量，否则可能导致下利不止。

第七章　辨少阴病脉证并治

281.【原文】少阴之为病，脉微细，但欲寐也。

【词解】

脉微：是脉的搏动轻微无力；脉细是脉的形态细小。

但欲寐：是精神萎靡不振的表现。

【译文】

少阴病表现的症状，脉微细，而有迷糊似睡的衰弱现象。

【中医分析】

少阴病可由寒邪直中，也可由太阳或太阴转入。其属全身性虚寒证，比太阴病（脾胃阳虚）更深一层，为心肾阳虚。其多数为阴盛阳微，但有寒化、热化之分。

【解读】

有效循环血容量严重不足或者心脏搏出量显著减少，血压下降，血管内压力减弱，血管弹性回缩，脉道变细，脉搏无力，称为脉微细，说明心肾阳虚。

素体心肾阳虚，患有太阳病常出现但欲寐，当然也有头痛、身痛项强等证。

282.【原文】少阴病，欲吐不吐，心烦，但欲寐。五六日自利而渴者，属少阴也，虚故引水自救，若小便色白者，少阴病形悉具，小便白者，以下焦虚寒，不能制水，故令色白也。

【译文】

病人欲吐而又吐不出，心里发烦，但精神萎靡，只想睡觉，到了五六天，腹泻而口渴的，属于少阴病，这种口渴是因为津液缺乏的原因。如果小便清长，则少阴病的证情，已完全暴露，因为小便清长是下焦虚寒，不能化气制水的关系。

【中医分析】

下焦阳气衰微，寒邪上逆，故欲吐不吐。阴盛于下，虚阳上扰，故心烦。阳气衰弱，故但欲寐。真阳不足，不能蒸化津液上承，故口渴。下焦虚寒，无阳以温，故小便清长。

【解读】

与273条对比，比太阴病更甚。消化功能紊乱，欲吐不吐，自利。因吐利失水，机体出现高渗性脱水，故渴，且引水自救。津血亏虚，心失所养，故心烦。营养摄入不足，体质衰弱，故但欲寐。肾脏浓缩功能降低，故小便色白。至此，机体因消化功能异常，已经引起了心肾功能的异常，故症状较太阴病为重，是心脾肾阳虚。

283.【原文】病人脉阴阳俱紧，反汗出者，亡阳也，此属少阴，法当咽痛而复吐利。

【译文】

患少阴伤寒，病人的脉搏尺寸部均紧，按理应当有咽痛及吐利之证。

【中医分析】

寒邪直侵少阴，故脉阴阳俱紧，是沉而紧。阴寒太甚，阳虚不能固外而从外脱，故反见汗出。里寒盛而阳外脱，故吐利且有咽痛。治当姜附（如通脉四逆汤），以回阳固脱。

【解读】

与 3 条对比。少阴伤寒，是脉沉紧。素体本虚，患有伤寒，见咽痛、吐利、汗出之证。其表虚不固，则汗出；脾虚停饮，则吐利；津亏有热，见咽痛。似体衰之人患有呼吸道及消化道感染。

284.**【原文】**少阴病，咳而下利谵语者，被火气劫故也，小便必难，以强责少阴汗也。

【译文】

患少阴病，出现咳嗽，腹泻，又有谵语的症状，这是因为误用火法，强发少阴之汗，劫耗津液的缘故。小便必然是艰涩难下。

【中医分析】

少阴病寒化用真武汤，热化用猪苓汤。少阴病，体虚停饮，故咳而下利，若被火劫，必迫汗出，津更亏，尿必少，心阴受伤而心神浮越，故见谵语。

【解读】

少阴病咳而下利者，如 316 条真武汤证与 319 条猪苓汤证。水饮内停，则咳而下利，当分阳虚和阴虚，阳虚阴盛者用真武汤，阴虚有热用猪苓汤。无论是太阳病还是少阴病，有水气切忌发汗，发汗则动饮。

285.**【原文】**少阴病，脉细沉数，病为在里，不可发汗。

【译文】

患少阴病，脉搏沉细而数，这是病在里，不可用发汗的方法。

【中医分析】

少阴病属里虚寒证，故脉沉细，寒甚则脉沉细中见数，但必按之无力而散，一般禁用汗法，误用之，可有伤津或亡阳的危险。

【解读】

因营养水分摄入不足，机体处于极度衰弱状态，有效循环血容量严重不足或者心脏搏出量显著减少，血压下降，血管内压力减弱，血管弹性回缩，脉道变细，故脉沉细。心脏代偿出现数脉。此时当然不可发汗，发汗则使体液丢失更多，但是兼有表证可以发汗，但需掌握量和度，如 301 条、302 条用麻黄附子细辛汤及麻黄附子甘草汤。

286.**【原文】少阴病，脉微，不可发汗，亡阳故也；阳已虚，尺脉弱涩者，复不可下之。**

【译文】

少阴病，脉搏若有若无，这是阳气大虚，不可用发汗药治疗；阳气虚，尺部脉搏弱涩的，是阴亦虚，更不可用泻下药。

【中医分析】

从脉象上说明少阴禁汗、下的机理。阳气大虚，故脉微，即使有反发热的症状，也不可发汗；真阴不足，故脉弱涩，即使大便硬结，也不可下之。

【解读】

机体本身体液不足，见脉微；津少血弱，则脉涩。汗、下均伤津液，故不可。

287.**【原文】少阴病，脉紧，至七八日，自下利，脉暴微，手足反温，脉紧反去者，为欲解也，虽烦，下利，必自愈。**

【译文】

少阴病脉紧，到了七八天，忽然腹泻，脉忽然微弱，手足反转温暖，紧脉反而消除，这是将转愈的佳兆，虽然有心烦腹泻，也必然会自然痊愈的。

【中医分析】

少阴病，脉紧，为病在里，邪正相持七八日，出现自下利，若下利无度，手足逆冷，自汗蜷卧，神情躁扰不安，是阴阳离绝的表现。本条论述的是自愈的情况，虽见下利，然其阳气来复，寒邪消退，故脉紧去，手足温，阳回阴退，阴阳渐趋平衡，故知其欲解也。

【解读】

与 283 对比。少阴伤寒，脉沉紧，七八日传变入里出现下利。体液丢失后脉暴微而烦，若手足温者，为欲解，若手足逆冷，为坏象。

体衰之人患有消化道感染性疾病，利后自愈之情形。

288.**【原文】**少阴病，下利，若利自止，恶寒而蜷卧，手足温者，可治。

【译文】

少阴病腹泻，若腹泻自行停止，由怕冷蜷卧转为手足温的，表示阳气来复，容易治愈。

【中医分析】

少阴病，阴寒极盛，故下利恶寒而蜷卧。若阴邪欲退，阳气初复，则下利自止，手足渐渐转温。

【解读】

少阴病比太阴病更甚，机体更衰，若利自止，恶寒而蜷卧，手足温（末梢循环尚可，微循环未衰竭），说明胃气尚存，故可治；若利止，手足厥冷（末梢循环差，微循环衰竭），说明津液已脱尽，此时已处于休克期，胃气已败，故难治。

289.【原文】少阴病，恶寒而蜷，时自烦，欲去衣被者，可治。

【译文】

少阴病，怕冷而蜷卧，但有时又心烦不安，要减去衣被，这是阳气回复，这可以治疗。

【中医分析】

恶寒而蜷，是少阴本证，若时自烦，欲去衣被者，是阳气来复与阴邪相争，阳气获胜，故为可治。

【解读】

接着上面说，少阴病，利止，恶寒而蜷卧，若时自烦，欲去衣被者，说明机体处在休克期还能代偿；若如297条头眩，时时自冒（眼前发黑，意识欲障）者，说明机体已处于休克期，为难治。

290.【原文】少阴中风，脉阳微阴浮者，为欲愈。

【译文】

少阴中风，寸脉微而尺脉浮的，是病将要好转的现象。

【中医分析】

风为阳邪，少阴中风，寸脉当浮，今不浮而微，可知是风邪渐解。少阴为里，邪入少阴，尺脉当沉，今不沉而浮，是阳气渐回，正气来复，故为欲愈。

【解读】

寸脉为阳，尺脉为阴。寸脉微表示邪微，尺脉浮表示阳气得复，反映了正胜邪衰，故曰"为欲愈"。这个很难把握，它是以脉象说明病理。

291.【原文】少阴病，欲解时，从子至寅上。

【译文】

少阴病好转的时间，是在当日 23 点～次日 5 点。

【中医分析】

少阴经不解于阴盛时，而解于子至寅阳气生长之时，因为阳长而阴消，阳进则阴退，阴寒得阳生之气，则寒退而病可自解。

292.【原文】少阴病，吐利，手足不逆冷，反发热者，不死。脉不至者，灸少阴七壮。

【译文】

少阴病虽然呕吐下利，但手足并不厥冷，反而有些发热，这时危险性不大，如果脉搏一时不至的话，可急灸足少阴经穴七壮。

【中医分析】

少阴病阴盛阳微，故吐利。若手足逆冷，不发热，甚或躁烦，是阴阳离绝。若中土之阳气尚强，则手足不逆冷，当为无热，反发热者，是阳气来复，故知其不死。若吐利而阴阳气不相接续，一时脉不至者，可用灸法通其阳，阳气通则脉绝亦复。

【解读】

与 288 条、289 条对比。少阴病虽吐利，继续丢津液，但手足不逆冷，反发热者，说明末梢血运良好，胃气旺盛，故不死。若脉不至，可灸足少阴肾经穴位七壮，如原穴太溪。

293.【原文】少阴病，八九日，一身手足尽热者，以热在膀胱，必便血也。

【译文】

患少阴病，到了八九日，全身和手足都发热，这是热在膀胱，必将引起小便下血。

【中医分析】

患少阴病八九天，邪从热化，阴证回阳，少阴之邪，转入膀胱，足太阳膀胱主表，故见一身手足尽热。热入膀胱，迫血妄行，故小便出血或大便下血。

【解读】

与106条对比。少阴病八九日，不是休克之手足厥冷（295条），而是一身手足尽热，似感染性休克所致DIC。此为热在膀胱，与热结膀胱明显不同，但也有出血。热结膀胱，"血自下，下者愈"，热在膀胱之便血则不是下者愈，是为难治。

294.【原文】**少阴病，但厥无汗，而强发之，必动其血，未知从何道而出，或从口鼻，或从目出者，是名下厥上竭，为难治。**

【词解】

下厥上竭：指阳气厥逆于下，阴血衰竭于上。

【译文】

少阴病，四肢厥冷没有汗出，如勉强发汗，必将引起出血，但不肯定从那里出来或者从口鼻而出或者从眼中而出，这种叫下厥上竭，是很难治疗的。

【中医分析】

少阴病，阳气虚弱，故厥冷无汗，其气血阴阳均已亏损，不可发汗，若强发之，或亡阳，或激动营血，升越于上，其血或从口鼻出或从目出。阳气衰于下而为厥逆，强发其汗，营血外溢而竭于上，导致下厥上竭，确属难治。

【解读】

少阴病，已出现末梢循环障碍，见厥。机体衰弱，体液不足，强发汗，续伤津液，使休克加速进入晚期，出现DIC，而动其血，出现口鼻或目出血，此为难治。

295.【原文】少阴病，恶寒身蜷而利，手足逆冷者，不治。

【译文】

少阴病怕冷，身体蜷卧而下利，手足逆冷的，不容易治疗。

【中医分析】

脾肾阳虚，则恶寒，身蜷而利。少阴病的预后，决定于阳气的存亡，阳气尚存的，是为可治。今恶寒，身蜷而利，手足逆冷，是为有阴无阳之证，故为不治。

【解读】

休克时循环系统功能失代偿，微循环功能衰竭则手足逆冷，确实难治。

296.【原文】少阴病，吐利躁烦，四逆者死。

【译文】

少阴病呕吐下利，又加烦躁不安、四肢逆冷的，是死证。

【中医分析】

阴盛阳微，见吐利。衰微的阳气与邪抗争，而见躁烦。阴邪猖獗，阳气欲绝，则四逆，此时有阴无阳，故为死证。

【解读】

比295条更重。机体衰弱到一定程度，微循环衰竭，手足逆冷，甚至四肢均冷，意识障碍，已濒临死亡。

297.【原文】少阴病，下利止而头眩，时时自冒者死。

【词解】

自冒：眼前昏黑，看不见东西。

【译文】

少阴病，下利虽然停止，而头部发生眩晕，并且时时自冒的，为死候。

【中医分析】

由于阴液已竭，源泉竭绝，故下利止。阴液竭于下，阳失依附而飞越于上，故见头眩，时时自冒。此时阴竭阳越，脱离在即，故为死候。

【解读】

与289条相比，利止（津液已脱尽，无物可下）后，微循环衰竭，意识出现障碍，濒临死亡。

298. **【原文】少阴病，四逆恶寒而身蜷，脉不至，不烦而躁者死。**一作吐利而躁逆者死。

【译文】

少阴病四肢厥逆，怕冷而蜷卧，脉搏不至，心里不烦，但形体躁扰不宁的，为死候。

【中医分析】

寒邪极盛，而见四逆恶寒而身蜷。纯阴无阳，生气已绝，故脉不至，不烦而躁。此时纵用灸少阴或用姜附之剂，也难以挽回已绝之阳气，故死。

【解读】

同296条。由于机体衰弱，有效循环血容量不足，心脑肾等脏器功能障碍甚至衰竭，基础代谢率低，故恶寒而身蜷，四肢厥逆。血压下降，甚至测不到，脑供血不足，则躁而烦，濒临死亡。

299. **【原文】少阴病六七日，息高者死。**

【词解】

息高：呼吸浅表。

【译文】

少阴病到了六七天，呼吸浅表的，是死候。

【中医分析】

肺主出气，肾主纳气，肾气绝于下，肺气脱于上，出现吸少呼多的现象，此时上下欲离绝，故为死候。

【解读】

少阴病，六七日，呼吸衰竭，见到呼吸浅表，吸少呼多者，濒临死亡。

300. **【原文】** 少阴病，脉微细沉，但欲卧，汗出不烦，自欲吐，至五六日自利，复烦躁不得卧寐者死。

【译文】

少阴病脉微细而沉，精神萎靡，只想睡觉，身上汗出，心里不烦，却想呕吐，到了五六天，又增加了下利烦躁不安，不能安卧，这是死候。

【中医分析】

少阴虚寒，见脉微细沉，但欲卧，自欲吐；阳从外脱，无力与阴抗争，已达欲绝阶段，此时若用附子剂，辛热回阳，尚恐不及；若迁延至五六日，阴阳离绝，出现自利烦躁不得卧寐，必死无疑。

【解读】

机体衰弱，有效循环血容量不足或者心脏搏出量显著减少，血压下降，血管内压力减弱，血管弹性回缩，脉道变细，脉搏无力，脉微细沉。心脑等脏器供血不足，出现欲卧。虽汗出，且欲吐，机体仍可自我调节，各脏器功能未衰竭。至五六日，自利，机体自我调节失败，心脑供血供氧严重不足，出现烦躁不得卧寐，各脏器功能将衰竭，濒临死亡。

301.【原文】少阴病，始得之，反发热，脉沉者，麻黄细辛附子汤主之。[方一]

麻黄细辛附子汤

麻黄二两，去节　细辛二两　附子一枚，炮，去皮，破八片

上三味，以水一斗，先煮麻黄，减二升，去上沫，内诸药，煮取三升，去滓，温服一升，日三服。

【译文】

少阴病初得病的时候，反发热而脉沉的，用麻黄细辛附子汤治疗。

【中医分析】

此为少太两感证。患者素体阳虚，故脉沉，外感后，机体仍能与外寒抗拒，故见发热。若出现下利肢厥，为陷于少阴，应先温其里（与92条对比）。

【解读】

体质衰弱之人得外感，也可用汗法，但需掌握量与度。素体体液不足，脏器功能低下，故脉沉。得表证后，机体应激，体液向浅表输布，浅表的网内充盈，故发热。用麻黄发汗，还需用附子振奋脏器功能。细辛解表的同时，温肺化饮。麻黄附子细辛汤比麻黄附子甘草汤发汗力度大，始得之用，得之二三日后，用后者微发汗，不可过量。

302.【原文】少阴病，得之二三日，麻黄附子甘草汤微发汗。以二三日无证，故微发汗也。[方二]

麻黄附子甘草汤

麻黄二两，去节　甘草二两，炙　附子一枚，炮，去皮，

破八片

上三味，以水七升，先煮麻黄一二沸，去上沫，内诸药，煮取三升，去滓，温服一升，日三服。

【译文】

患少阴病二三日，兼有表证的可用麻黄附子甘草汤，因患病才二三天，还没有里证，故用轻微的发汗法。

【中医分析】

此为少太两感缓证。无里证：指无吐、利等里虚寒证。只有在无里证的情况下，才能发汗与温经并用，否则应先以温里为急。

【解读】

太少两感得之二三日，若无吐、利等里虚寒证，即无循环不足等引起的脏器功能障碍，可以微发汗，用麻黄附子甘草汤。

303.【原文】少阴病，得之二三日以上，心中烦，不得卧，黄连阿胶汤主之。［方三］

黄连阿胶汤

黄连四两　黄芩二两　芍药二两　鸡子黄二枚　阿胶三两

上五味，以水六升，先煮三物，取二升，去滓，内胶烊尽，小冷，内鸡子黄，搅令相得，温服七合，日三服。

【译文】

患少阴病二三日以后，心里觉得烦躁，不能安静的睡眠，用黄连阿胶汤治疗。

【中医分析】

此为少阴病的变证。少阴病为全身性虚寒证，其病邪从阳化热。肾属水，心属火，水升火降，心肾既济则能安寐，肾水不足，心火有余，水升，火不降，心肾不交，故不能安寐。心烦影响睡眠则不能安寐，不能安寐则心烦更甚。欲求安寐，必当除其心烦，欲除心烦，须滋其肾阴，制其心火，这正是黄连阿胶汤的功能。

【解读】

太少两感，得之二三日以上，使得机体体质更差，营养不良，其炎症可能转为慢性。方中阿胶、鸡子黄能增加营养，补充蛋白，有利于机体各种功能的恢复。黄连、黄芩、芍药清热解毒，同时调节胆胃等脏器功能。有人提出本方治疗慢性疲劳综合征有效。

304.【原文】少阴病，得之一二日，口中和，其背恶寒者，当灸之，附子汤主之。[方四]

附子汤

附子二枚，炮，去皮，破八片　茯苓三两　人参二两　白术四两　芍药三两

上五味，以水八升，煮取三升，去滓，温服一升，日三服。

【词解】

口中和：即口中不苦、不渴、不燥。

【译文】

得了少阴病一二天，口不苦，亦不燥渴，其背部觉得怕冷，可以用灸法，内用汤剂，以附子汤主治。

【中医分析】

里无邪热，故口中和。阳气衰微，故背恶寒。灸是外治法，可以回阳救急，如灸大椎、关元等穴。

【解读】

与 295 条对比。本条治的是慢性风湿性疾病的复发，与太阳病之背恶寒不同，与 295 条之微循环衰竭之恶寒亦不同。方中附子消炎镇痛，振奋机体功能，具有温肾补阳之功；补脾名方四君子汤，易甘草为芍药，增强机体免疫调节，补虚的同时，增加止痛之功。

305.**【原文】少阴病，身体痛，手足寒，骨节痛，脉沉者，附子汤主之。**［**方五**］用前第四方

【译文】

少阴病，身体疼痛，手足寒冷，骨节疼痛，脉沉的，用附子汤主治。

【中医分析】

里阳不足，生阳之气陷而不举，故脉沉。阳气虚衰，不能充达于四肢，故手寒；阳气虚弱，阴凝之气滞而不行，留着于经脉骨节之间，故身体痛、骨节痛。

【解读】

机体脏器功能衰弱，见脉沉。心肾阳虚，血脉推动无力，或外周动脉受阻，使手足寒，与四肢厥逆之危重之证不同。免疫损伤，致痛因子附着于筋骨关节，见身体痛、骨节痛。附子汤温阳止痛正合拍。

306.**【原文】少阴病，下利便脓血者，桃花汤主之。**［**方六**］

桃花汤

赤石脂一斤，一半全用，一半筛末　干姜一两　粳米一升

上三味，以水七升，煮米令熟，去滓，温服七合，内赤石脂末方寸匕，日三服。若一服愈，余勿服。

【译文】

少阴病，下利滑脱而有脓血的，可用桃花汤主治。

【中医分析】

脾肾阳虚，下焦不固，故下利便脓血。

【解读】

由于长期反复腹泻使得机体营养不良，体重减轻，体力下降，甚至水电解质紊乱，成为少阴病。下利便脓血者用桃花汤治疗。方中赤石脂主要含水化硅酸铝，另有氧化铁等物质，能够吸附消化道内的毒物（如细菌毒素）及食物异常发酵的产物，起止泻作用，还可制止胃肠道出血。干姜增进食欲，粳米增加营养。溃疡性结肠炎可以见到此种情形。

307. **【原文】少阴病，二三日至四五日，腹痛，小便不利，下利不止，便脓血者，桃花汤主之。**［**方七**］用前第六方。

【译文】

少阴病，从二三天到四五天，腹中疼痛，小便不通畅，而大便滑泄不止，并带有脓血，用桃花汤治疗。

【中医分析】

肠胃虚寒，下焦不固，寒湿凝泣，故下利不止，腹痛，便脓血。下利不止，水谷不别，水通过大便排出，故小便减少。

【解读】

长期反复腹泻成为少阴病。肠道内无菌性炎症，甚至溃疡，使得下利不止，腹痛；炎症刺激，分泌物增多，溃疡出血，而见脓血便；水电解质紊乱，失钠失水，机体处于低血容量状态，故尿少。下利便脓血用桃花汤，腹痛、尿少还得配合其他药治疗。

308. **【原文】少阴病，下利便脓血者，可刺。**

【译文】

少阴病腹泻，大便有脓血的，可以用针刺的方法治疗。

【解读】

同 306 条。除了用桃花汤温阳固脱外，可用针刺的方法治疗。文中没说明如何刺，刺何穴。本人主张用温针，针刺穴位如足三里、中脘、天枢、合谷、曲池、神阙。其中足三里、中脘用温针，神阙灸之，确有良效。

309. **【原文】** 少阴病，吐利，手足逆冷，烦躁欲死者，吴茱萸汤主之。[方八]

吴茱萸汤

吴茱萸一升　人参二两　生姜六两，切　大枣十二枚，擘

上四味，以水七升，煮取二升，去滓，温服七合，日三服。

【译文】

少阴病因为呕吐腹泻，手足发冷，而致极度烦躁难以忍受的，用吴茱萸汤治疗。

【中医分析】

中虚肝逆，浊阴上犯，故见吐利，手足逆冷。呕吐太甚，致烦躁欲死。故治疗重在止呕。

【解读】

与296条、243条对比。296条是机体衰弱时，又发生了低血容量休克，方用四逆汤类。本条是强烈的呕吐引起神经性休克，有效循环血容量是相对不足。吴茱萸汤重在治呕吐，呕吐解除，休克会很快纠正，烦躁自去。243条食谷欲呕，为虚寒性呕吐，较本证为轻。

310. **【原文】** 少阴病，下利咽痛，胸满心烦，猪肤汤主

之。[方九]

猪肤汤

猪肤一斤

上一味，以水一斗，煮取五升，去滓，加白蜜一升，白粉五合，熬香，和令相得，温分六服。

【译文】

少阴病腹泻，咽喉疼痛，胸部闷满，心烦，用猪肤汤主治。

【中医分析】

少阴邪从热化，邪热下注则下利，利则阴气更伤，因而虚火上炎，出现咽痛、胸满、心烦。

【解读】

白粉即白米粉。阴虚体质之人，下利继续伤津伤阴，阴虚火旺，虚火上炎，出现咽痛，胸满，心烦，用猪肤汤治疗。本证似少阳病，然其体质明显不同。方中猪皮能滋阴解热，白蜜缓痛，大米粉能养胃，补其不足。

311.【原文】少阴病，二三日，咽痛者，可与甘草汤，不瘥，与桔梗汤。[方十]

甘草汤

甘草二两

上一味，以水三升，煮取一升半，去滓，温服七合，日二服。

桔梗汤

桔梗一两　甘草二两

上二味，以水三升，煮取一升，去滓，温分再服。

【译文】

少阴病，二三天，咽喉痛的，可以用甘草汤治疗，如果不见效，用桔梗汤治疗。

【中医分析】

少阴客热，见咽痛，其病情轻浅，故只用一味甘草以清火解毒；若服后病势不减，是肺气不宣而客热不解，故加桔梗以开肺气，气机宣泄，则客热自能透达。

【解读】

此咽痛与310条咽痛不同。此咽痛可以是局部感染，也可以是某种传染病的早期表现。

咽痛轻症用甘草汤；若重，用桔梗汤；再重，用小柴胡汤加桔梗、石膏；再重，用白虎汤合增液汤加马勃。

312.【原文】少阴病，咽中伤，生疮，不能语言，声不出者，苦酒汤主之。［方十一］

苦酒汤

半夏，洗，破如枣核，十四枚　鸡子一枚，去黄，内上苦酒，着鸡子壳中

上二味，内半夏，着苦酒中，以鸡子壳置刀环中，安火上，令三沸，去滓，少少含咽之，不瘥，更作三剂。

【词解】

咽中伤：如饮食不慎被鱼刺或其他异物等刺伤或者被热食灼伤等。

生疮：咽喉部的疮疡，如喉蛾、喉痈。

苦酒：醋。

【译文】

少阴病，喉咙部有了伤害而形成疮疡，不能讲话，发声困难

的，用苦酒汤治疗。

【中医分析】

咽喉部或受到外来的创伤，或发生破溃，言语受到影响，连发声都很困难。用苦酒汤，敛疮消肿，利窍通声。

【解读】

若脓肿大或喉头水肿，有窒息危险时，需急诊手术。

313.**【原文】**少阴病，咽中痛，半夏散及汤主之。［**方十二**］

半夏散及汤

半夏，洗　桂枝，去皮　甘草，炙

上三味，等分，各别捣筛已，合治之，白饮和服方寸匕，日三服。若不能散服者，以水一升，煎七沸，内散两方寸匕，更煮三沸，下火令小冷，少少咽之。半夏有毒，不当散服。

【译文】

少阴病咽喉疼痛的，可用半夏散治疗或者改作汤剂煎服亦可。

【中医分析】

阴寒外束，阳邪郁聚不得伸达，郁而化火，故咽痛。通过辛温开达，使邪外解，则内火散。故以桂枝甘草汤为基础，加用半夏消疮散结，缓解咽痛。

【解读】

本方给我们提示，咽痛不一定都用清热解毒利咽药治疗，慢性咽痛，常法治疗无效时，要考虑这一方案。

314.**【原文】**少阴病，下利，白通汤主之。［**方十三**］

白通汤

葱白四茎　干姜一两　附子一枚，生，去皮，破八片

上三味，以水三升，煮取一升，去滓，分温再服。

【译文】

少阴病，有腹泻的，用白通汤治疗。

【中医分析】

此下利比四逆汤重，此阳欲脱也。阴盛下利，格阳于上，用姜附以消阴，加葱白急通上下阳气。王晋三曰：葱白通上焦之阳，下交于肾，附子启下焦之阳，上承于心，干姜温中土之阳，以能上下，上下交，水火济，利自止矣。

315.【原文】**少阴病，下利脉微者，与白通汤。利不止，厥逆无脉，干呕烦者，白通加猪胆汁汤主之。服汤脉暴出者死，微续者生。**［方十四］白通汤用上方。

白通加猪胆汁汤

葱白四茎　干姜一两　附子一枚，生，去皮，破八片　人尿五合　猪胆汁一合

上五味，以水三升，煮取一升，去滓，内胆汁、人尿，和令相得，分温再服。若无胆，亦可用。

【译文】

少阴病腹泻脉微的，用白通汤治疗。如果腹泻不止，更发生四肢厥冷，同时脉象隐伏不见，并且干呕心烦的，用白通加猪胆汁汤治疗。服药后脉搏突然出现的，是不良的现象；若脉能逐渐地恢复，是良好的转归。

【中医分析】

脾肾阳虚，寒极阴胜，见下利；阳虚阳气不能达于四肢，见脉微。阴寒在下，微阳在上，用白通汤使在上之微阳以下济，水

火济，则利自止。然其阴寒极重，阴气泄而欲下脱，故用白通汤不效，而利不止。相反，汤药被阴邪所格拒，则干呕而烦。葱白通阳的同时，也有发汗之功，使阴阳之气不相交接，故厥逆无脉。加入苦寒之猪胆汁，引阳从阴，取咸寒之人尿，直达下焦，二者并用使阳药入阴，从而起到回阳救逆的目的。若阴液枯竭，引阳入无所依恋，而飞越于外，见脉暴出，此为回光返照，知为不治。若阴液未竭，阳气渐复，此为生机，故谓之生。

【解读】

若下利脉微，提示患者体质衰弱之极（里虚），即使有从表解之象，也不能直接用白通汤，应先补里后解表，这是定式。假如与白通汤，发汗后，津液再次丢失，则休克而见厥逆无脉，脑失所养则呕、烦、利。此时病情已危重之极，濒临死亡。

316.【原文】少阴病，二三日不已，至四五日，腹痛，小便不利，四肢沉重疼痛，自下利者，此为有水气。其人或咳，或小便利，或下利，或呕者，真武汤主之。［方十五］

真武汤

茯苓三两　芍药三两　白术二两　生姜三两，切　附子一枚，炮，去皮，破八片

上五味，以水八升，煮取三升，去滓，温服七合，日三服。若咳者，加五味子半升、细辛一两、干姜一两；若小便利者，去茯苓；若下利者，去芍药，加干姜二两；若呕者，去附子，加生姜。

【译文】

患少阴病二三天没有好，到了第四五天，有腹痛，小便不通畅，四肢感觉沉重疼痛，未经攻下而自动腹泻的，这是有水气，

所以病人可能有或咳嗽，或小便通利，或腹泻，或呕吐等症状，用真武汤主治。

【中医分析】

水寒之气外攻于表，则四肢沉重疼痛，内渍于里，则腹痛下利，上逆犯肺，则咳嗽，停滞于中，则胃气上逆，则呕吐，停滞下焦，膀胱气化不行，则小便不利。总之，肾阳衰微，水气不化。

【解读】

与 302 条对比。少阴病，得之二三日，麻黄附子甘草汤微发汗不已，因其有水气。不论太阳病还是少阴病，内有停水，发其汗，均不已，反而变证百出（如 82 条）。

有水气：多种原因使水钠分布到第三腔隙，包括皮下、肌肉、胸腹腔等导致有效血容量相对减少，故小便少，四肢沉重疼痛。胃肠道黏膜水肿，功能失调，出现呕、利、腹痛。气管黏膜水肿，见咳。方中附子强心，改善微循环，振奋机体功能；茯苓、白术、生姜，改善消化功能，纠正低血容量状态；白芍利尿止痛。全方有温阳利水之功，正合病机。

317. **【原文】** 少阴病，下利清谷，里寒外热，手足厥逆，脉微欲绝，身反不恶寒，其人面色赤，或腹痛，或干呕，或咽痛，或利止脉不出者，通脉四逆汤主之。[方十六]

通脉四逆汤

甘草二两，炙 附子大者一枚，生用，去皮，破八片 干姜三两，强人可用四两

上三味，以水三升，煮取一升二合，去滓，分温再服，其脉即出者愈。面色赤者，加葱九茎；腹中痛者，去葱，加芍药

二两；呕者，加生姜二两；咽痛者，去芍药，加桔梗一两；利止脉不出者，去桔梗，加人参二两。**病皆与方相应者，乃服之。**

【译文】

少阴病，腹泻，完谷不化，里有真寒，外有假热，手足厥冷，脉象微小到似有似无的程度，而身上反不怕冷，病人的面部呈现红色，或伴有腹痛，或伴有干呕，或伴有咽痛，或是腹泻虽然停止，但脉搏仍然诊察不到的，用通脉四逆汤主治。

【中医分析】

此方证比四逆汤证重。阴盛于里，阳气衰微至极，故下利清谷，手足厥逆，脉微欲绝。里寒甚，阳气被格于外，故身反不恶寒，面色赤。邪盛于里，寒气上逆，故腹痛干呕；虚阳上浮，故咽痛；阴液枯竭，无物可下，故利止，脉不出。

【解读】

与315对比。本条虚寒程度比315更甚。清谷：未消化的食物。"手足厥逆，脉微欲绝，身反不恶寒，其人面赤色"此为暖休克。休克时胃肠黏膜缺血缺氧，功能紊乱，见腹痛、干呕。下利伤及津阴，见咽干或痛。无津液可下时利则止，此时脉也不出。通脉四逆汤重在改善微循环。

318.【原文】少阴病，四逆，其人或咳，或悸，或小便不利，或腹中痛，或泄利下重者，四逆散主之。［方十七］

四逆散

甘草，炙　枳实，破，水渍，炙干　柴胡　芍药

上四味，各十分，捣筛，白饮和服方寸匕，日三服。咳者，加五味子、干姜各五分，并主下利；悸者，加桂枝五分；

小便不利者，加茯苓五分；腹中痛者，加附子一枚，炮令圻；泄利下重者，先以水五升，煮薤白三升，煮取三升，去滓，以散三方寸匕，内汤中，煮取一升半，分温再服。

【译文】

少阴病四肢逆冷，病人或咳嗽，或心下悸动，或小便不利，或腹中疼痛，或泄泻有里急后重的，用四逆汤治疗。

【中医分析】

肝气郁结，阳郁于里，不能通达四肢，故四逆。肺寒气逆则咳；饮邪侮心则悸；水气不化则小便不利；阴寒内盛则腹中痛；木邪乘土，肝气不舒则泄利下重。其基本病机是阳热内郁，肝胆脾等脏器功能失调。

【解读】

四逆汤用于休克早期。四逆散能治疗胆胃病，通过改善饮食而增加营养从而治疗部分低血压。

319. **【原文】**少阴病，下利六七日，咳而呕渴，心烦不得眠者，猪苓汤主之。[方十八]

猪苓汤

猪苓，去皮　茯苓　阿胶　泽泻　滑石，各一两

上五味，以水四升，先煮四物，取二升，去滓，内阿胶烊尽，温服七合，日三服。

【译文】

少阴病，腹泻六七天，咳嗽、呕吐、口渴、心中烦乱不能安睡的，用猪苓汤主治。

【中医分析】

水气偏渗于大肠则下利，上逆于肺胃则咳而呕，水蓄而津不

化则渴，阴虚而水热相搏，则心烦不得眠。心烦不得眠，与303条黄连阿胶汤对比。下利口渴心烦，与282条对比。

【解读】

若水谷不别而下利者，应有小便不利，猪苓汤有利尿之功，多用于有效血容量基本正常时的水肿。猪苓汤用于泌尿系统疾病，如肾炎、肾盂肾炎、膀胱炎、前列腺炎、尿道炎等，常加生薏仁；热甚者，可加小量大黄。

320.【原文】少阴病，得之二三日，口燥，咽干者，急下之，宜大承气汤。[方十九]

大承气汤

枳实五枚，炙　厚朴半斤，去皮，炙　大黄四两，酒洗 芒硝三合

上四味，以水一斗，先煮二味，取五升，去滓，内大黄，更煮取二升，去滓，内芒硝，更上火令一二沸，分温再服。一服得利，止后服。

【译文】

少阴病，得了二三天，口燥咽喉干的，急当攻下，宜用大承气汤。

【中医分析】

热邪亢极，津伤邪结，见口燥咽干，只有通过急下，才能救被耗之阴。本节为简语，其一定还有其他热结及津伤之症状。

【解读】

本条无潮热、无手足濈然汗出、无谵语而用大承气汤。急性肠道感染，毒素使得肠屏障功能障碍，肠液大量分泌并存于肠腔，肠壁肌肉运动紊乱，出现麻痹性肠梗阻，机体体液相对不足（中医认为是燥实伤津），出现口燥咽干。急用大承气汤，排除肠道内感染，祛除毒素，则肠道正常蠕动，功能得以恢复。

321.【原文】少阴病，自利清水，色纯青，心下必痛，口干燥者，可下之，宜大承气汤。［方二十］用前十九方，一法用大柴胡。

【译文】

少阴病，腹泻，泻下稀水，且颜色纯青，这种情况，胃脘部必定疼痛，若口干燥的，应当用下法治疗，宜用大承气汤。

【中医分析】

燥屎阻结不能自下，只能下利清水。肝胆疏泄太过，胆汁大量混入肠胃，故所下之水，色纯青。木火上干则心下痛。火盛水竭则口干燥。此证重在燥屎，燥屎下则诸证愈。

【解读】

急性肠道感染，毒素使得肠屏障功能障碍，肠液大量分泌并存于肠腔，肠壁肌肉运动紊乱，出现麻痹性肠梗阻，机体体液相对不足，出现口干燥、心下痛。若梗阻不完全，就会出现清水便（中医认为是燥实阻结）。急用大承气汤，排除肠道内致病菌等，同时恢复肠道正常的蠕动功能。

322.【原文】少阴病，六七日，腹胀不大便者，急下之，宜大承气汤。［方二十一］用前十九方。

【译文】

少阴病，六七天时，腹部发胀，而且大便不通，这时应采用急下的方法，用大承气汤治疗。

【中医分析】

少阴化热入腑，燥屎内结，见腹胀，不大便，治用大承气汤攻下燥屎，泄热存阴。

【解读】

肠道感染使得肠壁肌肉运动紊乱，引发麻痹性肠梗阻，从而出现腹胀不大便，这时应当急用大承气汤解除肠梗阻，排除出肠道内的致病菌等，同时恢复肠道正常的蠕动功能。

323.**【原文】**少阴病，脉沉者，急温之，宜四逆汤。[方二十二]

四逆汤

甘草炙，二两　干姜一两半　附子一枚，生用，去皮，破八片

上三味，以水三升，煮取一升二合，去滓，分温再服。强人可大附子一枚，干姜三两。

【译文】

少阴病，脉沉的，应急用温法治疗，宜用四逆汤。

【中医分析】

少阴虚寒，则脉沉，急用四逆汤温之，以防吐利厥逆的亡阳证出现。

【解读】

少阴病，血压低，故脉沉。多因脾胃虚寒，吐利、腹痛等所致，长期不能纠正者，可伴有营养不良。

324.**【原文】**少阴病，饮食入口则吐，心中温温欲吐，复不能吐。始得之，手足寒，脉弦迟者，此胸中实，不可下也，当吐之。若膈上有寒饮，干呕者，不可吐也，当温之，宜四逆汤。[方二十三]用前第二十二方。

【词解】

温温：同愠愠，是欲吐不吐，心中自觉泛泛不适。

【译文】

少阴病，饮食吃下去就吐出来，心里感觉泛泛不安，欲吐又吐不出来。当初得病时，四肢发冷，脉搏弦迟的，这是胸中有实邪，不能使用下法，应该用吐法治疗。若因胸膈上有寒饮而发干呕的，吐法又不能用，应当用温法治疗，宜四逆汤。

【中医分析】

因胸中有痰涎等实邪阻塞，故饮食入口则吐，心中温温欲吐，复不能吐。胸阳为痰浊所阻，不能达于四肢，故手足寒。痰浊阻遏，阳气不布，故脉弦迟。内经云"其高者因而越之"，胸中邪实为邪在上，故不可下，当吐之，方如瓜蒂散。

中下焦阳虚，不能运化，导致水饮停积于膈上，虚寒之气，由下逆于上，故见干呕。治用姜附温脾肾之阳，阳气运行，则寒饮自散，故治当温之，宜四逆汤。

【解读】

对比166条、355条。"饮食入口则吐，心中温温欲吐，复不能吐"，此为胸中实，其阻碍气机，见手足寒，脉弦迟，似少阴病，治当吐之，可用瓜蒂散。

若胃有寒饮而致干呕者，不可吐也，宜用四逆汤。所以四逆汤有调节胃肠功能的作用。

325. 【原文】少阴病，下利，脉微涩，呕而汗出，必数更衣，反少者，当温其上，灸之。《脉经》云，灸厥阴可五十壮。

【译文】

少阴病腹泻，脉微涩，呕吐出汗，必频频欲解大便而数量反而很少，当用灸法以温其上。

【中医分析】

阳气虚则脉微，阴血少则脉涩，阴邪上逆则呕，阳虚而卫外不固则汗出。阳主升，虚则气下坠故数更衣，阴虚则肠乏津液濡润，故量反少。总之，此为阴阳气血不足，以阳虚为急，不但有阳虚气陷，同时阴盛气逆，若单用升阳剂必有碍于呕逆，而又必须升举其阳，故用灸法温其上部，以补汤剂之不及。

【解读】

少阴病，下利，呕而汗出，其津液从下、上、外而出，津液不足，见脉微涩。此时有虚脱之象，虽便次多，然量少，因其津液欲枯竭。治当温其上，如灸百会等，使其津液自复。

第八章　辨厥阴病脉证并治

326.【原文】厥阴之为病，消渴，气上撞心，心中疼热，饥而不欲食，食则吐蛔，下之利不止。

【词解】

消渴：饮水多而渴仍不解。

食则吐蛔：进食后呕吐蛔虫。

【译文】

厥阴病所表现的症状，饮水多而渴仍不解，有逆气上冲撞心，心里感到发热，虽然觉得饥饿，而又不想吃东西，如勉强吃了，会引起呕吐蛔虫，假如误用攻下，就会发生腹泻不止。

【中医分析】

水亏不足以涵木，木火燔炽，津液被其消耗，故消渴。肝为将军之官，喜柔恶燥，木少雨露滋荣，则横逆莫制，故气上撞心。厥阴肝经挟胃上贯膈，其气太甚，即化为火，而循经上搅，故心中疼热。木横侮土，脾胃受病，故饥而不欲食。胃中空虚，蛔闻食臭则窜动而上出于口，故食则吐蛔。若误把消渴、心中疼热等，当作实证，用苦寒攻下之剂，不但上热不能解除，相反，会使中气损伤，下焦虚寒更加严重，出现下利不止。

【解读】

消渴，与五苓散证、消渴证等不同，是津血之不足的反应。"气上撞心，心中疼热，饥而不欲食"，是阴虚有热，常见于萎缩性胃炎，幽门关闭不全等胃部疾病。"食则吐蛔"，古代肠道寄生虫病较多，上热下寒时，幽门关闭不全，蛔虫从小肠游动至胃，因 pH 值较低，其剧烈挣扎，胃逆蠕动，则吐出。脾胃虚寒，下之，则利不止。

本条为厥阴病的提纲，说明了其寒热错杂的病理特点。厥阴病多是外感热病的末期，是严重营养不良的衰竭状态。

327. **【原文】厥阴中风，脉微浮为欲愈，不浮为未愈。**

【译文】

厥阴中风的病，脉微浮，是好转的征兆，若未见到浮脉，是病还没有好转。

【中医分析】

脉微是轻缓柔和，浮是不须重按，脉已应指，在病邪已衰，正气尚未全复时，见到此脉象，多为欲愈之候，但若是脉仅浮，按之无根，多为虚阳外脱之候。若不见微浮脉，是阴邪尚盛，阳气未复，当然不是愈候了。

【解读】

厥阴病，津血不足，则脉微。脉浮，说明机体体液有欲复之象，为欲愈；不浮，说明机体体液无恢复之象，为未愈。

328. **【原文】厥阴病，欲解时，从丑至卯上。**

【译文】

厥阴病将要解除的时候，在凌晨1：00～6：00。

329. **【原文】厥阴病，渴欲饮水者，少少与之，愈。**

【译文】

患厥阴病的病人，如果口渴想要喝水的，可以少许给些水喝，即能转愈。

【中医分析】

厥阴病邪退阳复，津液一时不及上承，故口渴，少少与饮之，阴津得充，阳自不亢，阴阳平衡，病自可愈；若阳复太过，热反亢盛，则大渴，这时，少少与饮之，则不行。

【解读】

与71条，244条对比。轻度低钠血症，渴欲饮水，少少与之，则愈，且不可大量饮水，以免引起低钠血症。这在厥阴病并不普遍存在。

330.【原文】诸四逆厥者，不可下之，虚家亦然。

【译文】

一般四肢厥冷的患者，不可用攻下药。因身体虚弱而四肢厥冷的，也同样不可用攻下的药物治疗。

【中医分析】

正常人的阳气旺盛，能充实到四肢，手足必然温和，如果患者平素阳气不足，病时寒邪太甚，就会形成阴盛阳虚的局面，阳虚不能温运于四肢，手足则变为厥冷了。

【解读】

四肢厥冷，虚多而实少，不可下，这是一般规律，当然也有特殊情况，如热厥。

331.【原文】伤寒先厥，后发热而利者，必自止，见厥复利。

【译文】

伤寒先四肢厥冷，以后转为发热的，虽有腹泻也必会自然停止，如果又转为四肢厥冷的，就会再度发生腹泻。

【中医分析】

阳气胜则热，阴气胜则厥，厥回则利止，厥发则利作。伤寒邪入厥阴，寒邪盛而阳气微，阳为阴抑，不能够充实于四肢，故四肢厥冷。阳气既虚，复不能升清泌浊，故肢厥时发生下利。及至阳气来复，阴邪退舍，则发热厥回，下利随而自止。若四肢重见厥冷，则阴霾又将四合，寒从内生，故见厥复利。

【解读】

肠道感染后，肠液大量分泌并存于肠腔，使得津液相对不足，末梢微循环障碍，则出现手足逆冷且利；利止，肠液及毒素同时被吸收，体液得以补充，毒素血症出现，见发热。

332. **【原文】伤寒始发热六日，厥反九日而利。凡厥利者，当不能食，今反能食者，恐为除中**一云消中。**食以索饼，不发热者，知胃气尚在，必愈，恐暴热来出而复去也。后日脉之，其热续在者，期之旦日夜半愈。所以然者，本发热六日，厥反九日，复发热三日，并前六日，亦为九日，与厥相应，故期之旦日夜半愈。后三日脉之，而脉数，其热不罢者，此为热气有余，必发痈脓也。**

【词解】

厥利：手足厥冷而又患腹泻。

除中：除，即消除；中，即胃气。除中，是胃气将绝时的一种证象。表现为病人本不能食，但突然要求进食，食后可能病情恶化或者死亡。

索饼：以面粉做成的条状食物。

脉之：诊察。

旦日夜半：第二天的半夜。

【译文】

伤寒初起发热六天，接着四肢逆冷、腹泻反而九天。四肢逆冷、腹泻的病人，按理应该是不能饮食的，但是现在病人反而能够饮食，可能是"除中"。这时可以给病人吃索饼做试验，吃了以后，如果不甚发热，证明其胃气尚存，病人容易痊愈。最怕的是吃了以后突然发热，体温又突然下降。过一天再切其脉，如果微热仍然存在，可能明日半夜即将痊愈。什么道理呢？本来发热六天，厥冷反有九天，今又发热三天，加上以前六天，也是九天，和厥冷的天数相等，所以预知在明天半夜痊愈。再过三天切其脉，其脉数，而且发热不退，这是热气有余，必发痈脓。

【中医分析】

阴寒气盛，脾胃阳气受伤，故下利，四肢以得不到阳气温煦，故厥冷。下利厥冷是脾胃虚寒，故说凡厥利者，当不能食，若反能食者，恐为除中。用索饼试之，如食后不发热，是胃气来复，食欲已苏，故言必愈；如食后忽然暴热，则是真阳尽露，不久阳气外脱，热必复去。阴阳宜乎平衡，不可偏胜，今病发热六日，厥反九日，为阳微阴盛，但厥后又复热三日，并以前的发热六日，亦为九日，则热与厥的时间相等，阴阳达到平衡，故知为可愈。热与厥的时间相等，而热即自止，是阴阳平衡，若阳复太过，见其脉数，其热不罢，阳热偏胜，必伤营血，以致发生痈肿。

【解读】

这是伤寒杆菌引起的伤寒病，病程是 21 天，后期伤寒杆菌可能随血流播散出现局灶性感染。

333. **【原文】伤寒脉迟六七日，而反与黄芩汤彻其热。脉迟为寒，今与黄芩汤，复除其热，腹中应冷，当不能食，今反**

能食，此名除中，必死。

【译文】

伤寒病，脉迟已有六七天，而反用黄芩汤治其热。脉迟本属寒证，现在更用黄芩汤除其热，腹中应当更加寒冷，按理应当不能饮食，现在反而能食的，这种证候名为除中，预后必然不良。

【中医分析】

本条是阴证误用寒凉，以致胃阳败绝的死证。脉迟为寒。伤寒六七日，随着正邪相争的变化，阳气欲复，原来的厥利，变为乍发热而利未止，粗工不知，误认为三阳合病，而用黄芩汤苦寒除热，势必伤其胃阳，致腹中冷，不能食。今反能食，是胃气已绝，故断为死。

【解读】

误治导致除中。伤寒杆菌引起的肠伤寒，六七日易发生肠穿孔。

肠伤寒极期可见到脉迟，此时病人极度衰弱，体温高但脉缓，热与厥利交替出现，且厌食。若见其有热而用黄芩汤，当更不能食，若能食，则为除中，为病重。

334. 【原文】伤寒先厥后发热，下利必自止，而反汗出，咽中痛者，其喉为痹。发热无汗，而利必自止，若不止，必便脓血，便脓血者，其喉不痹。

【译文】

伤寒病，起初四肢厥冷腹泻，其后转为发热的，腹泻可以不药自愈。如发热太过，反致汗出，其咽喉必将肿痛，而为喉痹。厥冷腹泻而见到发热无汗的，腹泻必自然停止。若腹泻仍不止的，必演变为大便脓血。大便既下脓血，也就不会有咽喉肿痛了。

【中医分析】

阴寒内盛，阳气不足，故厥利。阳复阴退，则厥变为热，腹泻自止。但阳复不宜太过，阳复偏胜，津液为其蒸逼，从皮肤而泄，故反汗出；津液受伤，不能上承，阳热独亢，熏灼咽喉，故咽中痛，其喉为痹。或阳复太过热邪向下向内，故发热无汗，利不止者，热伤下焦血分，而成脓血。其邪热下趋，不再上逆，故发生便脓血的，其喉不痹。

【解读】

与331条对比。伤寒先厥利，后发热则利自止，这是一般规律，与伤寒杆菌引起的伤寒病是一致的。厥利止，发热汗出，咽中痛者，为喉痹，治当桔梗汤；发热无汗，利不止，则便脓血，治当黄芩汤或白头翁汤。伤寒杆菌引起的伤寒病，初期可见到喉痹，极期可见到脓血便。当然喉痹与脓血便也可同时发生。

335.【原文】伤寒一二日至四五日厥者，必发热，前热者后必厥，厥深者热亦深，厥微者热亦微。厥应下之，而反发汗者，必口伤烂赤。

【译文】

伤寒病，一二天至四五天，如四肢厥冷的，后必发热，如先前发热，其后必然会出现四肢厥冷，厥冷程度严重的，郁伏的热邪就深重，厥冷程度轻微的，郁伏的热邪也就轻微，这种厥逆，应用下法治疗，假如用汗法治疗，必然会出现口舌生疮红肿糜烂。

【中医分析】

此厥为热厥，是内真热而外微寒，是热邪深伏阳气内郁不能外达所致。其热邪伏郁愈重，四肢厥冷也愈甚，热郁较轻的，四肢厥冷也较轻。"厥应下之"的下应包括泻下、清法、四逆散等。

【解读】

与330条对比。诸四逆厥者，不可下之，然伤寒杆菌引起的伤寒病之热厥则不同。肠道感染后，肠液大量分泌并存于肠腔，使得津液相对不足，末梢微循环障碍，则出现手足逆冷且利；利止，肠液及毒素同时被吸收，体液得以补充，毒素血症出现，见发热。如果先出现全身炎性反应，则先发热；肠道感染后，肠液大量分泌，机体体液相对不足，末梢微循环障碍，则厥。所以，先厥者，必发热；前热者，后必厥。

厥深者热亦深，厥微者热亦微。这是所有热厥的共同规律。

厥时，肠液大量分泌，本就利，再适当利用下法，能加快毒素及病菌排除，防止毒素血症。若厥时利用汗法，津液继续丢失，且毒素不能排出，必口伤烂赤。

336.【原文】伤寒病，厥五日，热亦五日，设六日当复厥，不厥者自愈。厥终不过五日，以热五日，故知自愈。

【译文】

伤寒病四肢厥冷五天，发热也是五天，照例第六天又当发生四肢厥冷，如果不发生厥冷的，就是病已自趋痊愈。因为厥冷是五天，发热也是五天，厥与热的日数相等，阴阳趋于平衡，故知其自愈。

【中医分析】

阴阳偏亢则病作，阴阳和平则病已。病入于厥阴，阴寒胜则厥，阴极则阳生，阳气外张则热，阳气衰退则复厥。

【解读】

比332条症轻，与副伤寒相似。

337.【原文】凡厥者，阴阳气不相顺接，便为厥。厥者，手足逆冷者是也。

【译文】

凡是厥逆，都是由于阴气和阳气不能相互承接，故发厥。所谓厥，其症状是手足发冷。

【中医分析】

这个厥包括热厥与寒厥。寒盛至极，则阴气独胜，而阳气相对衰微，不能通达于四肢，故手足发生厥冷，因成寒厥。热盛至极，则阳气被遏，不能通达于四肢，因成热厥。

【解读】

阴阳气不相顺接，便为厥，其实质是微循环灌注量不足。手足逆冷，是末梢微循环的障碍所致。

338.【原文】伤寒脉微而厥，至七八日肤冷，其人躁无暂安时者，此为脏厥，非蛔厥也。蛔厥者，其人当吐蛔。今病者静，而复时烦者，此为脏寒，蛔上入其膈，故烦，须臾复止，得食而呕，又烦者，蛔闻食臭出，其人当自吐蛔。蛔厥者，乌梅丸主之。又主久利。〔方一〕

乌梅丸

乌梅三百枚　细辛六两　干姜十两　黄连十六两　当归四两　附子六两，炮，去皮　蜀椒四两，出汗　桂枝六两，去皮　人参六两　黄柏六两

上十味，异捣筛，合治之，以苦酒渍乌梅一宿，去核，蒸之五斗米下，饭熟捣成泥，和药令相得，内臼中，与蜜杵二千下，丸如梧桐子大，先食饮服十丸，日三服，稍加至二十丸。禁生冷、滑物、臭食等。

【词解】

脏厥：内脏真阳极虚而引起的四肢厥冷。

蛔厥：因蛔虫而引起的四肢厥冷。

脏寒：内脏虚寒。

【译文】

伤寒初起脉微，而且四肢厥冷，到了第七八天，甚至周身皮肤都冷，病人躁扰得很厉害，没有一刻安静的时间，这是脏厥，不是蛔厥。蛔厥的病人，应当有蛔虫吐出，现在病人虽然安静，但必时而心烦，这是因为胃气虚寒，蛔虫上入于膈，故引起心中发烦，不过这种心烦，一会儿就会自止，当进餐时，食物入胃就要呕吐，同时又发心烦，这是因蛔虫闻到食物气味而上扰的缘故，故病人常吐出蛔虫。因蛔虫而致手足厥冷的，可用乌梅丸治疗，此方又能治疗长久不愈的下利。

【中医分析】

阳气衰则脉搏微，阴寒盛则手足厥冷，此为阴盛阳虚之象，病至七八日后，纯阴无阳，则见四肢及周身皆冷，其人躁无暂安时，这是脏厥。

蛔厥是蛔虫所致的四肢厥冷，蛔动则心烦，蛔静则烦止。因蛔虫性喜暖，现胃中寒，蛔即扰动不安，时而窜扰胸膈，故时烦时止。进食时，蛔虫闻到食物的气味，乘势上攻，故心烦作，且呕吐，还吐蛔。乌梅丸为苦酸辛寒热的复方，温脏安蛔，治疗蛔厥有卓效。

【解读】

伤寒脉微而厥，至七八日肤冷，其人躁无暂安时者，此为脏厥。这与休克表现一致，微循环灌注不足，机体机能处于极度衰弱的濒危状态。肤冷，即皮肤湿冷；躁无暂安时，即烦躁不安。

蛔厥也可引起皮肤湿冷，烦躁不安等休克表现，其原因是蛔虫梗阻胆道引起的疼痛性休克。蛔虫有钻孔习性，当感冒、发热或者饮食不当时，由于蛔虫外环境的改变，蛔虫从肠道进入胆管，引起胆绞痛性休克，这时可有吐蛔。

脏寒是指蛔虫病引起的严重营养不良和机体机能衰弱。此时多有胃肠的微环境改变，如 pH 值，也就是蛔虫的外环境发生改变，蛔虫从肠道至胃游走，蛔虫游走时则烦，静止时则不烦，蛔虫入胆管，痛而厥。

乌梅丸能驱虫，还能止利。

339. 【原文】伤寒热少微厥，指一作稍头寒，默默不欲食，烦躁，数日小便利，色白者，此热除也，欲得食，其病为愈。若厥而呕，胸胁烦满者，其后必便血。

【译文】

伤寒当热不太高之时，四肢厥冷也轻微，仅是指头发冷，患者神情况默，不想进食，但又烦躁不安。过了几天后，如果小便清利，说明里热已经解除，就会感到饥饿而想进食，此为病将向愈。如果仍然四肢厥冷，并且出现呕吐，同时胸胁烦闷胀满的，以后必然发生便血。

【中医分析】

本条是热厥之转归。初起时热不甚，厥亦不甚，仅是指头寒，是热厥轻证。其虽然厥轻，然毕竟是阳热郁遏，故其神情默默，不欲食，阳郁求伸，又烦躁。数日后，小便通畅，且颜色清白，说明其阴液已复，热邪尽除。胃气和，则欲得食，其病为愈。若热邪不能透达，影响厥阴经脉，则胸胁烦满，木邪干胃，则呕。热久则阴络必伤，故其后必便血。这是热深厥亦深的现象。

【解读】

与 334 条对比。轻者热少微厥，仅指头寒。"默默不欲食，烦躁",似阳微结,是柴胡证。经过数日,小便色白,说明热除了。欲得食,胃气恢复,其病为愈。若厥而呕,胸胁烦满,说明热深了,厥也加重,热陷了胃肠而便血。这不一定是伤寒病引起的便脓血,也可能是全身炎性反应引起的 DIC 造成的。

340. 【原文】病者手足厥冷,言我不结胸,小腹满,按之痛者,此冷结膀胱关元也。

【译文】

病人手足厥冷,自己说胸部不觉痞痛,只是小腹胀满,用手按之疼痛,这是寒气结在下焦的缘故。

【中医分析】

厥阴阳气衰微,阴邪独盛,其寒邪结于关元膀胱部位,故小腹满,按之痛。

【解读】

此冷结在膀胱关元,也就是寒凝下焦。应与结胸证、膀胱蓄血证、热结膀胱证相鉴别。寒凝下焦,常见于肠道的慢性炎症,如肠伤寒、肠结核、血吸虫病等。可用大乌头煎、大建中汤、附子粳米汤等治疗。

341. 【原文】伤寒发热四日,厥反三日,复热四日,厥少热多者,其病当愈。四日至七日,热不除者,必便脓血。

【译文】

伤寒先发热四天,后四肢厥冷三天,接着又发热四天,这样是厥冷少而发热多,此时的病应该痊愈。如果发热四日,直到七天热还不退的,必然要大便脓血。

【中医分析】

热多于厥,是阳复胜阴,故其病当愈。若阳气来复太过,发热直到七天还不退的,必伤阴络,而出现便脓血。

【解读】

与336 对比。发热四日，厥三日，厥少热多者，比 332 条症轻，与副伤寒相似，有自愈的。当然，也有便脓血的。

342.【原文】伤寒厥四日，热反三日，复厥五日，其病为进。寒多热少，阳气退，故为进也。

【译文】

伤寒先厥冷四天，而发热仅有三天，接着又厥冷五天，这是病势在进展，因为寒多热少，说明阳气衰退，所以说病情进展。

【中医分析】

阳复不及，阴寒气胜，故为病进。

【解读】

寒多热少，为病重，较 341 条病重。

343.【原文】伤寒六七日，脉微，手足厥冷，烦躁，灸厥阴，厥不还者，死。

【译文】

伤寒病已有六七天，脉微，四肢厥冷，而又烦躁不安，应急灸厥阴经穴，如灸后仍是厥冷的，多属死候。

【中医分析】

阴邪肆逆，阳气衰微，故伤寒六七日，脉微，手足厥冷。虚阳上扰而生烦，阴邪盛极而生躁。灸厥阴意在散阴邪而复阳气，阳气若得来复，则手足当温，若阳气已绝，则死。

【解读】

与338 条脏厥对比。机体衰弱，有效血容量减少，微循环灌注不足，出现手足厥逆，皮肤湿冷，烦躁不安等，表明已进入休克期，若不积极正确治疗，休克不能改善（观察手足厥冷情况），则必死无疑。此处治疗是灸厥阴，应是灸足厥阴肝经穴位，如太冲穴。

344. 【原文】伤寒发热，下利厥逆，躁不得卧者，死。

【译文】

伤寒发热，腹泻，手足厥冷，假如见到躁扰不能安卧的，是死候。

【中医分析】

如311条，伤寒，先厥，后发热而利者，必自止。本条是有发热，但下利不止，四肢厥逆，这不是阳回，而是阴盛于内，格阳于外的现象。阴极而虚阳受迫，阳气将绝，故躁不得卧，阳气完全发露于外，行将越脱，故死。

【解读】

腹泻并发热之人，或腹泻致体液丢失，有效循环血容量减少，或感染致毒素血症，导致微循环灌注不足，出现手足厥逆，甚至神经系统功能障碍而烦躁不安，均为重症，以现在的医疗条件，即使正确治疗都有可能死亡。

345. 【原文】伤寒发热，下利至甚，厥不止者，死。

【译文】

伤寒病，虽有发热，但腹泻却十分严重，而且四肢厥冷无转温之机，属于死候。

【中医分析】

此发热不是阳回，而是阴盛格阳。下利至甚，厥不止，说明机体虚阳发越无余，故为死候。

【解读】

腹泻并发热之人，严重者导致体液丢失，有效循环血容量减少，导致微循环灌注不足，出现手足厥逆，若不积极补液，厥不止者，将死。

346.【原文】伤寒六七日不利，便发热而利，其人汗出不止者，死。有阴无阳故也。

【译文】

伤寒病六七天，本来并不腹泻，后来忽然发热、腹泻，同时汗出不止的，是为将死之兆，是阴盛亡阳的缘故。

【中医分析】

伤寒六七天不利，指手足虽厥而不下利。阴邪太甚，真阳外亡，而出现发热而利。阳虚不能卫外，腠理失却固密，故汗出不止。汗出不止，阳气尽脱者，死。

【解读】

与344条、345条对比，伤寒六七日后发热而利，且汗出不止，丧失津液，使有效循环血容量减少，最后亡阳而死。

347.【原文】伤寒五六日，不结胸，腹濡，脉虚复厥者，不可下，此亡血，下之死。

【译文】

伤寒五六天，无结胸征象，腹部软，脉虚，而又四肢厥冷的，不可用攻下药，因为这是血分不足，如果用下法，则会引起死亡。

【中医分析】

阴血亏虚，不能荣养于四肢，故脉虚肢厥。血虚可见到大便秘结，因其肠中枯燥，失却濡润，故无腹满硬痛、潮热等证，治疗当养血扶正，如归芪建中汤，不可攻下。

【解读】

本条是因为血虚引起的四肢逆冷。伤寒五六日，腹部无压痛，因血虚不达于四末而引发四肢逆冷者，不可下，下之死。

348.【原文】发热而厥，七日下利者，为难治。

【译文】

发热而四肢厥冷，到了第七天又发生腹泻的为难治。

【中医分析】

阴寒内盛，阳气外浮，见发热而厥。至七日阴寒加重，但还有虚阳，故病情较 344 条、345 条为轻，为难治。

【解读】

此条与 344 条、345 条相比，均有发热厥利，但症轻，故为难治。

349.**【原文】伤寒脉促，手足厥逆，可灸之。**促，一作纵。

【译文】

伤寒病，见到脉促而手足厥冷的症状，可用灸法来治疗。

【中医分析】

阳虚不相接续，故脉促。阳虚不能温养，故手足厥冷。治疗用灸法，意在通阳。

【解读】

此条显然比 21 条重，21 条是太阳病下之后出现脉促，是不正确的下法，使其体液丢失过多，体循环减少所致，没有达到微循环灌注不足的程度。本条是有效循环血容量减少，导致微循环灌注不足，出现手足厥逆，按照 343 条，可以灸厥阴，药可用四逆汤。

350.**【原文】伤寒脉滑而厥者，里有热也，白虎汤主之。**

[方二]

白虎汤

知母六两　石膏一斤，碎，绵裹　甘草二两，炙　粳米六合

上四味，以水一斗，煮米熟汤成，去滓，温服一升，日

三服。

【译文】

伤寒病，脉滑而手足厥冷的，为里热所致，应当用白虎汤主治。

【中医分析】

厥有寒厥与热厥之别，本条讲的是热厥。热邪深伏于里，阳气反而不达于四肢，故手足厥冷。

【解读】

与335条对比。厥深者热亦深，也就是毒素毒力愈强，量愈大，交感神经兴奋性愈强，畏寒、寒战愈剧烈，体温升高愈明显。毒素血症（里有热）时，全身炎性反应明显，热重脉滑，末梢微循环障碍而厥。用白虎汤去其热，则厥亦解。

351.【原文】手足厥寒，脉细欲绝者，当归四逆汤主之。

［方三］

当归四逆汤

当归三两　桂枝三两，去皮　芍药三两　细辛三两　甘草二两，炙　通草二两　大枣二十五枚，擘。一法：十二枚。

上七味，以水八升，煮取三升，去滓，温服一升，日三服。

【译文】

手足厥冷，脉细，好像要断绝，用当归四逆汤主治。

【中医分析】

此为血虚寒凝之厥。血虚甚，见脉细欲绝；血虚寒郁，不能荣于脉中，而四肢失于温养，见手足厥寒。

【解读】

当归四逆汤以桂枝汤为主方，易生姜为细辛，以祛寒通利关节，加当归补血，加通草通利血脉。现代主要用于治疗风湿性疾病，例如雷诺氏病、血栓闭塞性脉管炎、红斑性肢痛、肢端青紫症以及神经性头痛、多发性神经炎、类风湿性关节炎等。

352.【原文】若其人内有久寒者，宜当归四逆加吴茱萸生姜汤。[方四]

当归四逆加吴茱萸生姜汤

当归三两　芍药三两　甘草二两，炙　通草二两　桂枝三两，去皮　细辛三两　生姜半斤，切　吴茱萸二升　大枣二十五枚，擘

上九味，以水六升，清酒六升和，煮取五升，去滓，温分五服。一方：水酒各四升。

【译文】

如果血虚营寒的病人，素有寒饮宿恙的，可用当归四逆加吴茱萸生姜汤治疗。

【中医分析】

接上条，因内有寒饮宿疾，故加用散寒涤饮降逆温中之吴茱萸、生姜以治其久寒。

【解读】

接351条，若血虚且内有久寒，手足厥冷者，用当归四逆加吴茱萸生姜汤。此方证应与附子汤证鉴别。

353.【原文】大汗出，热不去，内拘急，四肢疼，又下利厥逆而恶寒者，四逆汤主之。[方五]

四逆汤

甘草二两，炙　干姜一两半　附子一枚，生用，去皮，破八片

上三味，以水三升，煮取一升二合，去滓，分温再服。若强人可用大附子一枚、干姜三两。

【词解】

内拘急：腹中挛急，动不自如。

【译文】

大汗出而热仍不退，更加腹内挛急，四肢疼痛，又有腹泻，手足厥冷、恶寒等症状的，用四逆汤治疗。

【中医分析】

若外有表邪而发热的，汗后其热当去；若是阳明里热，大汗出，热不去，当烦渴引饮，且不下利。本证是真寒假热证。大汗出是阳亡于外，热不去是阳被阴格。阴液亏损，腹内筋脉失养故内拘急。阳亡于外，津亏于内，筋骨失于濡养，故四肢疼。阴盛阳亡故下利，厥逆而恶寒。

【解读】

大汗使体液大量丢失，机体处于低血容量状态，胃肠等内脏失养则拘急，四肢肌肉失养则疼。胃肠功能失调，出现下利，继续丢失体液，使手足微循环障碍，则厥逆而恶寒。此时，主要矛盾不是邪不去（感染等因素），而是津伤致机体微循环障碍，需用四逆汤来改善微循环以获得生机。

354. 【原文】大汗，若大下利，而厥冷者，四逆汤主之。[方六]用前第五方。

【译文】

因大汗出或严重腹泻而手足厥冷的，用四逆汤主治。

【中医分析】

大汗大下，皆能使阴液亏乏，阳气耗损，重则亡阳。阳气亡于外则厥冷。

【解读】

同上一条。若阴虚有热才可用生地、麦冬等滋阴药或六味地黄丸之类。

355.**【原文】**病人手足厥冷，脉乍紧者，邪结在胸中，心下满而烦，饥不能食者，病在胸中，当须吐之，宜瓜蒂散。［方七］

瓜蒂散

瓜蒂　赤小豆

上二味，各等分，异捣筛，合内臼中，更治之，别以香豉一合，用热汤七合，煮作稀糜，去滓取汁，和散一钱匕，温顿服之。不吐者，少少加，得快吐乃止。诸亡血虚家，不可与瓜蒂散。

【词解】

邪：停痰、食积等。

【译文】

病人手足厥冷，脉忽然出现紧象，是因痰食停积在胸中，所以心下胀满而烦，虽觉饥饿，而不能饮食，病的症结在于胸中，当须催吐以去其病邪，治疗可用瓜蒂散。

【中医分析】

痰食之邪阻滞于里，故脉乍紧。邪气实于胸中，阳气被邪气所郁遏，不能外达于四肢，故心下满而烦，手足厥冷。病在上焦，而中下焦无病，故知饥而不能食。内经有"其高者因而越之"，故当须吐之。

【解读】

与166条、324条对比。邪在胸中（如急性胃炎、急性胃扩张、食物中毒等），为实者可以用吐法。判断邪在胸中有二：一是手足厥冷，脉乍紧；一是心下满而烦，饥不能食。

356.【原文】伤寒厥而心下悸，宜先治水，当服茯苓甘草汤，却治其厥。不尔，水渍入胃，必作利也。［方八］

茯苓甘草汤

茯苓二两　甘草一两，炙　生姜三两，切　桂枝二两，去皮

上四味，以水四升，煮取二升，去滓，分温三服。

【词解】

水渍入胃：水饮渗入胃肠。

【译文】

伤寒病，四肢厥冷，而又心下悸动，应先治其水饮，当服茯苓甘草汤，再治其厥，否则水饮浸渍入于胃肠，必然引起腹泻。

【中医分析】

水饮内停，阳气被遏，故四肢厥冷。用茯苓甘草汤以温阳化水，水饮宣化，则胸阳得布，四肢自然温暖。若不先治其水饮，则水饮久停，势必渗入肠胃，而引起下利等证。

【解读】

此为水厥证。与64条、65条对比。低血容量或水电解质失调，可使心律失常，出现心悸而厥，用茯苓甘草汤正合机理。假如治疗不恰当，胃肠功能失调则腹泻。

357.【原文】伤寒六七日，大下后，寸脉沉而迟，手足厥逆，下部脉不至，喉咽不利，唾脓血，泄利不止者，为难治，麻黄升麻汤主之。［方九］

麻黄升麻汤

麻黄二两半，去节　升麻一两一分　当归一两一分　知母十八铢　黄芩十八铢　葳蕤十八铢，一作菖蒲　芍药六铢　天门冬六铢，去心　桂枝六铢，去皮　茯苓六铢　甘草六铢，炙　石膏六铢，碎，绵裹　白术六铢　干姜六铢

上十四味，以水一斗，先煮麻黄一二沸，去上沫，内诸药，煮取三升，去滓，分温三服。相去如饮三斗米，顷令尽，汗出愈。

【词解】

下部脉：尺脉。

喉咽不利：咽喉疼痛，吞咽困难。

【译文】

伤寒病六七天，用峻下药后，寸口脉沉而迟，手足厥冷，尺部的脉搏摸不到，咽喉吞咽困难，吐出脓血，而又腹泻不止的，这病难治，可用麻黄升麻汤主治。

【中医分析】

伤寒六七日，邪气已当传里，若表邪犹未尽解的，仍当解其表邪，若不先解表而径用攻下，其病不仅不除，反致正气益虚，邪气内陷，故病入厥阴。阳陷于里，郁而不伸，故寸脉沉而迟，下部脉不至。下后阴阳两伤，阳气并于上，阴液奔于下，故喉咽不利，吐脓血，泄利不止。阴阳之气不相顺接，故手足厥逆。

【解读】

伤寒用下法为误治。若患有大叶性肺炎等感染性疾病，误用下法，使体液减少，机体处于低血容量状态，甚至微循环障碍，出现寸脉沉迟，尺脉无，手足厥逆。热盛不退，伤阴伤津（DIC），则咽喉不利，唾脓血。误用下法，使胃肠功能失调，导

致泄利不止。此时病情危重复杂，确实难治。

358.【原文】伤寒四五日，腹中痛，若转气下趋少腹者，此欲自利也。

【译文】

伤寒病四五天，腹中疼痛，假如有气下趋到少腹的，这是将要腹泻。

【中医分析】

里阳不足，阴寒太甚，水谷之气不能如常运行，而趋下为利。

【解读】

里有寒则腹中痛，若感觉转气向下，是下利的征兆。

359.【原文】伤寒本自寒下，医复吐下之，寒格更逆吐下，若食入口即吐，干姜黄芩黄连人参汤主之。[方十]

干姜黄芩黄连人参汤

干姜　黄芩　黄连　人参各三两

上四味，以水六升，煮取二升，去滓，分温再服。

【译文】

伤寒病本因虚寒而腹泻，医生又误用催吐泻下的方法，以致中焦虚寒更甚，反而格热于上，因此吐下更加厉害，假如饮食入口即吐的，用干姜黄芩黄连人参汤主治。

【中医分析】

素体中阳不足，感受寒邪后，出现脾气下陷。若复用吐下，使里气益虚，阳气益陷，寒盛于下，阳被格拒不得入，故更逆吐下。

【解读】

本就上热下寒，误用吐、下之法，使得寒格于下，热与寒不得交通，出现吐下。这时若食入口即吐者，用干姜黄连黄芩人参汤治疗。此与幽门梗阻不同，与泻心汤相似，用于胃肠炎患者。

360. 【原文】下利，有微热而渴，脉弱者，今自愈。

【译文】

腹泻而有轻度发热，并有口渴，脉象弱，这是即将痊愈的现象。

【中医分析】

接 358 条，此为"寒利"的转归。伤寒脉紧，里有寒，腹中痛，转气下趋而自利。利后脉转为弱，示邪气退；微热而渴，示阳气复。故自愈。

【解读】

肠道感染引发腹泻，体液减少，但病菌与毒素同时排出，祛除了感染性休克的诱发因素，故虽有脉弱，微热而渴，可自愈。

361. 【原文】下利，脉数，有微热汗出，今自愈，设复紧为未解。一云设脉浮复紧。

【译文】

腹泻、脉数且有轻度发热汗出的，为病即将痊愈。假如又见到脉紧，是病仍未解。

【中医分析】

接 358 条，此亦为"寒利"的转归。伤寒脉紧，里有寒，腹中痛，转气下趋而自利。利后脉转为数，示邪气退；微热汗出，示阳气复。故自愈。若脉复紧，为邪犹存，故未解。

【解读】

肠道感染引发腹泻，体液减少，但病菌与毒素同时排出，故虽有脉数，微热汗出，可自愈。若病菌不能排出，畏寒脉紧，为未愈。

362. 【原文】下利，手足厥冷，无脉者，灸之不温，若脉不还，反微喘者，死。少阴负趺阳者，为顺也。

【词解】

无脉：寸口脉不能触及。

少阴：胫后动脉。

趺阳：足背动脉。

【译文】腹泻手足厥冷，寸口脉不能触及，用灸法治疗。灸后手足仍不转温，寸口脉仍不恢复，反加微喘的，这是临近死亡的现象。但是胫后动脉仍然搏动，且小于足背动脉的，这仍为可治的顺候。

【中医分析】下利，手足厥冷，无脉，说明其阳气衰微欲绝，阴寒邪气充斥内外，用汤药挽救其阳，已是缓不济急，故用灸法急救。灸后肢温脉还的，阳气尚未竭绝，故病尚可治。若灸后手足仍不温，脉不还，反加微喘，是阳气竭绝于下，真气越脱于上，故断其为死。少阴为肾经，趺阳为胃经，少阴负趺阳，则脾胃的谷气犹盛，其病虽危，而正气仍可奋起抗邪，故为顺。

【解读】

下利，机体处于低血容量状态，微循环灌注不足，见手足厥冷无脉，如343条灸厥阴，手足不温，仍无脉，呼吸功能障碍而喘，病情严重至极。假如足背动脉可触及为佳象。

363. 【原文】下利，寸脉反浮数，尺中自涩者，必清脓血。

【译文】

腹泻，反而见到寸脉浮数，尺脉涩的，大便必下脓血。

【中医分析】

阳复太过，邪无出路，热不得泄，以致内伤阴络，血为热蒸，腐化为脓，故寸脉浮数，大便脓血。下焦血伤，故尺脉涩。

【解读】

与 341 对比。热多厥少，可自愈，亦有便脓血的。与副伤寒相似。肠道感染而腹泻，体液不足，则尺脉涩；热未尽，即病菌多不能排出或毒性大，则寸脉浮数，必便脓血。

364.【原文】下利清谷，不可攻表，汗出必胀满。

【译文】

完谷不化的腹泻，不可使用发表药，若误用，汗出后必然出现腹中胀满。

【中医分析】

脾胃阳虚而水谷得不到蒸腐，故下利清谷。91 条：续得下利，清谷不止，身疼痛者，急当救里。这时，若误汗，汗出则阳气向外泄越，脾胃之阳则更虚，脾失健运，阳虚气滞寒邪更甚，故腹部胀满。

【解读】

里虚寒则下利清谷，即使有表证，也不可发汗攻其表，若汗之，必腹胀满。这是定则。

365.【原文】下利，脉沉弦者，下重也；脉大者，为未止；脉微弱数者，为欲自止，虽发热，不死。

【译文】

腹泻之人，若脉沉弦，必有下重之感觉；若脉大，必腹泻不止；若脉微弱数者，为腹泻欲止，虽发热，亦不危重。

【中医分析】

脉沉主里，脉弦主痛，邪结于里，大肠壅滞，气机不利，故下重。脉大是邪势方张，故为未止。邪气衰退，故脉微弱，正胜阳回，故脉数。正胜邪退，故为欲自止，虽发热，不死。

【解读】

仅凭脉臆证，似为王叔和之笔。

366.【原文】**下利，脉沉而迟，其人面少赤，身有微热，下利清谷者，必郁冒汗出而解，病人必微厥。所以然者，其面戴阳，下虚故也。**

【词解】

郁冒：指眩冒昏晕，一时眼发暗黑，看不到东西。

戴阳：面部潮红，是寒盛于下，虚阳上浮的假热现象。

下虚：下焦虚寒。

【译文】

腹泻而脉沉迟，面部微有潮红，身上轻度发热，所泻下的是稀冷、不消化的东西。这种情况就会发生郁冒现象，随之出汗而病解，同时病人四肢必感轻微厥冷，之所以这样，是因为下焦虚寒，而面有戴阳的缘故。

【中医分析】

这是戴阳轻证，可以郁冒汗出而解。里阳衰微，不能熟腐水谷，故下利清谷，脉沉而迟。阴寒之气盛于内，虚微的阳气格拒于外，故其人面少赤，身有微热。与 317 条对比，本条阳气虽虚，但真阳未尽露，尚能潜藏于里，故还能奋起与阴邪相争，邪正相争则郁冒，正气胜邪则汗出而解。

【解读】

与 317 条对比。里虚寒则下利清谷。机体处于低血容量状态，甚至心肌受损，现脉沉而迟。"面少赤，身微热"，是阴盛格阳于上，是毒素血症的表现。病情轻微的毒素血症，可有头昏目眩（郁冒），如出汗继续丢液，其人微厥者，可自愈，丢液过多，手足厥逆者，则成重症。此病与伤寒、副伤寒，立克次体病，钩端螺旋体病等传染病相似。

367.【原文】下利，脉数而渴者，今自愈。设不瘥，必清脓血，以有热故也。

【译文】

腹泻脉数而口渴的，即将自然痊愈。假如不愈，必然引起大便脓血，这是因为里有热邪的缘故。

【中医分析】

阴寒盛而下利。阳气复则脉数而渴，固然是向愈佳兆，但阳复太过，必伤阴血，从而出现清脓血之变证。

【解读】

与341条、361条、363条对比。肠道感染而腹泻，排出病菌与毒素后，机体体液不足，则脉数而渴，经自我调整后可自愈。如果不愈，说明病菌排不净，成脓血便。

368.【原文】下利后脉绝，手足厥冷，晬时脉还，手足温者生，脉不还者死。

【词解】

晬时：一昼夜的时间。

【译文】

下利后，脉搏不能按到，手足厥冷，经过一昼夜，如果脉搏恢复，手足转温的，其病易愈，如果脉搏仍旧没有恢复，多是死候。

【中医分析】

暴泻使津液骤然过度损失，阳气一时脱绝，故见脉绝，手足厥冷。经过治疗，若阳气得复，则可渐渐地肢温脉还，就有生机，若厥不回，脉不复，就没生机。

【解读】

下利后寸口脉无，手足厥冷，此时患者已处于休克状态。经救治观察一昼夜，若手足温，寸口脉出现，说明心衰得以纠正，微循环障碍得以恢复；若仍无脉，说明休克没有纠正，是死证。

369.**【原文】伤寒下利，日十余行，脉反实者死。**

【词解】

实脉：脉长大有力。

【译文】

伤寒腹泻，一天十多次，脉搏反实而有力，为死候。

【中医分析】

下利（热利）日十余行，脉应虚，今脉反实，说明邪气实，体虚邪实者，死。

370.**【原文】下利清谷，里寒外热，汗出而厥者，通脉四逆汤主之。**［方十一］

通脉四逆汤

甘草二两，炙　附子大者一枚，生，去皮，破八片　干姜三两，强人可用四两

上三味，以水三升，煮取一升二合，去滓，分温再服，其脉即出者愈。

【译文】

下利完谷不化，里有真寒，外见假热，出汗而手足厥冷的，用通脉四逆汤主治。

【中医分析】

脾肾阳气虚微（里寒），则下利清谷。外热，为假热。亡阳而见汗出而厥。用通脉四逆汤回阳救逆，以挽脱垂的阳气。

【解读】

与 317 条对比。这是格阳证，比 366 条里寒更甚。里虚寒则下利清谷。下利使机体处于低血容量状态，再汗出继续丢失津液，使得微循环障碍而厥。里寒外热为暖休克。

371. **【原文】热利下重者，白头翁汤主之。[方十二]**

白头翁汤

白头翁二两　黄连三两　黄柏三两　秦皮三两

上四味，以水七升，煮取二升，去滓，温服一升，不愈，更服一升。

【译文】

热证下利，里急后重的，可用白头翁汤治疗。

【中医分析】

热邪下迫，故觉下重。

【解读】

白头翁汤治疗热利，常用于治疗细菌性痢疾、阿米巴痢疾、肠炎、溃疡性结肠炎等。下重指里急后重，治疗多加大黄。血便，多加阿胶。

372. **【原文】下利腹胀满，身体疼痛者，先温其里，乃攻其表，温里宜四逆汤，攻表宜桂枝汤。[方十三]** 四逆汤用前第五方。

桂枝汤

桂枝三两，去皮　芍药三两　甘草二两，炙　生姜三两，切　大枣十二枚，擘

上五味，以水七升，煮取三升，去滓，温服一升，须臾，啜热稀粥一升，以助药力。

【译文】

腹泻，腹部胀满，而又有身体疼痛的，治疗应先温里寒，然后再解表邪，温里可用四逆汤，解表可用桂枝汤。

【中医分析】

脾胃阳气衰微，故下利，腹胀满。身体疼痛为表证。表里同病，里虚的先救其里，这是治疗的定则。

【解读】

里虚兼有表证者，先温其里，后攻其表，这是定法。里虚寒则腹胀满而下利。身体疼痛是表证。温里宜四逆汤，攻表宜桂枝汤。

373.【原文】下利欲饮水者，以有热故也，白头翁汤主之。[方十四] 用前第十二方。

【译文】

下利证，见到口渴要喝水的，是里有热的缘故，用白头翁汤主治。

【中医分析】

本条接 371 条，补充出热利的另一辨证要点是渴欲饮水。

【解读】

里有热，再腹泻失液，必欲饮水。其为热利，故白头翁主之。若里热有实，需用承气汤。

374.【原文】下利谵语者，有燥屎也，宜小承气汤。[方十五]

小承气汤

大黄四两，酒洗　枳实三枚，大者，炙　厚朴二两，去皮，炙

上三味，以水四升，煮取一升二合，去滓，分二服，初一

服谵语止，若更衣者，停后服。不尔，尽服之。

【译文】

下利而又神昏谵语的，这是肠中有燥屎的缘故，可以用小承气汤治疗。

【中医分析】

下利而复有燥屎，此为热结旁流之证。燥屎不得出，邪上乘心，故谵语。

【解读】

里热结实，谵语有燥屎，即使有腹泻，也宜用小承气汤。若有潮热，宜用调胃承气汤。

375. **【原文】**下利后更烦，按之心下濡者，为虚烦也，宜栀子豉汤。[方十六]

栀子豉汤

肥栀子十四个，擘　香豉四合，绵裹

上二味，以水四升，先煮栀子，得二升半，内豉，更煮取一升半，去滓，分再服。一服得吐，止后服。

【译文】

腹泻后，更加心烦，胃脘部按之柔软的，这是虚烦的证候，治宜用栀子豉汤。

【中医分析】

下利后胃中空虚，然热遗于胸中，故更烦。心下无结痛，故按之心下濡。

【解读】

腹泻，腹部无压痛，无结实，无燥屎，无谵语，而烦者为虚烦，治宜栀子豉汤。

376. **【原文】**呕家有痈脓者，不可治呕，脓尽自愈。

【译文】

如因为内有痈肿而致呕吐的，不可治呕，脓液排尽，呕吐就可自愈。

【解读】

经常呕吐的人，如果呕吐物中带有脓，应该排脓而不是止呕。脓没了，病自然就好了。

377. **【原文】** 呕而脉弱，小便复利，身有微热，见厥者难治，四逆汤主之。［方十七］用前十五方。

【译文】

呕吐而脉弱，小便反而清的，身上有轻度的发热，如果又见到手足厥冷的，这是难治的证候，用四逆汤主治。

【中医分析】

胃中无阳，阴寒之气上逆，故呕而脉弱。下焦虚寒，阳气不固，故小便复利。阴盛于内，格阳于外，故手足厥冷，身有微热。用四逆汤急温其里，以救垂绝之阳。

【解读】

呕吐、尿频均会失液，机体处于低血容量状态，微循环障碍者，可见脉弱而厥，此为阴盛极。阴盛格阳见身上微热，为难治。

378. **【原文】** 干呕吐涎沫，头痛者，吴茱萸汤主之。［方十八］

吴茱萸汤

吴茱萸一升，汤洗七遍 人参三两 大枣十二枚，擘 生姜六两，切

上四味，以水七升，煮取二升，去滓，温服七合，日

三服。

【词解】

吐涎沫：吐出清稀涎沫。

【译文】

干呕，吐涎沫，而又头痛的，用吴茱萸汤主治。

【中医分析】

寒伤厥阴，下焦浊阴之气，上乘于胸中清阳之位，厥气上逆，故干呕，头痛。厥阴寒邪干胃，胃阳不布，故产涎沫，随厥气上逆而吐出。

379.【原文】呕而发热者，小柴胡汤主之。[方十九]

小柴胡汤

柴胡半斤　黄芩三两　人参三两　甘草三两，炙　生姜三两，切　半夏半升，洗大枣十二枚，擘

上七味，以水一斗二升，煮取六升，去滓，更煎取三升，温服一升，日三服。

【译文】

呕而发热的，用小柴胡汤主治。

【中医分析】

厥阴与少阳相为表里，厥阴病还出少阳时，用小柴胡汤治疗。

【解读】

如101条，有柴胡证，但见一证便是，不必悉具，心烦喜呕就是一个主要证候。

380.【原文】伤寒大吐大下之，极虚，复极汗者，其人外气怫郁，复与之水，以发其汗，因得哕。所以然者，胃中寒冷

故也。

【词解】

外气怫郁：面色缘缘正赤。

【译文】

伤寒误用大吐、大下，使机体正气受伤，故说极虚。再用大汗法，使其阴虚阳无所依，故其人外气怫郁。若误认为表未解，继用饮水发汗的方法以发其汗，使胃中阳气更虚，阳虚则水停，水寒搏激，气逆失降，故哕。

【解读】

与 48 条、194 条、226 条对比。太阳伤寒，应用汗法，误用大吐大下法后，体液丢失过多，身体已经极虚，若再大汗，继续大量丢失体液，即出现"外气怫郁"之象，若再用喝热水等法发汗，则会哕（大量饮水可引发低钠血症）。

381. 【原文】伤寒哕而腹满，视其前后，知何部下利，利之则愈。

【译文】

伤寒病哕逆而腹部胀满的，应察看病人的大小便，是哪一方面不通利，采取因势利导的方法，病就可以痊愈。

【中医分析】

与 232 条对比。腹满而干呕，问其大小便，若大便不通，通大便即可，若小便不利，利小便即可。

第九章　辨霍乱病脉证并治

382.【原文】问曰：病有霍乱者何？答曰：呕吐而利，此名霍乱。

【词解】

霍乱：形容病势急骤。

【译文】

问：疾病中有叫作霍乱的，其症状有什么？答：呕吐腹泻同时发生，这叫作霍乱病。

【中医分析】

饮食不节，邪犯肠胃，清气在阴，浊气在阳，上下混乱，清浊相干而发病。

【解读】

"霍乱"为一种暴发性肠胃病，骤然吐泻，故名霍乱。这里所说的霍乱，不只是由霍乱弧菌引起的，还有如致病性大肠杆菌、金黄色葡萄球菌等致病菌引起的。

383.【原文】问曰：病发热头痛，身疼恶寒，吐利者，此属何病？答曰：此名霍乱。霍乱自吐下，又利止，复更发热也。

【译文】

问：症见发热头痛，全身疼痛怕冷，呕吐而腹泻的，这是什么病？答：这叫霍乱。因为霍乱病有自发性的呕吐腹泻，并且在腹泻停止后，还会出现发热的情况。

【中医分析】

这是表里同病的霍乱病，与葛根汤证相似，但霍乱病是以吐利为主证。

【解读】

患病一开始就有发热、头痛、身疼、恶寒，同时又上吐下泻，丢失津液又多又快，机体很快处于低血容量状态，甚至津少到无可吐下的程度。失液后体温可一度下降，利止后，毒素血症使其复发热。这是霍乱，与葛根汤证不同，葛根汤证没有丧失津液。本病由于失液过快过多，多数情况需要舍表救里，用四逆汤类方。

384.**【原文】** 伤寒，其脉微涩者，本是霍乱，今是伤寒，却四五日，至阴经上，转入阴必利。本呕下利者，不可治也。欲似大便，而反矢气，仍不利者，此属阳明也，便必硬，十三日愈，所以然者，经尽故也。下利后当便硬，硬则能食者愈，今反不能食，到后经中，颇能食，复过一经能食，过之一日当愈，不愈者，不属阳明也。

【译文】

患伤寒病，其脉象出现微涩，这是本来患过霍乱病的缘故，现在患的是伤寒病，到四五天，病邪正是入里之时，若转入阴经，就会出现泻利的症状。霍乱病本来是呕泻的，今又见到泻利，故不可图治。假如欲似大便，而反见放屁，仍旧不下利的，这是转属阳明，大便必硬，十三日当痊愈。这是因为传经尽的缘故。泻利之后，应当便硬，便硬能食的当愈，现在反而不能食，到后一病程中，稍能饮食，再经过一经的时间，又能饮食，再隔一天，就能痊愈。如果不愈，这又不属于阳明了。

【中医分析】

本条述病霍乱后，又病伤寒的病理变化及转归。

先病霍乱，正气已虚，继又感受寒邪，出现恶寒发热、头身疼痛等证，故曰今是伤寒。然霍乱吐泻后，正气虚弱，故其脉微涩。四五日，正是邪入阴经之时，邪传入阴，必然出现下利之证，其一利再利，正气重虚，故不可治也。

若病邪未入阴经，即不出现下利。胃气来复，出现欲似大便，而反矢气。因利后伤津，故便必硬。伤寒六日，传遍三阳三阴，后六日再传经尽，则阴阳之气和，大邪之气去而愈。

利后伤津，故当便硬。胃气和，则便硬而能食。若胃气未和，则反不能食，到后经中（6天），也就是隔过几天，胃气稍微恢复，则颇能食，复过一经（6天），胃气和，故过之一日，当愈。

【解读】

伤寒吐泻证与单纯的霍乱有相同之处，也有不同之处。伤寒吐泻证，病初有发热、头痛、身疼、吐利轻微或不利，四五日至阴经上，出现下利，其脉微涩，也说是丢失体液出现低血容量状态；霍乱病初即吐利且重，可伴有发热等证但轻微或不伴有，很快就出现低血容量状态。

若以呕利为主证是霍乱，不能当作伤寒吐泻治疗。

伤寒吐泻证，若利止矢气，大便必硬，十三日愈。利止便硬，能食者愈；利止便硬，头六天不能吃，以后慢慢可以吃东西，再过六天能食了，过一日就好了。若利止不愈者，为入阴

（385 条），不属阳明也。霍乱吐利，利止不一定愈，如 383 条，利止，复更发热也；390 条，下断，汗出而厥。

385.【原文】伤寒脉微一作缓而复利，利止，亡血也，四逆加人参汤主之。[方一]

四逆加人参汤

甘草二两，炙　附子一枚，生，去皮，破八片　干姜一两半　人参一两

上四味，以水三升，煮取一升二合，去滓，分温再服。

【译文】

病人怕冷，脉微而下利，后因津液内竭而下利停止，用四逆加人参汤主治。

【中医分析】

阳虚阴盛，故恶寒脉微而复利。津液内竭，故利止。故治疗用四逆汤加阳固脱，加人参以生津益血。

【解读】

接 384 条，伤寒，其脉微涩者，却四五日，至阴经上，转入阴必利，利止，亡血也。

386.【原文】霍乱，头痛发热，身疼痛，热多欲饮水者，五苓散主之；寒多不用水者，理中丸主之。[方二]

五苓散

猪苓，去皮　白术　茯苓各十八铢　桂枝半两，去皮　泽泻一两六铢。

上五味，为散，更治之，白饮和服方寸匕，日三服，多饮暖水，汗出愈。

理中丸下有加减法

人参　干姜　甘草，炙　白术各三两

上四味，捣筛，蜜和为丸，如鸡子黄许大。以沸汤数合，和一丸，研碎，温服之，日三四，夜二服。腹中未热，益至三四丸，然不及汤。汤法：以四物依两数切，用水八升，煮取三升，去滓，温服一升，日三服。若脐上筑者，肾气动也，去术，加桂枝四两；吐多者，去术，加生姜三两；下多者，还用术；悸者，加茯苓二两；渴欲得水者，加术，足前成四两半；腹中痛者，加人参，足前成四两半；寒者，加干姜，足前成四两半；腹满者，去术加附子一枚。服汤后如食顷，饮热粥一升许，微自温，勿发揭衣被。

【译文】

霍乱病头痛发热，身体疼痛，如热多而想喝水的，用五苓散治疗；寒多不想喝水的，用理中汤治疗。

【中医分析】

霍乱病表里同病，有寒热之分，热多者欲饮水，寒多者不用水。霍乱病以吐利为主证，并有发热，头身痛者，为表里俱病。五苓散表里两解，使表邪从汗出，里邪即从小便而去。理中丸温补中阳，阳复寒消，则吐利自除。

【解读】

霍乱，机体处于低血容量状态，高钠性脱水，欲饮水，伴有头痛、发热、身痛，正合五苓散病机，其从胃肠道吸收体液，减轻吐利的同时，排出毒素，从而减轻毒素血症的症状。若脾胃虚寒，胃肠分泌多，吸收少，先舍表救里，用理中丸加减治疗，减少胃肠道过多的分泌。

387.【原文】吐利止，而身痛不休者，当消息和解其外，宜桂枝汤小和之。［方三］

桂枝汤

桂枝三两，去皮　芍药三两　甘草二两，炙　生姜三两，切　大枣十二枚，擘

上五味，以水七升，煮取三升，去滓，温服一升。

【词解】

消息：斟酌。

小和：微和。

【译文】

呕吐腹泻已经停止，但身体疼痛仍然未罢，应当斟酌情况，和解其表，可用桂枝汤微予调和。

【中医分析】

接上条，本条是里证虽和，而表证尚未解。

【解读】

接上条，用理中丸后，吐利止，身痛不休，是表证犹存，当用桂枝汤小和之。

388.【原文】吐利汗出，发热恶寒，四肢拘急，手足厥冷者，四逆汤主之。［方四］

四逆汤

甘草二两，炙　干姜一两半　附子一枚，生，去皮，破八片

上三味，以水三升，煮取一升二合，去滓，分温再服。强人可大附子一枚，干姜三两。

【译文】

呕吐腹泻汗出，身热怕冷，四肢挛急，手足厥冷的，当用四逆汤治疗。

【中医分析】

中阳失守则吐利，阳不固外则汗出，阴盛于内则恶寒，阳浮于外则发热，阳虚不能运行津液，充养筋脉，则四肢挛急，阳气衰微，难于敷布，故手足厥冷。总之，其病机为亡阳脱液。

【解读】

霍乱，吐利伴发热恶寒汗出，使体液丢失过多，机体处于低血容量状态，末梢微循环灌注不足，见四肢拘急，手足厥冷。治疗舍表救里，纠正休克，改善微循环，用四逆汤。

389. 【原文】**既吐且利，小便复利，而大汗出，下利清谷，内寒外热，脉微欲绝者，四逆汤主之。**〔**方五**〕用前第四方。

【译文】

呕吐下利同时发作，小便又复清利，汗出淋漓，所泻为不消化的食物，里有真寒，外有假热，脉微欲绝，用四逆汤主治。

【中医分析】

吐利使津液受耗太甚，元阳大虚，肾气不能固摄，故小便复利。阴寒内盛则下利清谷。卫气不固，则大汗不止。阳气浮越于外，将欲外亡，故外热。

【解读】

比388条更重。霍乱，吐且下利清谷，若出现大汗出并尿频甚至遗尿，此为虚脱之象。体液丢失过多，使机体处于低血容量状态，心脏等重要脏器功能障碍，出现脉微欲绝。用四逆汤改善心脏、肾脏、消化系统等功能，同时纠正休克。

390. 【原文】**吐已下断，汗出而厥，四肢拘急不解，脉微**

欲绝者，通脉四逆加猪胆汁汤主之。［方六］

通脉四逆加猪胆汁汤

甘草二两，炙　干姜三两，强人可四两　附子大者一枚，生，去皮，破八片　猪胆汁半合

上四味，以水三升，煮取一升二合，去滓，内猪胆汁，分温再服，其脉即来。无猪胆，以羊胆代之。

【译文】

呕吐下利，虽已停止，但汗出而手足逆冷，四肢挛急不舒，脉微欲绝的，用通脉四逆汤主治。

【中医分析】

此为阳亡阴竭，阴寒内格的证治。

【解读】

接388条，用四逆汤之后，吐已下断，然汗出而厥，四肢拘急不解，脉微欲绝，此时已心衰休克，需用重剂，通脉四逆加猪胆汁汤。

391. 【原文】吐利发汗，脉平，小烦者，以新虚不胜谷气故也。

【译文】霍乱病人，呕吐下利汗出等证已愈，脉搏亦正常，仅感觉略有烦闷，这是因为病体初复，不能消化多量食物的缘故。

【中医分析】此为病后调养，须节其饮食。

【解读】

霍乱病已愈，然脉平，无丢失津液之脉微。小烦者，乃新虚不胜谷气故也，不是休克所致，减食即可。

第十章　辨阴阳易瘥后劳复病脉证并治

392.【原文】伤寒阴阳易之为病，其人身体重，少气，少腹里急，或引阴中拘挛，热上冲胸，头重不欲举，眼中生花一作睊，膝胫拘急者，烧裈散主之。［方一］

烧裈散

妇人中裈，近隐处，取烧作灰

上一味，水服方寸匕，日三服，小便即利，阴头微肿，此为愈矣。妇人病，取男子裈烧服。

【译文】

伤寒病后因男女交接而发生的证候，身体沉重，感觉气少不足以息，少腹紧张急迫，甚至阴部牵引拘挛，并觉热气上逆胸膈，头重不欲抬起，眼睛发花，膝和小腿也发生挛急，可用烧裈散主治。

【中医分析】

病方新愈，男女即行交接，因而产生疾病。阴气下重，肾气摄纳无权，故体重少气。津亏筋失濡养，故少腹里急，引阴中拘挛，膝胫拘急。虚火上炎，故热上冲胸，头重不欲举，眼中生花。总之，大病新瘥，余邪未尽，元气未复，又耗其精，精竭火动，而见诸证。

【解读】

阴阳易：性传播疾病，如淋球菌感染。引阴中拘挛：牵引阴部拘急痉挛。烧裈散能不能治疗本病，存疑。

393.【原文】大病瘥后，劳复者，枳实栀子豉汤主之。［方二］

枳实栀子豉汤

枳实三枚，炙　栀子十四枚，擘　豉一升，绵裹

以清浆水七升，空煮取四升，内枳实、栀子，煮取二升，下豉，更煮五六沸，去滓，温分再服，覆令微似汗。若有宿食者，加大黄如博棋子五六枚，服之愈。

【词解】

劳复：疾病新愈，因劳累又发的。

【译文】

大病愈后，因劳累过度而复发的，用枳实栀子豉汤主治。

【解读】

患伤寒，当临床症状消失后，机体的抵抗力还没有完全恢复时，病人应注意休息，若过度劳累，原有疾病可能复发，也可能引起其他的疾病。

清浆水即腌酸菜的汁液，呈酸性，有增加胃酸的作用。

394.【原文】伤寒瘥以后，更发热，小柴胡汤主之。脉浮者，以汗解之；脉沉实一作紧者，以下解之。［方三］

小柴胡汤

柴胡八两　人参三两　黄芩二两　甘草二两，炙　生姜二两半夏半升，洗　大枣十二枚，擘上七味，以水一斗二升，煮取六升，去滓，再煎取三升，温服一升，日三服。

【译文】

伤寒病新愈不久，忽然又发烧，可用小柴胡汤主治。若脉浮的，可用汗法解之，脉实的，可用下法解之。

【中医分析】

伤寒瘥愈后，复发热者，属于太阳病，脉浮者汗之；属于少阳病，脉弦者小柴胡汤主之；属于阳明病，脉实者，下之。

395.【原文】 大病瘥后，从腰以下有水气者，牡蛎泽泻散主之。［方四］

牡蛎泽泻散

牡蛎，熬　泽泻　蜀漆　暖水洗，去腥　葶苈子，熬　商陆根，熬　海藻，洗去咸　栝楼根各等分

上七味，异捣，下筛为散，更入臼中治之。白饮和服方寸匕，日三服。小便利，止后服。

【译文】

大病新愈后，自腰部以下见有水肿的，可用牡蛎泽泻散主治。

【中医分析】

重病愈后，下焦气化失常，湿热壅滞，以致水气不行，停留作肿。牡蛎泽泻散决逐利水，其力猛峻，以实肿为宜。

【解读】

"从腰以下有水气者"，指腰以下凹陷性水肿。最常见于心源性水肿，肾性、肝病性、营养不良性水肿都会发生下肢凹陷性水肿。目前常用方为真武汤、五苓散、猪苓汤等。

396.【原文】 大病瘥后，喜唾，久不了了，胸上有寒，当

以丸药温之，宜理中丸。〔方五〕

理中丸

人参　白术　甘草，炙　干姜，各三两

上四味，捣筛，蜜和为丸，如鸡子黄许大，以沸汤数合，和一丸，研碎，温服之，日三服。

【词解】

喜唾：时时泛吐唾沫。

久不了了：延绵不已。

【译文】

重病愈后，时时泛吐唾沫，延绵不已，这是胃中虚寒的缘故，应当用丸药温之，宜用理中丸治疗。

【中医分析】

病后脾胃虚寒，运化失司，饮食精微，不能洒陈脏腑，反而凝聚成涎，上溢于口，源源不绝，故喜唾，久不了了。理中丸温补中阳，使得中阳健运，布精化液，多涎喜唾证自可痊愈。

【解读】

伤寒痊愈后，喜唾，久不了了，是胃有寒，方用理中丸，吴茱萸汤也可以。

397. 【原文】伤寒解后，虚羸少气，气逆欲吐者，竹叶石膏汤主之。〔方六〕

竹叶石膏汤

竹叶二把　石膏一斤　半夏半升，洗　麦门冬一升，去心人参二两　甘草二两，炙　粳米半升

上七味，以水一斗，煮取六升，去滓，内粳米，煮米熟，汤成去米，温服一升，日三服。

【词解】

虚赢：虚弱消瘦。

【译文】

伤寒病，邪已解，身体虚弱消瘦，呼吸气促，冲逆欲吐，用竹叶石膏汤主治。

【中医分析】

伤寒解后，津液内竭，故虚赢；中土不足，故少气；虚热上炎，故气逆欲吐。

【解读】

伤寒痊愈后，胃虚有热，体虚气少，用竹叶石膏汤善其后。

398.**【原文】**病人脉已解，而日暮微烦，以病新瘥，人强与谷，脾胃气尚弱，不能消谷，故令微烦，损谷则愈。

【词解】

脉已解：病脉已除。

损谷：节制食物。

【译文】病人的脉搏已经平和，但每到日向西沉的时候，就微觉得烦闷，这是因为病体新愈，勉强多吃了食物，而脾胃还很虚弱，难以消化，所以引起轻微的烦闷不适，只要减少饮食量，就会痊愈。

【解读】

病人的病已经基本痊愈，脾胃功能尚未完全恢复，应食用易消化、营养丰富的食物，不可暴饮暴食，否则将可能出现日暮微烦。

下篇

类方分析

第一章　桂枝汤类方分析

（1）桂枝汤：桂枝三两，去皮　芍药三两　甘草二两，炙
生姜三两，切　大枣十二枚，擘

上五味，哎咀三味，以水七升，微火煮取三升，去滓，适寒
温，服一升。服已须臾，啜热稀粥一升余，以助药力。温覆令一
时许，遍身絷絷微似有汗者益佳，不可令如水流漓，病必不除。
若一服汗出病瘥，停后服，不必尽剂。若不汗，更服依前法。又
不汗，后服小促其间。半日许，令三服尽。若病重者，一日一夜
服，周时观之。服一剂尽，病证犹在者，更作服。若汗不出，乃
服至二三剂。禁生冷、黏滑、肉面、五辛、酒酪、臭恶等物。

条文：方证20条。

12. 太阳中风，阳浮而阴弱。阳浮者，热自发；阴弱者，汗
自出。啬啬恶寒，淅淅恶风，翕翕发热，鼻鸣干呕者，桂枝汤
主之。

13. 太阳病，头痛、发热、汗出、恶风，桂枝汤主之。

15. 太阳病，下之后，其气上冲者，可与桂枝汤，方用前法。
若不上冲者，不可与之。

24. 太阳病，初服桂枝汤，反烦不解者，先刺风池、风府，

却与桂枝汤则愈。

25. 服桂枝汤，大汗出，脉洪大者，与桂枝汤如前法。若形似疟，一日再发者，汗出必解，宜桂枝二麻黄一汤。

42. 太阳病，外证未解，脉浮弱者，当以汗解，宜桂枝汤。

44. 太阳病，外证未解，不可下也，下之为逆。欲解外者，宜桂枝汤。

45. 太阳病，先发汗不解，而复下之，脉浮者不愈。浮为在外，而反下之，故令不愈。今脉浮，故在外，当须解外则愈，宜桂枝汤。

53. 病常自汗出者，此为荣气和。荣气和者，外不谐，以卫气不共荣气谐和故尔。以荣行脉中，卫行脉外。复发其汗，荣卫和则愈。宜桂枝汤。

54. 病人脏无他病，时发热自汗出而不愈者，此卫气不和也。先其时发汗则愈，宜桂枝汤。

56. 伤寒不大便六七日，头痛有热者，与承气汤。其小便清一云大便清者，知不在里，仍在表也，当须发汗。若头痛者，必衄，宜桂枝汤。

57. 伤寒发汗已解，半日许复烦，脉浮数者，可更发汗，宜桂枝汤。

91. 伤寒，医下之，续得下利清谷不止，身疼痛者，急当救里；后身疼痛，清便自调者，急当救表。救里宜四逆汤，救表宜桂枝汤。

95. 太阳病，发热汗出者，此为荣弱卫强，故使汗出，欲救邪风者，宜桂枝汤。

164. 伤寒大下后，复发汗，心下痞，恶寒者，表未解也。不可攻痞，当先解表，表解乃可攻痞。解表宜桂枝汤，攻痞宜大黄黄连泻心汤。

234. 阳明病，脉迟，汗出多，微恶寒者，表未解也，可发汗，宜桂枝汤。

240. 病人烦热，汗出则解，又如疟状，日晡所发热者，属阳明也。脉实者，宜下之；脉浮虚者，宜发汗。下之与大承气汤，发汗宜桂枝汤。

276. 太阴病，脉浮者，可发汗，宜桂枝汤。

372. 下利腹胀满，身体疼痛者，先温其里，乃攻其表，温里宜四逆汤，攻表宜桂枝汤。

387. 吐利止，而身痛不休者，当消息和解其外，宜桂枝汤小和之。

桂枝汤禁例3条：

16. 太阳病三日，已发汗，若吐、若下、若温针，仍不解者，此为坏病，桂枝不中与之也。观其脉证，知犯何逆，随证治之。桂枝本为解肌，若其人脉浮紧，发热汗不出者，不可与之也。常须识此，勿令误也。

17. 若酒客病，不可与桂枝汤，得之则呕，以酒客不喜甘故也。

19. 凡服桂枝汤吐者，其后必吐脓血也。

功用：解肌祛风，调和营卫。

根据以上论述，桂枝汤的具体的适应证，可归纳为以下几点：①太阳病中风，发热汗出，恶风而脉浮弱。②病常自汗出，或时发热，自汗出。③发汗或下之，而外证未解。④阳明病，脉迟，虽汗出多，而微恶寒，表未解者。⑤病下利而脉浮弱者。⑥霍乱吐利止，而身痛不休者。⑦太阳病，下之后，气上冲。

（2）桂枝加葛根汤：葛根四两 麻黄三两，去节 芍药二两

生姜三两，切　甘草二两，炙　大枣十二枚，擘　桂枝二两，去皮

上七味，以水一斗，先煮麻黄、葛根，减二升，去上沫，内诸药，煮取三升，去滓。温服一升，覆取微似汗，不须啜粥，余如桂枝法将息及禁忌。

臣亿等谨按：仲景本论，太阳中风自汗用桂枝，伤寒无汗用麻黄，此证云汗出恶风，而方中有麻黄，恐非本意也。第三卷有葛根汤证，云无汗，恶风，正是此方同，是合用麻黄也。此云桂枝加葛根汤，恐是桂枝中但加葛根耳。

条文：

14. 太阳病，项背强几几，反汗出恶风者，桂枝加葛根汤主之。

功用：调和营卫，解肌生津。

主治：汗出恶风，项背强几几。

（3）桂枝加附子汤：桂枝三两，去皮　芍药三两　甘草三两，炙　生姜三两，切　大枣十二枚，擘　附子一枚，炮，去皮，破八片

上六味，以水七升，煮取三升，去滓，温服一升。本云：桂枝汤，今加附子。将息如前法。

条文：

20. 太阳病，发汗，遂漏不止，其人恶风，小便难，四肢微急，难以屈伸，桂枝加附子汤主之。

功用：调和营卫，扶阳解表。

主治：发汗遂漏不止，其人恶风，小便难，四肢微急，难以屈伸。

（4）桂枝加厚朴杏子汤：桂枝三两，去皮　芍药三两　甘草

二两，炙　生姜三两，切　大枣十二枚，擘　厚朴去皮，炙二两　杏仁五十枚，去皮尖

上七味，以水七升，微火煮取三升，去滓，温服一升，覆取微似汗。

条文：

18. 喘家，作桂枝汤，加厚朴、杏子佳。

43. 太阳病，下之微喘者，表未解故也，桂枝加厚朴杏子汤主之。

功用：调和营卫，降气平喘。

主治：汗出恶风，喘。

（5）桂枝加芍药生姜各一两　人参三两　新加汤：桂枝三两，去皮　芍药四两　甘草二两，炙　人参三两　大枣十二枚，擘　生姜四两

上六味，以水一斗二升，煮取三升，去滓，温服一升。本云，桂枝汤，今加芍药、生姜、人参。

条文：

62. 发汗后，身疼痛，脉沉迟者，桂枝加芍药生姜各一两，人参三两，新加汤主之。

功用：益气养阴，补血和营，通脉止痛。

主治：身疼痛，脉沉迟。

（6）桂枝加桂汤：桂枝五两，去皮　芍药三两　生姜三两，切　甘草二两，炙　大枣十二枚，擘

上五味，以水七升，煮取三升，去滓，温服一升。本云，桂枝汤今加桂满五两，所以加桂者，以能泄奔豚气也。

条文：

117. 烧针令其汗，针处被寒，核起而赤者，必发奔豚。气从

少腹上冲心者，灸其核上各一壮，与桂枝加桂汤，更加桂枝二两也。

功用：调和营卫，温壮心阳。

主治：奔豚。

（7）桂枝加芍药汤：桂枝三两，去皮　芍药六两　甘草二两，炙　大枣十二枚，擘　生姜三两，切

上五味，以水七升，煮取三升，去滓，温分三服。本云，桂枝汤，今加芍药。

条文：

279. 本太阳病，医反下之，因尔腹满时痛者，属太阴也，桂枝加芍药汤主之；大实痛者，桂枝加大黄汤主之。

功用：温阳通络，缓急止痛。

主治：腹满时痛。

（8）桂枝加大黄汤：桂枝三两，去皮　大黄二两　芍药六两　生姜三两，切　甘草二两，炙　大枣十二枚，擘

上六味，以水七升，煮取三升，去滓，温服一升，日三服。

条文：

279. 本太阳病，医反下之，因尔腹满时痛者，属太阴也，桂枝加芍药汤主之；大实痛者，桂枝加大黄汤主之。

功用：温通攻下。

主治：大实痛。

（9）小建中汤：桂枝三两，去皮　甘草二两，炙　大枣十二枚，擘　芍药六两　生姜三两，切　胶饴一升

上六味，以水七升，煮取三升，去滓，内饴，更上微火消解，温服一升，日三服。呕家不可用建中汤，以甜故也。

条文：

100. 伤寒，阳脉涩，阴脉弦，法当腹中急痛，先与小建中汤；不瘥者，小柴胡汤主之。

102. 伤寒二三日，心中悸而烦者，小建中汤主之。

功用：温中健脾，缓急止痛，调和阴阳。

主治：腹中急痛，心中悸而烦。

（10）桂枝甘草汤：桂枝四两，去皮　甘草二两，炙

上二味，以水三升，煮取一升，去滓，顿服。

条文：

64. 发汗过多，其人叉手自冒心，心下悸，欲得按者，桂枝甘草汤主之。

功用：温通心阳。

主治：叉手自冒心，心下悸，欲得按。

（11）桂枝甘草龙骨牡蛎汤：桂枝一两，去皮　甘草二两，炙　牡蛎二两，熬　龙骨二两

上四味，以水五升，煮取二升半，去滓，温服八合，日三服。

条文：

118. 火逆下之，因烧针烦躁者，桂枝甘草龙骨牡蛎汤主之。

功用：温通心阳，镇静安神。

主治：烦躁。

（12）桂枝去芍药汤：桂枝三两，去皮　甘草二两，炙　生姜三两，切　大枣十二枚，擘

上四味，以水七升，煮取三升，去滓，温服一升。本云：桂枝汤，今去芍药。将息如前法。

条文：

21. 太阳病，下之后，脉促胸满者，桂枝去芍药汤主之。

功用：通阳散邪。

主治：脉促，胸满。

（13）桂枝去芍药加附子汤：桂枝三两，去皮　甘草二两，炙　生姜三两，切　大枣十二枚，擘　附子一枚，炮，去皮，破八片

上五味，以水七升，煮取三升，去滓，温服一升。本云：桂枝汤，今去芍药加附子。将息如前法。

条文：

22. 若微寒者，桂枝去芍药加附子汤主之。

功用：扶阳解表。

主治：胸满，微恶寒。

（14）桂枝附子汤：桂枝四两，去皮　附子三枚，炮，去皮，破　生姜三两，切　大枣十二枚，擘　甘草二两，炙

上五味，以水六升，煮取二升，去滓，分温三服。

条文：

174. 伤寒八九日，风湿相搏，身体疼烦，不能自转侧，不呕，不渴，脉浮虚而涩者，桂枝附子汤主之。若其人大便硬—云脐下、心下硬，小便自利者，去桂加白术汤主之。

功用：温经散寒，祛风除湿。

主治：身体疼烦，不能自转侧，脉浮虚而涩。

（15）桂枝附子去桂加白术汤：附子三枚，炮，去皮，破　白术四两　生姜三两，切　大枣十二枚，擘　甘草二两，炙

上五味，以水六升，煮取二升，去滓，分温三服。初一服，其人身如痹，半日许复服之，三服都尽。其人如冒状，勿怪，此

以附子、白术，并走皮内，逐水气未得除，故使之耳。法当加桂四两，此本一方二法，以大便硬，小便自利，去桂也；以大便不硬，小便不利，当加桂。附子三枚恐多也，虚弱家及产妇，宜减服之。

条文：

174. 伤寒八九日，风湿相搏，身体疼烦，不能自转侧，不呕，不渴，脉浮虚而涩者，桂枝附子汤主之。若其人大便硬一云脐下、心下硬，小便自利者，去桂加白术汤主之。

功用：温经散寒、健脾除湿。

主治：身疼烦，大便硬，小便自利。

（16）甘草附子汤：

甘草二两，炙　附子二枚，炮，去皮，破　白术二两　桂枝四两，去皮

上四味，以水六升，煮取三升，去滓，温服一升，日三服。初服得微汗则解，能食、汗止复烦者，将服五合，恐一升多者，宜服六七合为始。

条文：

175. 风湿相搏，骨节疼烦，掣痛不得屈伸，近之则痛剧，汗出短气，小便不利，恶风不欲去衣，或身微肿者，甘草附子汤主之。

功用：散寒止痛，固表止汗。

主治：风湿相搏，骨节疼烦，掣痛不得屈伸，近之则痛剧，汗出短气，小便不利，恶风不欲去衣，或身微肿。

（17）当归四逆汤：

当归三两　桂枝三两，去皮　芍药三两　细辛三两　甘草二两，炙　通草二两　大枣二十五枚，擘。一法：十二枚。

上七味，以水八升，煮取三升，去滓，温服一升，日三服。

条文：

351. 手足厥寒，脉细欲绝者，当归四逆汤主之。

功用：温经散寒，养血通脉。

主治：手足厥寒，脉细欲绝。

（18）当归四逆加吴茱萸生姜汤：

当归三两　芍药三两　甘草二两，炙　通草二两　桂枝三两，去皮　细辛三两　生姜半斤，切　吴茱萸二升　大枣二十五枚，擘

上九味，以水六升，清酒六升和，煮取五升，去滓，温分五服。一方：水酒各四升。

条文：

352. 若其人内有久寒者，宜当归四逆加吴茱萸生姜汤。

功用：温经散寒，养血通脉，降逆止呕。

主治：手足厥寒，脉细欲绝，内有久寒。

（19）桂枝去芍药加蜀漆牡蛎龙骨救逆汤：桂枝三两，去皮　甘草二两，炙　生姜三两，切　大枣十二枚，擘　牡蛎五两，熬　蜀漆三两，洗去腥　龙骨四两

上七味，以水一斗二升，先煮蜀漆，减二升，内诸药，煮取三升，去滓，温服一升。本云桂枝汤，今去芍药，加蜀漆、牡蛎、龙骨。

条文：

112. 伤寒脉浮，医以火迫劫之，亡阳必惊狂，卧起不安者，桂枝去芍药加蜀漆牡蛎龙骨救逆汤主之。

功用：温阳涤痰，镇心安神。

主治：惊狂，卧起不安。

（20）桂枝去桂加茯苓白术汤：芍药三两　甘草二两，炙　生姜三两，切　茯苓　白术各三两　大枣十二枚，擘

上六味，以水八升，煮取三升，去滓，温服一升，小便利则愈。本云，桂枝汤，今去桂枝加茯苓、白术。

条文：

28. 服桂枝汤，或下之，仍头项强痛，翕翕发热，无汗，心下满，微痛，小便不利者，桂枝去桂加茯苓白术汤主之。

功用：健脾利水。

主治：小便不利，心下满微痛。

（21）桂枝麻黄各半汤：桂枝一两十六铢，去皮　芍药　生姜，切　甘草，炙　麻黄，去节，各一两　大枣四枚，擘　杏仁二十四枚，汤浸，去皮尖及两仁者

上七味，以水五升，先煮麻黄一二沸，去上沫，内诸药，煮取一升八合，去滓，温服六合。本云：桂枝汤三合，麻黄汤三合，并为六合，顿服。将息如上法。

臣亿等谨按：桂枝汤方，桂枝、芍药、生姜各三两，甘草二两　大枣十二枚。麻黄汤方，麻黄三两，桂枝二两，甘草一两，杏仁七十个。今以算法约之，二汤各取三分之一，即得桂枝一两十六铢，芍药、生姜、甘草各一两，大枣四枚，杏仁二十三个零三分枚之一，收之得二十四个，合方。详此方乃三分之一，非各半也。宜云合半汤。

条文：

23. 太阳病，得之八九日，如疟状，发热恶寒，热多寒少，其人不呕，清便欲自可，一日二三度发。脉微缓者，为欲愈也；脉微而恶寒者，此阴阳俱虚，不可更发汗、更下、更吐也；面色反有热色者，未欲解也，以其不能得小汗出，身必痒，宜桂枝麻

黄各半汤。

功用：疏风解表，小发其汗。

主治：面有热色，身痒无汗。

（22）桂枝二麻黄一汤：桂枝一两十七铢，去皮　芍药一两六铢　麻黄十六铢，去节　生姜一两六铢，切　杏仁十六个，去皮尖　甘草一两二铢，炙　大枣五枚，擘

上七味，以水五升，先煮麻黄一二沸，去上沫，内诸药，煮取二升。去滓，温服一升，日再服。本云：桂枝汤二分，麻黄汤一分，合为二升，分再服。今合为一方，将息如前法。

臣亿等谨按：桂枝汤方，桂枝、芍药、生姜各三两，甘草二两，大枣十二枚。麻黄汤方，麻黄三两，桂枝二两，甘草一两，杏仁七十个。今以算法约之：桂枝汤取十二分之五，即得桂枝、芍药、生姜各一两六铢，甘草二十铢，大枣五枚；麻黄汤取九分之二，即得麻黄十六铢，桂枝十铢三分铢之二，收之得十一铢，甘草五铢三分铢之一，收之得六铢，杏仁十五个九分之四，收之得十六个。二汤所取相合，即共得桂枝一两十七铢，麻黄十六铢，生姜芍药各一两六铢，甘草一两二铢，大枣五枚，杏仁十六个，合方。

条文：

25. 服桂枝汤，大汗出，脉洪大者，与桂枝汤如前法。若形似疟，一日再发者，汗出必解，宜桂枝二麻黄一汤。

功用：调和营卫，微发其汗。

主治：发热形似疟，一日再发。

（23）桂枝二越婢一汤：桂枝，去皮　芍药　麻黄　甘草，炙，各十八铢　大枣四枚，擘　生姜一两二铢，切　石膏二十四铢，碎，绵裹

上七味，以水五升，煮麻黄一二沸，去上沫，内诸药，煮取二升，去滓，温服一升。本云，当裁为越婢汤、桂枝汤合之，饮一升。今合为一方，桂枝汤二分，越婢汤一分。

臣亿等谨按：桂枝汤方，桂枝、芍药、生姜各三两，甘草二两，大枣十二枚。越婢汤方，麻黄六两，生姜三两，甘草二两，石膏半斤，大枣十五枚。今以算法约之：桂枝汤取四分之一，即得桂枝、芍药、生姜各十八铢，甘草十二铢，大枣三枚；越婢汤取八分之一，即得麻黄十八铢，生姜九铢，甘草六铢，石膏二十四铢，大枣一枚八分之七，弃之。二汤所取相合，即共得桂枝、芍药、麻黄、甘草各十八铢，生姜一两三铢，石膏二十四铢，大枣四枚，合方。旧云：桂枝三，今取四分之一，即当云桂枝二也。越婢汤方，见仲景杂方中。《外台秘要》一云起脾汤。

条文：

27. 太阳病，发热恶寒，热多寒少。脉微弱者，此无阳也，不可发汗。宜桂枝二越婢一汤。

功用：外散风寒，兼清郁热。

主治：发热恶寒，热多寒少。

（24）桂枝人参汤：桂枝四两，别切　甘草四两，炙　白术三两　人参三两　干姜三两

上五味，以水九升，先煮四味，去五升，内桂，更煮取三升，去滓，温服一升，日再夜一服。

条文：

163. 太阳病，外证未除，而数下之，遂协热而利，利下不止，心下痞硬，表里不解者，桂枝人参汤主之。

功用：通阳解表，益气健脾，温中止利。

主治：下利不止，心下痞硬。

第二章　麻黄汤类方分析

（1）麻黄汤：麻黄三两，去节　桂枝二两，去皮　甘草一两，炙　杏仁七十个，去皮尖

上四味，以水九升，先煮麻黄，减二升，去上沫，内诸药，煮取二升半，去滓，温服八合。覆取微似汗，不须啜粥，余如桂枝法将息。

条文：麻黄汤方证。

3. 太阳病，或已发热，或未发热，必恶寒，体痛，呕逆，脉阴阳俱紧者，名曰伤寒。

35. 太阳病，头痛发热，身疼腰痛，骨节疼痛，恶风无汗而喘者，麻黄汤主之。

36. 太阳与阳明合病，喘而胸满者，不可下，宜麻黄汤。

37. 太阳病，十日以去，脉浮细而嗜卧者，外已解也。设胸满胁痛者，与小柴胡汤；脉但浮者，与麻黄汤。

46. 太阳病，脉浮紧，无汗，发热，身疼痛，八九日不解，表证仍在，此当发其汗。服药已微除，其人发烦目瞑，剧者必衄，衄乃解。所以然者，阳气重故也。麻黄汤主之。

51. 脉浮者，病在表，可发汗，宜麻黄汤。

52. 脉浮而数者，可发汗，宜麻黄汤。

55. 伤寒脉浮紧，不发汗，因致衄者，麻黄汤主之。

232. 脉但浮，无余证者，与麻黄汤。若不尿，腹满加哕者，不治。

235. 阳明病，脉浮，无汗而喘者，发汗则愈，宜麻黄汤。

禁例：

49. 脉浮数者，法当汗出而愈。若下之，身重心悸者，不可发汗，当自汗出乃解。所以然者，尺中脉微，此里虚，须表里实，津液自和，便自汗出愈。

50. 脉浮紧者，法当身疼痛，宜以汗解之。假令尺中迟者，不可发汗。何以知然？以荣气不足，血少故也。

83. 咽喉干燥者，不可发汗。

84. 淋家，不可发汗，发汗必便血。

85. 疮家，虽身疼痛，不可发汗，发汗则痓。

86. 衄家，不可发汗，汗出必额上陷，脉急紧，直视不能眴，不得眠。

87. 亡血家，不可发汗，发汗则寒栗而振。

88. 汗家，重发汗，必恍惚心乱，小便已阴疼，与禹余粮丸。

89. 病人有寒，复发汗，胃中冷，必吐蛔。

功用：发汗解表，宣肺平喘。

根据以上论述，麻黄汤的适应证，可归纳为以下几点：

①太阳病，头痛、发热、身疼、腰痛、骨节疼痛、恶风、无汗而喘者。②太阳阳明合病，喘而胸满者。③太阳病，脉浮紧、无汗、发热、身疼痛者。④太阳伤寒脉浮紧、不发汗因致衄者。⑥阳明病，脉浮，无汗而喘者。

（2）大青龙汤：麻黄六两，去节　桂枝二两，去皮　甘草二

两，炙　　杏仁四十枚，去皮尖　　生姜三两，切　　大枣十枚，擘
石膏如鸡子大，碎

上七味，以水九升，先煮麻黄，减二升，去上沫，内诸药，
煮取三升，去滓，温服一升，取微似汗。汗多者，温粉粉之。一
服汗者，停后服。若复服，汗多亡阳，遂（一作逆）虚，恶风烦
躁，不得眠也。

条文：

38. 太阳中风，脉浮紧，发热恶寒，身疼痛，不汗出而烦躁
者，大青龙汤主之。若脉微弱，汗出恶风者，不可服之。服之则
厥逆，筋惕肉𣊙，此为逆也。大青龙汤方。

39. 伤寒脉浮缓，身不疼但重，乍有轻时，无少阴证者，大
青龙汤发之。

功用：发汗解表，解郁清热。

主治：发热恶寒，身疼痛，不汗出而烦躁，或身不疼但重，
乍有轻时，无少阴证者。

（3）小青龙汤：麻黄，去节　　芍药　　细辛　　干姜　　甘草，炙
桂枝，去皮，各三两　　五味子半升　　半夏半升，洗

上八味，以水一斗，先煮麻黄，减二升，去上沫，内诸药，
煮取三升，去滓，温服一升。若渴，去半夏，加栝楼根三两；若
微利，去麻黄，加荛花，如一鸡子，熬令赤色；若噎者，去麻
黄，加附子一枚，炮；若小便不利、少腹满者，去麻黄，加茯苓
四两；若喘，去麻黄，加杏仁半升，去皮尖。且荛花不治利，麻
黄主喘，今此语反之，疑非仲景意。

臣亿等谨按：小青龙汤，大要治水，又按《本草》，荛花下
十二水，若水去，则利止也。又按《千金》，形肿者，应内麻黄，
乃内杏仁者，以麻黄发其阳故也。以此证之，岂非仲景意也。

条文：

40. 伤寒表不解，心下有水气，干呕发热而咳，或渴，或利，或噎，或小便不利，少腹满，或喘者，小青龙汤主之。

41. 伤寒心下有水气，咳而微喘，发热不渴。服汤已渴者，此寒去欲解也。小青龙汤主之。

功用：解表化饮，止咳平喘。

主治：干呕，发热而咳。

（4）麻黄杏仁甘草石膏汤：麻黄四两，去节　杏仁五十个，去皮尖　甘草二两，炙　石膏半斤，碎，绵裹

上四味，以水七升，煮麻黄，减二升，去上沫，内诸药，煮取二升，去滓，温服一升。本云：黄耳杯。

条文：

63. 发汗后，不可更行桂枝汤，汗出而喘，无大热者，可与麻黄杏仁甘草石膏汤。

162. 下后不可更行桂枝汤，若汗出而喘，无大热者，可与麻黄杏子甘草石膏汤。

功用：清热宣肺，平喘。

主治：汗出而喘。

（5）麻黄连翘赤小豆汤：麻黄二两，去节　连翘二两，连翘根是　杏仁四十个，去皮尖　赤小豆一升　大枣十二枚，擘　生姜二两，切　生梓白皮一升，切　甘草二两，炙

上八味，以潦水一斗，先煮麻黄再沸，去上沫，内诸药，煮取三升，去滓，分温三服，半日服尽。

条文：

262. 伤寒瘀热在里，身必黄，麻黄连翘赤小豆汤主之。

功用：发表散邪，清热利湿。

主治：身黄，无汗，脉浮，小便不利。

（6）麻黄细辛附子汤：麻黄二两，去节　细辛二两　附子一枚，炮，去皮，破八片

上三味，以水一斗，先煮麻黄，减二升，去上沫，内诸药，煮取三升，去滓，温服一升，日三服。

条文：

301. 少阴病，始得之，反发热，脉沉者，麻黄细辛附子汤主之。

功用：温经解表。

主治：病初起，表证稍急，发热恶寒，寒多热少，头痛无汗，脉沉。

（7）麻黄附子甘草汤：麻黄二两，去节　甘草二两，炙　附子一枚，炮，去皮，破八片

上三味，以水七升，先煮麻黄一二沸，去上沫，内诸药，煮取三升，去滓，温服一升，日三服。

条文：

302. 少阴病，得之二三日，麻黄附子甘草汤微发汗。以二三日无证，故微发汗也。

功用：温经微汗。

主治：病经二三日，表证稍缓，无下利、吐逆等里证者。

（8）麻黄升麻汤：麻黄二两半，去节　升麻一两一分　当归一两一分　知母十八铢　黄芩十八铢　葳蕤十八铢，一作菖蒲　芍药六铢　天门冬六铢，去心　桂枝六铢，云皮　茯苓六铢　甘草六铢，炙　石膏六铢，碎，绵裹　白术六铢　干姜六铢

上十四味，以水一斗，先煮麻黄一二沸，去上沫，内诸药，煮取三升，去滓，分温三服。相去如饮三斗米，顷令尽，汗

出愈。

条文：

357. 伤寒六七日，大下后，寸脉沉而迟，手足厥逆，下部脉不至，喉咽不利，唾脓血，泄利不止者，为难治，麻黄升麻汤主之。

功用：清上温下，扶正益阴，发越郁阳。

主治：寸脉沉而迟，手足厥逆，喉咽不利，唾脓血，泄利不止。

第三章 攻里剂类方分析

（一）抵当汤类

（1）桃核承气汤：桃仁五十个，去皮尖　大黄四两，去皮　桂枝二两，去皮　甘草二两，炙　芒硝二两

上五味，以水七升，煮取二升半，去滓，内芒硝，更上火，微沸下火，先食温服五合，日三服，当微利。

条文：

106. 太阳病不解，热结膀胱，其人如狂，血自下，下者愈。其外不解者，尚未可攻，当先解其外。外解已，但少腹急结者，乃可攻之，宜桃核承气汤。

功用：清热攻下，活血散瘀。

主治：蓄血轻证，其人如狂，少腹急结。

（2）抵当汤：水蛭，熬　虻虫，去翅足，熬，各三十个　桃仁二十个，去皮尖　大黄三两，酒洗

上四味，以水五升，煮取三升，去滓，温服一升，不下更服。

条文：

124. 太阳病六七日，表证仍在，脉微而沉，反不结胸，其人

发狂者，以热在下焦，少腹当硬满，小便自利者，下血乃愈。所以然者，以太阳随经，瘀热在里故也。抵当汤主之。

125. 太阳病身黄，脉沉结，少腹硬，小便不利者，为无血也。小便自利，其人如狂者，血证谛也，抵当汤主之。

237. 阳明证，其人喜忘者，必有蓄血。所以然者，本有久瘀血，故令喜忘。屎虽硬，大便反易，其色必黑者，宜抵当汤下之。

257. 病人无表里证，发热七八日，虽脉浮数者，可下之。假令已下，脉数不解，合热则消谷喜饥，至六七日不大便者，有瘀血，宜抵当汤。

功用：荡涤邪热，破血行瘀。

主治：蓄血重证，病热较急，脉微而沉，其人发狂，少腹当硬满；瘀血发黄，少腹硬，如狂，脉沉结，小便自利；其人喜忘，屎虽硬，大便反易，色黑；脉数发热，不大便，消谷善饥。

（3）抵当丸：水蛭二十个，熬　虻虫二十个，去翅足，熬　桃仁二十五个，去皮尖　大黄三两

上四味，捣分四丸，以水一升，煮一丸，取七合服之，晬时当下血，若不下者，更服。

条文：

126. 伤寒有热，少腹满，应小便不利，今反利者，为有血也，当下之，不可余药，宜抵当丸。

功用：破血逐瘀。

主治：蓄血重证，病势较缓，发热，少腹满，小便自利。

（二）陷胸汤类

（1）大陷胸丸：大黄半斤　葶苈子半升，熬　芒硝半升　杏仁半升，去皮尖，熬黑

上四味，捣筛二味，内杏仁、芒硝，合研如脂，和散，取如弹丸一枚，别捣甘遂末一钱匕，白蜜二合，水二升，煮取一升。温顿服之，一宿乃下，如不下，更服，取下为效。禁如药法。

条文：

131. 病发于阳，而反下之，热入因作结胸；病发于阴，而反下之一作汗出，因作痞也，所以成结胸者，以下之太早故也。结胸者，项亦强，如柔痉状，下之则和，宜大陷胸丸。

功用：泄热逐水破结。

主治：心下硬，项强，如柔痉状。

（2）大陷胸汤：大黄六两，去皮　芒硝一升　甘遂一钱匕

上三味，以水六升，先煮大黄，取二升，去滓，内芒硝，煮一二沸，内甘遂末，温服一升，得快利，止后服。

条文：

134. 太阳病，脉浮而动数，浮则为风，数则为热，动则为痛，数则为虚，头痛发热，微盗汗出，而反恶寒者，表未解也。医反下之，动数变迟，膈内拒痛一云头痛即眩，胃中空虚，客气动膈，短气躁烦，心中懊憹，阳气内陷，心下因硬，则为结胸，大陷胸汤主之。若不结胸，但头汗出，余处无汗，剂颈而还，小便不利，身必发黄。

135. 伤寒六七日，结胸热实，脉沉而紧，心下痛，按之石硬者，大陷胸汤主之。

136. 伤寒十余日，热结在里，复往来寒热者，与大柴胡汤；但结胸，无大热者，此为水结在胸胁也，但头微汗出者，大陷胸汤主之。

137. 太阳病，重发汗而复下之，不大便五六日，舌上燥而渴，日晡所小有潮热一云日晡所发，心胸大烦，从心下至少腹硬满而

痛，不可近者，大陷胸汤主之。

功用：泄热逐水破结。

主治：心下痛，按之石硬，脉沉而紧，短气，烦躁，心中懊恼，但头微汗出；口渴，潮热，从心下至少腹硬满而痛。

（3）小陷胸汤：黄连一两　半夏半升，洗　栝楼实大者一枚

上三味，以水六升，先煮栝楼，取三升，去滓，内诸药，煮取二升，去滓，分温三服。

条文：

138. 小结胸病，正在心下，按之则痛，脉浮滑者，小陷胸汤主之。

功用：清热化痰。

主治：心下按之痛，脉浮滑。

（4）白散（三物小白散）：　桔梗三分　巴豆一分，去皮心，熬黑研如脂　贝母三分

上三味为散，内巴豆，更于臼中杵之，以白饮和服，强人半钱匕，羸者减之。病在膈上必吐，在膈下必利，不利进热粥一杯，利过不止，进冷粥一杯。身热皮粟不解，欲引衣自覆，若以水潠之、洗之，益令热却不得出，当汗而不汗则烦，假令汗出已，腹中痛，与芍药三两如上法。

条文：

141. 病在阳，应以汗解之，反以冷水潠之，若灌之，其热被劫不得去，弥更益烦，肉上粟起，意欲饮水，反不渴者，服文蛤散。若不瘥者，与五苓散。寒实结胸，无热证者，与三物小陷胸汤。白散亦可服。一云与三物小白散。

功用：温散寒邪，涤痰破结。

主治：寒实结胸，无热证。

（5）十枣汤：芫花，熬　甘遂　大戟

上三味等分，各别捣为散，以水一升半，先煮大枣肥者十枚，取八合，去滓，内药末，强人服一钱匕，羸人服半钱，温服之，平旦服。若下少，病不除者，明日更服，加半钱。得快下利后，糜粥自养。

条文：

152. 太阳中风，下利呕逆，表解者，乃可攻之。其人絷絷汗出，发作有时，头痛，心下痞硬满，引胁下痛，干呕短气，汗出不恶寒者，此表解里未和也，十枣汤主之。

功用：攻逐水饮。

主治：汗出，心下痞硬满，引胁下痛，下利，干呕短气。

（三）承气汤类

（1）调胃承气汤：大黄四两，去皮，清酒洗　甘草二两，炙　芒硝半升

上三味，以水三升，煮取一升，去滓，内芒硝，更上火微煮令沸，少少温服之。

条文：

29. 伤寒脉浮，自汗出，小便数，心烦，微恶寒，脚挛急，反与桂枝欲攻其表，此误也。得之便厥，咽中干，烦躁，吐逆者，作甘草干姜汤与之，以复其阳；若厥愈足温者，更作芍药甘草汤与之，其脚即伸；若胃气不和，谵语者，少与调胃承气汤；若重发汗，复加烧针者，四逆汤主之。

70. 发汗后恶寒者，虚故也。不恶寒，但热者，实也，当和胃气，与调胃承气汤。

94. 太阳病未解，脉阴阳俱停一作微，必先振栗汗出而解。但阳脉微者，先汗出而解，但阴脉微一作尺，脉实者，下之而解。

若欲下之，宜调胃承气汤。

105. 伤寒十三日，过经谵语者，以有热也，当以汤下之。若小便利者，大便当硬，而反下利，脉调和者，知医以丸药下之，非其治也。若自下利者，脉当微厥，今反和者，此为内实也，调胃承气汤主之。

123. 太阳病，过经十余日，心下温温欲吐，而胸中痛，大便反溏，腹微满，郁郁微烦。先此时自极吐下者，与调胃承气汤。若不尔者，不可与。但欲呕，胸中痛，微溏者，此非柴胡汤证，以呕故知极吐下也。

207. 阳明病，不吐，不下，心烦者，可与调胃承气汤。

248. 太阳病三日，发汗不解，蒸蒸发热者，属胃也，调胃承气汤主之。

249. 伤寒吐后，腹胀满者，与调胃承气汤。

功用：泄热和胃，软坚润燥。

主治：燥热结于胃肠之蒸蒸发热；误下，里热未除之下利谵语；病邪在里之阴脉微；里热未清之腹微满，胸痛，便溏；里实热郁之心烦。

（2）小承气汤：大黄四两，酒洗　厚朴二两，去皮，炙　枳实三枚，大者，炙

上三味，以水四升，煮取一升二合，去滓，分温二服。初服汤当更衣，不尔者尽饮之，若更衣者，勿服之。

条文：

208. 阳明病，脉迟，虽汗出不恶寒者，其身必重，短气，腹满而喘，有潮热者，此外欲解，可攻里也。手足濈然汗出者，此大便已硬也，大承气汤主之；若汗多，微发热恶寒者，外未解也，一法与桂枝汤。其热不潮，未可与承气汤；若腹大满不通者，

可与小承气汤，微和胃气，勿令至大泄下。

209. 阳明病，潮热，大便微硬者，可与大承气汤，不硬者不可与之。若不大便六七日，恐有燥屎，欲知之法，少与小承气汤，汤入腹中，转矢气者，此有燥屎也，乃可攻之。若不转矢气者，此但初头硬，后必溏，不可攻之，攻之必胀满不能食也。欲饮水者，与水则哕。其后发热者，必大便复硬而少也，以小承气汤和之。不转矢气者，慎不可攻也。

213. 阳明病，其人多汗，以津液外出，胃中燥，大便必硬，硬则谵语，小承气汤主之。若一服，谵语止者，更莫复服。

214. 阳明病，谵语发潮热，脉滑而疾者，小承气汤主之。因与承气汤一升，腹中转气者，更服一升，若不转气者，勿更与之。明日又不大便，脉反微涩者，里虚也，为难治，不可更与承气汤也。

250. 太阳病，若吐若下若发汗后，微烦，小便数，大便因硬者，与小承气汤和之愈。

251. 得病二三日，脉弱，无太阳柴胡证，烦躁，心下硬。至四五日，虽能食，以小承气汤，少少与，微和之，令小安，至六日，与承气汤一升。若不大便六七日，小便少者，虽不受食一云不大便，但初头硬，后必溏，未定成硬，攻之必溏；须小便利，屎定硬，乃可攻之，宜大承气汤。

374. 下利谵语者，有燥屎也，宜小承气汤。

功用：泄热行气，破滞通腑。

主治：阳明病多汗、大便硬，谵语。

（3）大承气汤：大黄四两，酒洗　厚朴半斤，炙，去皮　枳实五枚，炙　芒硝三合

上四味，以水一斗，先煮二物，取五升，去滓，内大黄，更

煮取二升，去滓，内芒硝，更上微火一两沸，分温再服。得下余勿服。

条文：

208. 阳明病，脉迟，虽汗出不恶寒者，其身必重，短气，腹满而喘，有潮热者，此外欲解，可攻里也。手足濈然汗出者，此大便已硬也，大承气汤主之；若汗多，微发热恶寒者，外未解也，一法与桂枝汤。其热不潮，未可与承气汤；若腹大满不通者，可与小承气汤，微和胃气，勿令至大泄下。

209. 阳明病，潮热，大便微硬者，可与大承气汤，不硬者不可与之。若不大便六七日，恐有燥屎，欲知之法，少与小承气汤，汤入腹中，转矢气者，此有燥屎也，乃可攻之。若不转矢气者，此但初头硬，后必溏，不可攻之，攻之必胀满不能食也。欲饮水者，与水则哕。其后发热者，必大便复硬而少也，以小承气汤和之。不转矢气者，慎不可攻也。

212. 伤寒若吐若下后不解，不大便五六日，上至十余日，日晡所发潮热，不恶寒，独语如见鬼状。若剧者，发则不识人，循衣摸床，惕而不安一云顺衣妄撮，怵惕不安。微喘直视，脉弦者生，涩者死。微者，但发热谵语者，大承气汤主之。若一服利，止后服。

215. 阳明病，谵语有潮热，反不能食者，胃中必有燥屎五六枚也；若能食者，但硬耳，宜大承气汤下之。

217. 汗一作卧出谵语者，以有燥屎在胃中，此为风也。须下者，过经乃可下之。下之若早，语言必乱，以表虚里实故也。下之愈，宜大承气汤。

220. 二阳并病，太阳证罢，但发潮热，手足漐漐汗出，大便难而谵语者，下之则愈，宜大承气汤。

238. 阳明病，下之，心中懊憹而烦，胃中有燥屎者，可攻。腹微满，初头硬，后必溏，不可攻之。若有燥屎者，宜大承气汤。

240. 病人烦热，汗出则解，又如疟状，日晡所发热者，属阳明也。脉实者，宜下之；脉浮虚者，宜发汗。下之与大承气汤，发汗宜桂枝汤。

241. 大下后，六七日不大便，烦不解，腹满痛者，此有燥屎也。所以然者，本有宿食故也，宜大承气汤。

242. 病人小便不利，大便乍难乍易，时有微热，喘冒一作怫郁不能卧者，有燥屎也，宜大承气汤。

251. 得病二三日，脉弱，无太阳柴胡证，烦躁，心下硬。至四五日，虽能食，以小承气汤，少少与，微和之，令小安，至六日，与承气汤一升。若不大便六七日，小便少者，虽不受食，一云不大便但初头硬，后必溏，未定成硬，攻之必溏；须小便利，屎定硬，乃可攻之，宜大承气汤。

252. 伤寒六七日，目中不了了，睛不和，无表里证，大便难，身微热者，此为实也，急下之，宜大承气汤。

253. 阳明病，发热汗多者，急下之，宜大承气汤。

254. 发汗不解，腹满痛者，急下之，宜大承气汤。

255. 腹满不减，减不足以言，当下之，宜大承气汤。

256. 阳明少阳合病，必下利，其脉不负者，为顺也。负者，失也，互相克贼，名为负也。脉滑而数者，有宿食也，当下之，宜大承气汤。

320. 少阴病，得之二三日，口燥，咽干者，急下之，宜大承气汤。

321. 少阴病，自利清水，色纯青，心下必痛，口干燥者，可下之，宜大承气汤。

322. *少阴病，六七日，腹胀不大便者，急下之，宜大承气汤。*

功用：峻下热结。

主治：腹满便秘，潮热，谵语，独语如见鬼状；二阳并病，太阳证罢，但发潮热，手足漐漐汗出，大便难而谵语；表证已解，汗出谵语；阳明少阳合病，下利，脉滑而数；伤寒六七日，目中不了了，睛不和，大便难，身微热；阳明病，发热汗多；发汗不解，腹满痛者；少阴病，得之二三日，口燥，咽干；少阴病，自利清水，色纯青，心下痛，口干燥；少阴病，六七日，腹胀不大便。

（四）杂方类

（1）瓜蒂散：瓜蒂　赤小豆

上二味，各等分，异捣筛，合内臼中，更治之，别以香豉一合，用热汤七合，煮作稀糜，去滓取汁，和散一钱匕，温顿服之。不吐者，少少加，得快吐乃止。诸亡血虚家，不可与瓜蒂散。

条文：

166. *病如桂枝证，头不痛，项不强，寸脉微浮，胸中痞硬，气上冲喉咽，不得息者，此为胸有寒也。当吐之，宜瓜蒂散。*

355. *病人手足厥冷，脉乍紧者，邪结在胸中，心下满而烦，饥不能食者，病在胸中，当须吐之，宜瓜蒂散。*

功用：酸苦涌吐。

主治：胸中痞硬，气上冲喉咽，不得息；心下满而烦，饥不能食，手足厥冷，脉乍紧者。

（2）蜜煎导方：食蜜七合

上一味，于铜器内，微火煎，当须凝如饴状，搅之勿令焦着，欲可丸，并手捻作挺，令头锐，大如指，长二寸许。当热时急作，冷则硬。以内谷道中，以手急抱，欲大便时乃去之。疑非仲景意，已试甚良。

条文：

233. 阳明病，自汗出，若发汗，小便自利者，此为津液内竭，虽硬不可攻之，当须自欲大便，宜蜜煎导而通之。若土瓜根及大猪胆汁，皆可为导。

功用：润肠通便。

主治：自欲大便，干涩难解。

（五）吐导类

（1）猪胆汁导：又大猪胆一枚，泄汁，和少许法醋，以灌谷道内，如一食顷，当大便出宿食恶物，甚效。

条文：

233. 阳明病，自汗出，若发汗，小便自利者，此为津液内竭，虽硬不可攻之，当须自欲大便，宜蜜煎导而通之。若土瓜根及大猪胆汁，皆可为导。

功用：清热润燥通便。

主治：自欲大便，难解。

（2）土瓜根导：方阙。

第四章　清热剂类方分析

（一）栀子豉汤类

（1）栀子豉汤：栀子十四个，擘　香豉四合，绵裹

上二味，以水四升，先煮栀子，得二升半，内豉，煮取一升半，去滓，分为二服，温进一服，得吐者，止后服。

条文：

76. 发汗后，水药不得入口为逆，若更发汗，必吐下不止。发汗吐下后，虚烦不得眠，若剧者，必反复颠倒，心中懊恼，栀子豉汤主之；若少气者，栀子甘草豉汤主之；若呕者，栀子生姜豉汤主之。

77. 发汗，若下之，而烦热胸中窒者，栀子豉汤主之。

78. 伤寒五六日，大下之后，身热不去，心中结痛者，未欲解也，栀子豉汤主之。

221. 阳明病，脉浮而紧，咽燥口苦，腹满而喘，发热汗出，不恶寒反恶热，身重。若发汗则躁，心愦愦，反谵语。若加温针，必怵惕，烦躁不得眠。若下之，则胃中空虚，客气动膈，心中懊恼，舌上苔者，栀子豉汤主之。

228. 阳明病，下之，其外有热，手足温，不结胸，心中懊

恼，饥不能食，但头汗出者，栀子豉汤主之。

375. 下利后更烦，按之心下濡者，为虚烦也，宜栀子豉汤。

功用：清热除烦，宣内达外。

主治：反复颠倒，心中懊恼；身热不去，心中结痛；烦热胸中窒；心中懊恼，饥不能食，但头汗出；利后虚烦，热郁胸中之下利后更烦，心下濡。

（2）栀子甘草豉汤：栀子十四个，擘 甘草二两，炙 香豉四合，绵裹

上三味，以水四升，先煮栀子、甘草，取二升半，内豉，煮取一升半，去滓，分二服，温进一服，得吐者，止后服。

条文：

76. 发汗后，水药不得入口为逆，若更发汗，必吐下不止。发汗吐下后，虚烦不得眠，若剧者，必反复颠倒，心中懊恼，栀子豉汤主之；若少气者，栀子甘草豉汤主之；若呕者，栀子生姜豉汤主之。

功用：清热除烦，扶正祛邪。

主治：反复颠倒，心中懊恼，少气。

（3）栀子生姜豉汤：栀子十四个，擘 生姜五两 香豉四合，绵裹

上三味，以水四升，先煮栀子、生姜，取二升半，内豉，煮取一升半，去滓，分温二服，温进一服，得吐者，止后服。

条文：

76. 发汗后，水药不得入口为逆，若更发汗，必吐下不止。发汗吐下后，虚烦不得眠，若剧者，必反复颠倒，心中懊恼，栀子豉汤主之；若少气者，栀子甘草豉汤主之；若呕者，栀子生姜豉汤主之。

功用：清热除烦，和胃止呕。

主治：反复颠倒，心中懊憹，呕。

（3）栀子干姜汤：栀子十四个，擘　干姜二两

上二味，以水三升半，煮取一升半，去滓，分二服，温进一服，得吐者，止后服。

条文：

80. 伤寒，医以丸药大下之，身热不去，微烦者，栀子干姜汤主之。

功用：清热除烦，温中散寒。

主治：下后，身热不去，微烦。

（4）栀子厚朴汤：

栀子十四个，擘　厚朴四两，炙，去皮　枳实四枚，水浸，炙令黄

上三味，以水三升半，煮取一升半，去滓，分二服，温进一服，得吐者，止后服。

条文：

79. 伤寒下后，心烦腹满，卧起不安者，栀子厚朴汤主之。

功用：清热除烦，宽中散满。

主治：心烦腹满，卧起不安。

（5）栀子柏皮汤：肥栀子十五个，擘　甘草一两，炙　黄柏二两

上三味，以水四升，煮取一升半，去滓，分温再服。

条文：

261. 伤寒身黄发热，栀子柏皮汤主之。

功用：清热利湿退黄。

主治：身黄，发热。

（6）枳实栀子豉汤：枳实三枚，炙　栀子十四枚，擘　豉一升，绵裹

上三味，以清浆水七升，空煮取四升，内枳实、栀子，煮取二升，下豉，更煮五六沸，去滓，温分再服，覆令微似汗。若有宿食者，加大黄如棋子五六枚，服之愈。

条文：

393. 大病瘥后，劳复者，枳实栀子豉汤主之。

功用：清热除烦，行气消痞。

主治：大病瘥后，劳复。

第五章　和解剂类方分析

（一）泻心汤类

（1）大黄黄连泻心汤：大黄二两　黄连一两

上二味，以麻沸汤二升，渍之须臾，绞去滓，分温再服。

林亿等详看大黄黄连泻心汤，诸本皆二味，又后附子泻心汤，用大黄、黄连、黄芩、附子，恐是前方中亦有黄芩，后但加附子也，故后云附子泻心汤，本云加附子也。

条文：

154. 心下痞，按之濡，其脉关上浮者，大黄黄连泻心汤主之。

功用：清热消痞。

主治：心下痞，按之濡。

（2）附子泻心汤：大黄二两　黄连一两　黄芩一两　附子一枚，炮，去皮，破，别煮取汁

上四味，切三味，以麻沸汤二升渍之，须臾，绞去滓，内附子汁，分温再服。

条文：

155. 心下痞，而复恶寒汗出者，附子泻心汤主之。

功用：清热消痞，扶阳固表。

主治：心下痞，恶寒汗出。

（3）半夏泻心汤：半夏半升，洗　黄芩　干姜　人参　甘草，炙，各三两　黄连一两　大枣十二枚，擘

上七味，以水一斗，煮取六升，去滓，再煎取三升，温服一升，日三服。须大陷胸汤者，方用前第二法。一方用半夏一升。

条文：

149. 伤寒五六日，呕而发热者，柴胡汤证俱，而以他药下之，柴胡证仍在者，复与柴胡汤。此虽已下之，不为逆，必蒸蒸而振，却发热汗出而解。若心下满而硬痛者，此为结胸也，大陷胸汤主之。但满而不痛者，此为痞，柴胡不中与之，宜半夏泻心汤。

功用：和胃降逆，除痰消痞。

主治：心下满而不痛，呕而发热，腹中雷鸣，下利。

（4）生姜泻心汤：生姜四两，切　甘草三两，炙　人参三两　干姜一两　黄芩三两　半夏半升，洗　黄连一两　大枣十二枚，擘

上八味，以水一斗，煮取六升，去滓，再煎取三升，温服一升，日三服。附子泻心汤，本云加附子。半夏泻心汤，甘草泻心汤，同体别名耳。生姜泻心汤，本云理中人参黄芩汤，去桂枝、术，加黄连并泻肝法。

条文：

157. 伤寒汗出解之后，胃中不和，心下痞硬，干噫食臭，胁下有水气，腹中雷鸣，下利者，生姜泻心汤主之。

功用：和胃散水，清热消痞。

主治：心下痞硬，干噫食臭，腹中雷鸣，下利。

（5）甘草泻心汤：甘草四两，炙　黄芩三两　干姜三两　半夏半升，洗　大枣十二枚，擘　黄连一两

上六味，以水一斗，煮取六升，去滓，再煎取三升，温服一升，日三服。臣亿等谨按：上生姜泻心汤法，本云理中人参黄芩汤，今详泻心以疗痞，痞气因发阴而生，是半夏、生姜、甘草泻心三方，皆本于理中也，其方必各有人参，今甘草泻心汤中无者，脱落之也。又按《千金》并《外台秘要》，治伤寒䘌食用此方，皆有人参，知脱落无疑。

条文：

158. 伤寒中风，医反下之，其人下利日数十行，谷不化，腹中雷鸣，心下痞硬而满，干呕心烦不得安，医见心下痞，谓病不尽，复下之，其痞益甚，此非结热，但以胃中虚，客气上逆，故使硬也，甘草泻心汤主之。

功用：和胃补虚，清热消痞。

主治：下利日数十行，谷不化，腹中雷鸣，心下痞硬而满，干呕心烦不得安。

（6）旋覆代赭汤：旋覆花三两　人参二两　生姜五两　代赭一两　甘草三两，炙　半夏半升，洗　大枣十二枚，擘

上七味，以水一斗，煮取六升，去滓，再煎取三升。温服一升，日三服。

条文：

161. 伤寒发汗，若吐若下，解后心下痞硬，噫气不除者，旋覆代赭汤主之。

功用：益气补中，镇逆消痞。

主治：心下痞硬，噫气不除。

（7）黄连汤：黄连三两　甘草炙，三两　干姜三两　桂枝三

两，去皮　人参二两　半夏半升，洗　大枣十二枚，擘

上七味，以水一斗，煮取六升，去滓，温服，昼三夜二。疑非仲景方。

条文：

173. 伤寒胸中有热，胃中有邪气，腹中痛，欲呕吐者，黄连汤主之。

功用：清上温下，止痛和胃。

主治：腹中痛，欲呕吐。

（8）干姜黄芩黄连人参汤：干姜　黄芩　黄连　人参各三两

上四味，以水六升，煮取二升，去滓，分温再服。

条文：

359. 伤寒本自寒下，医复吐下之，寒格更逆吐下，若食入口即吐，干姜黄芩黄连人参汤主之。

功用：温中清上，降逆止呕。

主治：上吐下泻，食入即吐。

（二）桂枝甘草汤类

炙甘草汤：甘草四两，炙　生姜三两，切　人参二两　生地黄一斤　桂枝三两，去皮　阿胶二两　麦门冬半升，去心　麻仁半升　大枣三十枚，擘

上九味，以清酒七升，水八升，先煮八味，取三升，去滓，内胶烊消尽，温服一升，日三服。一名复脉汤。

条文：

177. 伤寒脉结代，心动悸，炙甘草汤主之。

功用：通阳复脉，滋阴养血。

主治：心动悸，脉结代。

（三）茯苓桂枝白术甘草汤类

（1）茯苓桂枝白术甘草汤：茯苓四两　桂枝三两，去皮　白术　甘草各二两，炙

上四味，以水六升，煮取三升，去滓，分温三服。

条文：

67. 伤寒若吐、若下后，心下逆满，气上冲胸，起则头眩，脉沉紧，发汗则动经，身为振振摇者，茯苓桂枝白术甘草汤主之。

功用：温阳利水，化饮健脾。

主治：心下逆满，气上冲胸，起则头眩，脉沉紧。

（2）茯苓桂枝甘草大枣汤：茯苓半斤　桂枝四两，去皮　甘草二两，炙　大枣十五枚，擘

上四味，以甘澜水一斗，先煮茯苓，减二升，内诸药，煮取三升，去滓，温服一升，日三服。

作甘澜水法：取水二斗，置大盆内，以杓扬之，水上有珠子五六千颗相逐，取用之。

条文：

65. 发汗后，其人脐下悸者，欲作奔豚，茯苓桂枝甘草大枣汤主之。

功用：温阳利水，降逆平冲。

主治：脐下悸，欲作奔豚。

（3）茯苓甘草汤：茯苓二两　桂枝二两，去皮　甘草一两，炙　生姜三两，切

上四味，以水四升，煮取二升，去滓，分温三服。

条文：

73. 伤寒汗出而渴者，五苓散主之；不渴者，茯苓甘草汤

主之。

356. 伤寒厥而心下悸，宜先治水，当服茯苓甘草汤，却治其厥。不尔，水渍入胃，必作利也。

功用：温胃通阳，化气行水。

主治：汗出，不渴，厥而心下悸。

第六章 祛湿剂类方分析

（一）五苓散类

（1）五苓散：猪苓十八铢，去皮 泽泻一两六铢 白术十八铢 茯苓十八铢 桂枝半两，去皮。

上五味，捣为散，以白饮和服方寸匕，日三服。多饮暖水，汗出愈。如法将息。

条文：

71. 太阳病，发汗后，大汗出，胃中干，烦躁不得眠，欲得饮水者，少少与饮之，令胃气和则愈。若脉浮，小便不利，微热消渴者，五苓散主之。

72. 发汗已，脉浮数，烦渴者，五苓散主之。

73. 伤寒汗出而渴者，五苓散主之；不渴者，茯苓甘草汤主之。

74. 中风发热六七日不解而烦，有表里证，渴欲饮水，水入则吐者，名曰水逆，五苓散主之。

141. 病在阳，应以汗解之，反以冷水潠之，若灌之，其热被劫不得去，弥更益烦，肉上粟起，意欲饮水，反不渴者，服文蛤散。若不瘥者，与五苓散。寒实结胸，无热证者，与三物小陷胸汤。白散亦可服。一云与三物小白散。

156. 本以下之，故心下痞，与泻心汤。痞不解，其人渴而口燥烦，小便不利者，五苓散主之。

244. 太阳病，寸缓关浮尺弱，其人发热汗出，复恶寒，不呕，但心下痞者，此以医下之也。如其不下者，病人不恶寒而渴者，而转属阳明也。小便数者，大便必硬，不更衣十日，无所苦也。渴欲饮水，少少与之，但以法救之。渴者，亦五苓散。

386. 霍乱，头痛发热，身疼痛，热多欲饮水者，五苓散主之；寒多不用水者，理中丸主之。

功用：健脾利湿，温阳化气。

主治：蓄水证为脉浮，小便不利，微热烦渴。蓄水重证为发热，渴欲饮水，水入则吐。霍乱为头痛发热，身疼痛，热多欲饮水。

（2）猪苓汤：猪苓，去皮　茯苓　泽泻　阿胶　滑石，碎，各一两

上五味，以水四升，先煮四味，取二升，去滓，内阿胶烊消，温服七合，日三服。

条文：

223. 若脉浮发热，渴欲饮水，小便不利者，猪苓汤主之。

319. 少阴病，下利六七日，咳而呕渴，心烦不得眠者，猪苓汤主之。

功用：育阴清热，淡渗利水。

主治：脉浮发热，渴欲饮水，小便不利；下利六七日，咳而呕渴，心烦不得眠。

（二）黄芩汤类

（1）黄芩汤：黄芩三两　芍药二两　甘草二两，炙　大枣十

二枚，擘

上四味，以水一斗，煮取三升，去滓，温服一升，日再夜一服。

条文：

172. 太阳与少阳合病，自下利者，与黄芩汤；若呕者，黄芩加半夏生姜汤主之。

功用：清热止利。

主治：太少合病之下利。

（2）黄芩加半夏生姜汤：黄芩三两　芍药二两　甘草二两，炙　大枣十二枚，擘　半夏半升，洗　生姜一两半，一方：三两，切

上六味，以水一斗，煮取三升，去滓，温服一升，日再夜一服。

条文：

172. 太阳与少阳合病，自下利者，与黄芩汤；若呕者，黄芩加半夏生姜汤主之。

功用：清热止利，和胃止呕。

主治：太少合病之下利，兼呕吐。

（3）黄连阿胶汤：黄连四两　黄芩二两　芍药二两　鸡子黄二枚　阿胶三两

上五味，以水六升，先煮三物，取二升，去滓，内胶烊尽，小冷，内鸡子黄，搅令相得，温服七合，日三服。

条文：

303. 少阴病，得之二三日以上，心中烦，不得卧，黄连阿胶汤主之。

功用：育阴清热，除烦。

主治：少阴热化证之心中烦不得卧。

（三）白虎汤类

（1）白虎汤：知母六两　石膏一斤，碎　甘草二两，炙　粳米六合

上四味，以水一斗，煮米熟汤成，去滓，温服一升，日三服。臣亿等谨按：前篇云，热结在里，表里俱热者，白虎汤主之。又云其表不解，不可与白虎汤。此云脉浮滑，表有热，里有寒者，必表里字差矣。又阳明一证云：脉浮迟，表热里寒，四逆汤主之。又少阴一证云，里寒外热，通脉四逆汤主之，以此表里自差，明矣。《千金翼》云白通汤。非也。

条文：

176. 伤寒脉浮滑，此表有热，里有寒，白虎汤主之。

219. 三阳合病，腹满身重，难以转侧，口不仁面垢又作枯，谵语遗尿。发汗则谵语。下之则额上生汗，手足逆冷。若自汗出者，白虎汤主之。

350. 伤寒脉滑而厥者，里有热也，白虎汤主之。

功用：清热保津。

主治：表里俱热，脉浮滑；腹满身重，谵语遗尿，手足逆冷；脉滑而厥。

（2）白虎加人参汤：知母六两　石膏一斤，碎，绵裹　甘草二两，炙　粳米六合　人参三两

上五味，以水一斗，煮米熟汤成，去滓，温服一升，日三服。

条文：

26. 服桂枝汤，大汗出后，大烦渴不解，脉洪大者，白虎加人参汤主之。

168. 伤寒若吐若下后，七八日不解，热结在里，表里俱热，时时恶风，大渴，舌上干燥而烦，欲饮水数升者，白虎加人参汤主之。

169. 伤寒无大热，口燥渴，心烦，背微恶寒者，白虎加人参汤主之。

170. 伤寒脉浮，发热无汗，其表不解，不可与白虎汤。渴欲饮水，无表证者，白虎加人参汤主之。

222. 若渴欲饮水，口干舌燥者，白虎加人参汤主之。

功用：清热生津，益气。

主治：脉洪大，欲饮水数升，时时恶风，背微恶寒。

（3）竹叶石膏汤：竹叶二把　石膏一斤　半夏半升，洗　麦门冬一升，去心　人参二两　甘草二两，炙　粳米半升

上七味，以水一斗，煮取六升，去滓，内粳米，煮米熟，汤成去米，温服一升，日三服。

条文：

397. 伤寒解后，虚羸少气，气逆欲吐者，竹叶石膏汤主之。

功用：清热和胃，益气生津。

主治：伤寒解后，虚羸少气，气逆欲吐。

（4）麻子仁丸：麻子仁二升　芍药半斤　枳实半斤，炙　大黄一斤，去皮　厚朴一尺，炙，去皮　杏仁一升，去皮尖，熬，别作脂

上六味，蜜和丸如梧桐子大，饮服十丸，日三服，渐加，以知为度。

条文：

247. 趺阳脉浮而涩，浮则胃气强，涩则小便数，浮涩相搏，大便则硬，其脾为约，麻子仁丸主之。

功用：泄热导滞，润燥通便。

主治：小便数，大便难，趺阳脉浮而涩。

（四）柴胡汤类

（1）小柴胡汤：柴胡半斤　黄芩　人参　甘草，炙　生姜，切，各三两　大枣十二枚，擘　半夏半升，洗

上七味，以水一斗二升，煮取六升，去滓，再煎取三升，温服一升，日三服。

条文：

37．太阳病，十日以去，脉浮细而嗜卧者，外已解也。设胸满胁痛者，与小柴胡汤；脉但浮者，与麻黄汤。

96．伤寒五六日中风，往来寒热，胸胁苦满，默默不欲饮食，心烦喜呕，或胸中烦而不呕，或渴，或腹中痛，或胁下痞硬，或心下悸，小便不利，或不渴，身有微热，或咳者，小柴胡汤主之。

97．血弱气尽，腠理开，邪气因入，与正气相搏，结于胁下。正邪相争，往来寒热，休作有时，默默不欲饮食。脏腑相连，其痛必下，邪高痛下，故使呕也。一云脏腑相连，其病必下，胁膈中痛。小柴胡汤主之。服柴胡汤已，渴者，属阳明，以法治之。

99．伤寒四五日，身热恶风，颈项强，胁下满，手足温而渴者，小柴胡汤主之。

100．伤寒，阳脉涩，阴脉弦，法当腹中急痛，先与小建中汤；不瘥者，小柴胡汤主之。

103．太阳病，过经十余日，反二三下之，后四五日，柴胡证仍在者，先与小柴胡汤。呕不止，心下急，郁郁微烦者，为未解也，与大柴胡汤，下之则愈。

104．伤寒十三日不解，胸胁满而呕，日晡所发潮热，已而微

利，此本柴胡证，下之以不得利，今反利者，知医以丸药下之，此非其治也。潮热也，实也，先宜服小柴胡汤以解外，后以柴胡加芒硝汤主之。

144. 妇人中风，七八日续得寒热，发作有时，经水适断者，此为热入血室，其血必结，故使如疟状，发作有时，小柴胡汤主之。

148. 伤寒五六日，头汗出，微恶寒，手足冷，心下满，口不欲食，大便硬，脉细者，此为阳微结，必有表，复有里也。脉沉，亦在里也，汗出为阳微，假令纯阴结，不得复有外证，悉入在里，此为半在里半在外也。脉虽沉紧，不得为少阴病，所以然者，阴不得有汗，今头汗出，故知非少阴也，可与小柴胡汤。设不了了者，得屎而解。

229. 阳明病，发潮热，大便溏，小便自可，胸胁满不去者，与小柴胡汤。

230. 阳明病，胁下硬满，不大便而呕，舌上白苔者，可与小柴胡汤，上焦得通，津液得下，胃气因和，身濈然汗出而解。

231. 阳明中风，脉弦浮大而短气，腹都满，胁下及心痛，久按之气不通，鼻干不得汗，嗜卧，一身及目悉黄，小便难，有潮热，时时哕，耳前后肿，刺之小瘥，外不解，病过十日，脉续浮者，与小柴胡汤。

266. 本太阳病不解，转入少阳者，胁下硬满，干呕不能食，往来寒热，尚未吐下，脉沉紧者，与小柴胡汤。

379. 呕而发热者，小柴胡汤主之。

394. 伤寒瘥以后，更发热，小柴胡汤主之。脉浮者，以汗解之；脉沉实—作紧者，以下解之。

功用：和解少阳。

主治：少阳病，往来寒热，胸胁苦满，默默不欲饮食，心烦喜呕；颈项强，胁下满痛，呕；胁下硬满，干呕，往来寒热；发潮热，便溏，胸胁满；一身及目悉黄，有潮热，小便难；头汗出，手足冷，微恶寒；寒热如疟状，经水适断；腹中急痛；呕而发热；瘥后，更发热。

（2）大柴胡汤：柴胡半斤　黄芩三两　芍药三两　半夏半升，洗　生姜五两，切　枳实四枚，炙　大枣十二枚，擘

上七味，以水一斗二升，煮取六升，去滓，再煎，温服一升，日三服。一方加大黄二两，若不加，恐不为大柴胡汤。

条文：

103．太阳病，过经十余日，反二三下之，后四五日，柴胡证仍在者，先与小柴胡汤。呕不止，心下急，郁郁微烦者，为未解也，与大柴胡汤，下之则愈。

136．伤寒十余日，热结在里，复往来寒热者，与大柴胡汤；但结胸，无大热者，此为水结在胸胁也，但头微汗出者，大陷胸汤主之。

165．伤寒发热，汗出不解，心下痞硬，呕吐而下利者，大柴胡汤主之。

功用：和解少阳，兼通里实。

主治：呕不止，心下急，郁郁微烦；伤寒十余日，热结在里，复往来寒热者；伤寒发热，汗出不解，心下痞硬，呕吐而下利。

（3）柴胡加芒硝汤：柴胡二两十六铢　黄芩一两　人参一两甘草一两，炙　生姜一两，切　半夏二十铢，本云五枚，洗大枣四枚，擘　芒硝二两

上八味，以水四升，煮取二升，去滓，内芒硝，更煮微沸，

分温再服，不解更作。

臣亿等谨按：《金匮玉函》，方中无芒硝。别一方云，以水七升，下芒硝二合，大黄四两，桑螵蛸五枚，煮取一升半，服五合，微下即愈。本云，柴胡再服，以解其外，余二升，加芒硝、大黄、桑螵蛸也。

条文：

104. 伤寒十三日不解，胸胁满而呕，日晡所发潮热，已而微利，此本柴胡证，下之以不得利，今反利者，知医以丸药下之，此非其治也。潮热也，实也，先宜服小柴胡汤以解外，后以柴胡加芒硝汤主之。

功用：和解少阳，兼通里实。

主治：伤寒十三日不解，胸胁满而呕，日晡所发潮热，微利。

（4）柴胡桂枝汤：桂枝一两半，去皮　黄芩一两半　人参一两半　甘草一两，炙　半夏二合半，洗　芍药一两半　大枣六枚，擘　生姜一两半，切　柴胡四两

上九味，以水七升，煮取三升，去滓，温服一升。本云人参汤，作如桂枝法，加半夏、柴胡、黄芩，复如柴胡法。今用人参作半剂。

条文：

146. 伤寒六七日，发热微恶寒，肢节烦疼，微呕，心下支结，外证未去者，柴胡桂枝汤主之。

功用：和解少阳，兼解表邪。

主治：太阳少阳并病之发热，微恶寒，肢节烦疼，微呕，心下支结。

（5）柴胡桂枝干姜汤：柴胡半斤　桂枝三两，去皮　干姜二

两　栝楼根四两　黄芩三两　牡蛎二两，熬　甘草二两，炙

上七味，以水一斗二升，煮取六升，去滓，再煎取三升，温服一升，日三服，初服微烦，复服汗出便愈。

条文：

147. 伤寒五六日，已发汗而复下之，胸胁满微结，小便不利，渴而不呕，但头汗出，往来寒热，心烦者，此为未解也，柴胡桂枝干姜汤主之。

功用：和解少阳，化饮散结。

主治：胸胁满微结，小便不利，渴而不呕，但头汗出，往来寒热，心烦。

（6）柴胡加龙骨牡蛎汤：柴胡四两　龙骨　黄芩　生姜，切　铅丹　人参　桂枝，去皮　茯苓，各一两半　半夏二合半，洗　大黄二两　牡蛎一两半，熬　大枣六枚，擘

上十二味，以水八升，煮取四升，内大黄，切如棋子，更煮一两沸，去滓，温服一升。本云，柴胡汤，今加龙骨等。

条文：

107. 伤寒八九日，下之，胸满烦惊，小便不利，谵语，一身尽重，不可转侧者，柴胡加龙骨牡蛎汤主之。

功用：和解泄热，重镇安神。

主治：胸满烦惊，小便不利，谵语，一身尽重，不可转侧。

（7）四逆散：甘草，炙　枳实，破，水渍，炙干　柴胡　芍药

上四味，各十分，捣筛，白饮和服方寸匕，日三服。咳者，加五味子、干姜各五分，并主下利；悸者，加桂枝五分；小便不利者，加茯苓五分；腹中痛者，加附子一枚，炮令坼；泄利下重者，先以水五升，煮薤白三升，煮取三升，去滓，以散三方寸

匕，内汤中，煮取一升半，分温再服。

条文：

318. 少阴病，四逆，其人或咳，或悸，或小便不利，或腹中痛，或泄利下重者，四逆散主之。

功用：疏肝解郁，透达郁阳。

主治：四肢厥逆，腹中痛，泄利下重。

（五）芍药甘草汤类

（1）芍药甘草汤：白芍药　甘草，炙　各四两

上二味，以水三升，煮取一升五合，去滓，分温再服。

条文：

29. 伤寒脉浮，自汗出，小便数，心烦，微恶寒，脚挛急，反与桂枝欲攻其表，此误也。得之便厥，咽中干，烦躁，吐逆者，作甘草干姜汤与之，以复其阳；若厥愈足温者，更作芍药甘草汤与之，其脚即伸；若胃气不和，谵语者，少与调胃承气汤；若重发汗，复加烧针者，四逆汤主之。

30. 问曰：证象阳旦，按法治之而增剧，厥逆，咽中干，两胫拘急而谵语。师曰：言夜半手足当温，两脚当伸，后如师言，何以知此？答曰：寸口脉浮而大，浮为风，大为虚，风则生微热，虚则两胫挛，病形象桂枝，因加附子参其间，增桂令汗出，附子温经，亡阳故也。厥逆咽中干，烦躁，阳明内结，谵语烦乱，更饮甘草干姜汤，夜半阳气还，两足当热，胫尚微拘急，重与芍药甘草汤，尔乃胫伸，以承气汤微溏，则止其谵语，故知病可愈。

功用：酸甘化阴，缓急止痛。

主治：咽中干，烦躁，脚挛急。

（2）芍药甘草附子汤：芍药　甘草，炙，各三两　附子一

枚，炮，去皮，破八片

上三味，以水五升，煮取一升五合，去滓，分温三服。疑非仲景方。

条文：

68. 发汗，病不解，反恶寒者，虚故也，芍药甘草附子汤主之。

功用：扶阳益阴。

主治：汗后阴阳两虚之恶寒。

第七章　温里剂类方分析

（一）理中丸（汤）类

（1）理中丸（汤）：人参　干姜　甘草，炙　白术各三两

上四味，捣筛，蜜和为丸，如鸡子黄许大。以沸汤数合，和一丸，研碎，温服之，日三四，夜二服。腹中未热，益至三四丸，然不及汤。汤法：以四物依两数切，用水八升，煮取三升，去滓，温服一升，日三服。若脐上筑者，肾气动也，去术，加桂枝四两；吐多者，去术，加生姜三两；下多者，还用术；悸者，加茯苓二两；渴欲得水者，加术，足前成四两半；腹中痛者，加人参，足前成四两半；寒者，加干姜，足前成四两半；腹满者，去术加附子一枚。服汤后如食顷，饮热粥一升许，微自温，勿发揭衣被。

条文：

386. 霍乱，头痛发热，身疼痛，热多欲饮水者，五苓散主之；寒多不用水者，理中丸主之。

396. 大病瘥后，喜唾，久不了了，胸上有寒，当以丸药温之，宜理中丸。

功用：温中散寒，健脾燥湿。

主治：太阴病之自利不渴；头痛身疼，发热不渴；大病瘥后，喜唾，久不了了。

（2）甘草干姜汤：甘草四两，炙　干姜二两

上二味，以水三升，煮取一升五合，去滓，分温再服。

条文：

29. 伤寒脉浮，自汗出，小便数，心烦，微恶寒，脚挛急，反与桂枝欲攻其表，此误也。得之便厥，咽中干，烦躁，吐逆者，作甘草干姜汤与之，以复其阳；若厥愈足温者，更作芍药甘草汤与之，其脚即伸；若胃气不和，谵语者，少与调胃承气汤；若重发汗，复加烧针者，四逆汤主之。

30. 问曰：证象阳旦，按法治之而增剧，厥逆，咽中干，两胫拘急而谵语。师曰：言夜半手足当温，两脚当伸，后如师言，何以知此？答曰：寸口脉浮而大，浮为风，大为虚，风则生微热，虚则两胫挛，病形象桂枝，因加附子参其间，增桂令汗出，附子温经，亡阳故也。厥逆咽中干，烦躁，阳明内结，谵语烦乱，更饮甘草干姜汤，夜半阳气还，两足当热，胫尚微拘急，重与芍药甘草汤，尔乃胫伸，以承气汤微溏，则止其谵语，故知病可愈。

功用：辛甘复阳。

主治：厥冷，吐逆。

（二）赤石脂禹余粮汤类

（1）赤石脂禹余粮汤：赤石脂一斤，碎　太一禹余粮一斤，碎

上二味，以水六升，煮取二升，去滓，分温三服。

条文：

159. 伤寒服汤药，下利不止，心下痞硬。服泻心汤已，复以

他药下之，利不止，医以理中与之，利益甚。理中者，理中焦，此利在下焦，赤石脂禹余粮汤主之。复不止者，当利其小便。

功用：固涩止利，温涩固肠。

主治：下利不止，心下痞硬。

（2）桃花汤：赤石脂一斤，一半全用，一半筛末　干姜一两　粳米一升

上三味，以水七升，煮米令熟，去滓，温服七合，内赤石脂末方寸匕，日三服。若一服愈，余勿服。

条文：

306. 少阴病，下利便脓血者，桃花汤主之。

307. 少阴病，二三日至四五日，腹痛，小便不利，下利不止，便脓血者，桃花汤主之。

功用：温涩固肠。

主治：少阴病，下利便脓血；腹痛，小便不利。

（3）禹余粮丸：方缺。

条文：

88. 汗家，重发汗，必恍惚心乱，小便已阴疼，与禹余粮丸。

（三）四逆汤类

（1）四逆汤：甘草二两，炙　干姜一两半　附子一枚，生用，去皮，破八片

上三味，以水三升，煮取一升二合，去滓，分温再服。强人可大附子一枚，干姜三两。

条文：

29. 伤寒脉浮，自汗出，小便数，心烦，微恶寒，脚挛急，反与桂枝欲攻其表，此误也。得之便厥，咽中干，烦躁，吐逆者，作甘草干姜汤与之，以复其阳；若厥愈足温者，更作芍药甘

草汤与之，其脚即伸；若胃气不和，谵语者，少与调胃承气汤；若重发汗，复加烧针者，四逆汤主之。

91. 伤寒，医下之，续得下利清谷不止，身疼痛者，急当救里；后身疼痛，清便自调者，急当救表。救里宜四逆汤，救表宜桂枝汤。

92. 病发热头痛，脉反沉，若不瘥，身体疼痛，当救其里。四逆汤方。

225. 脉浮而迟，表热里寒，下利清谷者，四逆汤主之。

323. 少阴病，脉沉者，急温之，宜四逆汤。

324. 少阴病，饮食入口则吐，心中温温欲吐，复不能吐。始得之，手足寒，脉弦迟者，此胸中实，不可下也，当吐之。若膈上有寒饮，干呕者，不可吐也，当温之，宜四逆汤。

353. 大汗出，热不去，内拘急，四肢疼，又下利厥逆而恶寒者，四逆汤主之。

354. 大汗，若大下利，而厥冷者，四逆汤主之。

372. 下利腹胀满，身体疼痛者，先温其里，乃攻其表，温里宜四逆汤，攻表宜桂枝汤。

377. 呕而脉弱，小便复利，身有微热，见厥者难治，四逆汤主之。

388. 吐利汗出，发热恶寒，四肢拘急，手足厥冷者，四逆汤主之。

389. 既吐且利，小便复利，而大汗出，下利清谷，内寒外热，脉微欲绝者，四逆汤主之。

功用：温中散寒，回阳救逆。

主治：脉浮自汗出，小便数，微恶寒；脉浮而迟，下利清谷；大汗出，热不去，内拘急，四肢疼，又下利厥逆而恶寒；呕而脉弱，身微热，厥逆；吐利汗出，发热恶寒，四肢拘急，手足厥冷；下利清谷不止，身疼痛，发热；发热头痛，脉反沉；少阴病，膈上有寒饮。

（2）四逆加人参汤：甘草二两，炙　附子一枚，生，去皮，破八片　干姜一两半　人参一两

上四味，以水三升，煮取一升二合，去滓，分温再服。

条文：

385. **伤寒脉微**一作缓**而复利，利止，亡血也，四逆加人参汤主之。**

功用：温里回阳，益气救逆。

主治：伤寒脉微而复利。

（3）干姜附子汤：干姜一两　附子一枚，生用，去皮，破八片

上二味，以水三升，煮取一升，去滓，顿服。

条文：

61. **下之后，复发汗，昼日烦躁不得眠，夜而安静，不呕，不渴，无表证，脉沉微，身无大热者，干姜附子汤主之。**

功用：急复其阳。

主治：昼日烦躁不得眠，夜而安静，不呕，不渴，无表证，脉沉微，身无大热。

（4）茯苓四逆汤：茯苓四两　人参一两　附子一枚，生用，去皮，破八片　甘草二两，炙　干姜一两半

上五味，以水五升，煮取三升，去滓，温服七合，日二服。

条文：

69. **发汗，若下之，病仍不解，烦躁者，茯苓四逆汤主之。**

功用：回阳益阴。

主治：烦躁。

（5）通脉四逆汤：甘草二两，炙　附子大者一枚，生用，去皮，破八片　干姜三两，强人可用四两

上三味，以水三升，煮取一升二合，去滓，分温再服，其脉即出者愈。面色赤者，加葱九茎；腹中痛者，去葱，加芍药二两；呕者，加生姜二两；咽痛者，去芍药，加桔梗一两；利止脉不出者，去桔梗，加人参二两。病皆与方相应者，乃服之。

条文：

317. 少阴病，下利清谷，里寒外热，手足厥逆，脉微欲绝，身反不恶寒，其人面色赤，或腹痛，或干呕，或咽痛，或利止脉不出者，通脉四逆汤主之。

370. 下利清谷，里寒外热，汗出而厥者，通脉四逆汤主之。

功用：破阴回阳，通达内外。

主治：少阴病，下利清谷，里寒外热，手足厥逆，脉微欲绝，身反不恶寒，其人面色赤。

（6）通脉四逆加猪胆汁汤：甘草二两，炙　干姜三两，强人可四两　附子大者一枚，生，去皮，破八片　猪胆汁半合

上四味，以水三升，煮取一升二合，去滓，内猪胆汁，分温再服，其脉即来。无猪胆，以羊胆代之。

条文：

390. 吐已下断，汗出而厥，四肢拘急不解，脉微欲绝者，通脉四逆加猪胆汁汤主之。

功用：升阳救逆，益阴回阳。

主治：吐已下断，汗出而厥，四肢拘急不解，脉微欲绝。

（7）白通汤：葱白四茎　干姜一两　附子一枚，生，去皮，破八片

上三味，以水三升，煮取一升，去滓，分温再服。

条文：

314. 少阴病，下利，白通汤主之。

315. 少阴病，下利脉微者，与白通汤。利不止，厥逆无脉，干呕烦者，白通加猪胆汁汤主之。服汤脉暴出者死，微续者生。

功用：破阴回阳，宣通上下。

主治：少阴病，下利，脉微，面赤。

（8）白通加猪胆汁汤：葱白四茎　干姜一两　附子一枚，生，去皮，破八片　人尿五合　猪胆汁一合

上五味，以水三升，煮取一升，去滓，内胆汁、人尿，和令相得，分温再服。若无胆，亦可用。

条文：

315. 少阴病，下利脉微者，与白通汤。利不止，厥逆无脉，干呕烦者，白通加猪胆汁汤主之。服汤脉暴出者死，微续者生。

功用：回阳救逆，益阴和阳。

主治：少阴病，利不止，厥逆无脉，干呕烦。

（9）真武汤：茯苓三两　芍药三两　白术二两　生姜三两，切　附子一枚，炮，去皮，破八片

上五味，以水八升，煮取三升，去滓，温服七合，日三服。若咳者，加五味子半升、细辛一两、干姜一两；若小便利者，去茯苓；若下利者，去芍药，加干姜二两；若呕者，去附子，加生姜，足前成半斤。

条文：

82. 太阳病发汗，汗出不解，其人仍发热，心下悸，头眩，身瞤动，振振欲擗—作僻地者，真武汤主之。

316. 少阴病，二三日不已，至四五日，腹痛，小便不利，四

肢沉重疼痛，自下利者，此为有水气。其人或咳，或小便利，或下利，或呕者，真武汤主之。

功用：温阳利水。

主治：心下悸，头眩，身𥆧动，振振欲擗地；少阴病，腹痛，小便不利，四肢沉重疼痛，自下利。

（10）附子汤：附子二枚，炮，去皮，破八片　茯苓三两人参二两　白术四两　芍药三两

上五味，以水八升，煮取三升，去滓，温服一升，日三服。

条文：

304. 少阴病，得之一二日，口中和，其背恶寒者，当灸之，附子汤主之。

305. 少阴病，身体痛，手足寒，骨节痛，脉沉者，附子汤主之。

功用：温经逐寒，补益元阳。

主治：少阴病，口中和，其背恶寒；少阴病，身体痛，手足寒，骨节痛，脉沉。

第八章 阴痛咽痛剂类方分析

（1）猪肤汤：猪肤一斤

上一味，以水一斗，煮取五升，去滓，加白蜜一升，白粉五合，熬香，和令相得，温分六服。

条文：

310. 少阴病，下利咽痛，胸满心烦，猪肤汤主之。

功用：养阴润燥，和脾止利。

主治：下利咽痛，胸满心烦。

（2）桔梗汤：桔梗一两　甘草二两

上二味，以水三升，煮取一升，去滓，温分再服。

条文：

311. 少阴病，二三日，咽痛者，可与甘草汤，不瘥，与桔梗汤。

功用：清热解毒，开肺利咽。

主治：咽痛，服甘草汤不瘥者。

（3）苦酒汤：

半夏，洗，破如枣核，十四枚　鸡子一枚，去黄，内上苦酒，着鸡子壳中上二味，内半夏，着苦酒中，以鸡子壳置刀环中，安火上，令三沸，去滓，少少含咽之，不瘥，更作三剂。

条文：

312. 少阴病，咽中伤，生疮，不能语言，声不出者，苦酒汤主之。

功用：清热利咽，涤痰消肿。

主治：咽中伤，生疮，不能语言，声不出。

（4）半夏散及汤：半夏，洗　桂枝，去皮　甘草，炙

上三味，等分，各别捣筛已，合治之，白饮和服方寸匕，日三服。若不能散服者，以水一升，煎七沸，内散两方寸匕，更煮三沸，下火令小冷，少少咽之。半夏有毒，不当散服。

条文：

313. 少阴病，咽中痛，半夏散及汤主之。

功用：涤痰开结，散寒止痛。

主治：咽中痛。

（5）厚朴生姜半夏甘草人参汤：厚朴半斤，炙，去皮　生姜半斤，切　半夏半升，洗　甘草二两　人参一两

上五味，以水一斗，煮取三升，去滓，温服一升，日三服。

条文：

66. 发汗后，腹胀满者，厚朴生姜半夏甘草人参汤主之。

功用：温运脾阳，宽中除满。

主治：发汗后，腹胀满。

（6）乌梅丸：乌梅三百枚　细辛六两　干姜十两　黄连十六两　当归四两　附子六两，炮，去皮　蜀椒四两，出汗　桂枝六两，去皮　人参六两　黄柏六两

上十味，异捣筛，合治之，以苦酒渍乌梅一宿，去核，蒸之

五斗米下，饭熟捣成泥，和药令相得，纳臼中，与蜜杵二千下，丸如梧桐子大，先食饮服十丸，日三服，稍加至二十丸。禁生冷、滑物、臭食等。

条文：

338. 伤寒脉微而厥，至七八日肤冷，其人躁无暂安时者，此为藏厥，非蛔厥也。蛔厥者，其人当吐蛔。今病者静，而复时烦者，此为藏寒，蛔上入其膈，故烦，须臾复止，得食而呕，又烦者，蛔闻食臭出，其人当自吐蛔。蛔厥者，乌梅丸主之。又主久利。

功用：温上清下，安蛔止痛。

主治：脉微，肢厥，静而复时烦，须臾复止，得食而呕又烦。

（7）茵陈蒿汤：茵陈蒿六两　栀子十四枚，擘　大黄二两，去皮

上三味，以水一斗二升，先煮茵陈减六升，内二味，煮取三升，去滓，分三服。小便当利，尿如皂荚汁状，色正赤，一宿腹减，黄从小便去也。

条文：

236. 阳明病，发热汗出者，此为热越，不能发黄也。但头汗出，身无汗，剂颈而还，小便不利，渴引水浆者，此为瘀热在里，身必发黄，茵陈蒿汤主之。

260. 伤寒七八日，身黄如橘子色，小便不利，腹微满者，茵陈蒿汤主之。

功用：清热利湿。

主治：身黄如橘子色，小便不利，渴引水浆，腹微满。

（8）白头翁汤：白头翁二两　黄连三两　黄柏三两　秦皮

三两

上四味，以水七升，煮取二升，去滓，温服一升，不愈，更服一升。

371. 热利下重者，白头翁汤主之。

373. 下利欲饮水者，以有热故也，白头翁汤主之。

功用：清热凉肝，解毒止利。

主治：热利下重，欲饮水。

（9）文蛤散：文蛤五两

上一味为散，以沸汤和一方寸匕服，汤用五合。

条文：

141. 病在阳，应以汗解之，反以冷水潠之，若灌之，其热被劫不得去，弥更益烦，肉上粟起，意欲饮水，反不渴者，服文蛤散。若不瘥者，与五苓散。寒实结胸，无热证者，与三物小陷胸汤。白散亦可服。

功用：清热利湿。

主治：烦热，形寒，口渴饮水而并不急切。

（10）牡蛎泽泻散：牡蛎，熬　泽泻　蜀漆，暖，水洗，去腥　葶苈子，熬　商陆根，熬　海藻，洗去咸　栝楼根各等分

上七味，异捣，下筛为散，更入臼中治之。白饮和服方寸匕，日三服。小便利，止后服。

条文：

395. 大病瘥后，从腰以下有水气者，牡蛎泽泻散主之。

功用：逐水清热。

主治：大病瘥后，从腰以下有水气。

（11）吴茱萸汤：吴茱萸一升，洗　人参三两　生姜六两，切　大枣十二枚，擘

上四味，以水七升，煮取二升，去滓，温服七合，日三服。

条文：

243. 食谷欲呕，属阳明也，吴茱萸汤主之。得汤反剧者，属上焦也。

309. 少阴病，吐利，手足逆冷，烦躁欲死者，吴茱萸汤主之。

378. 干呕吐涎沫，头痛者，吴茱萸汤主之。

功用：温胃散寒，降逆化浊。

主治：食谷欲呕；吐利，手足逆冷，烦躁欲死；干呕吐涎沫，头痛。

（12）烧裈散：妇人中裈，近隐处，取，烧作灰

上一味，水服方寸匕，日三服，小便即利，阴头微肿，此为愈矣。妇人病，取男子裈，烧服。

条文：

392. 伤寒阴阳易之为病，其人身体重，少气，少腹里急，或引阴中拘挛，热上冲胸，头重不欲举，眼中生花一作眵，膝胫拘急者，烧裈散主之。

功用：安神定志，调畅气机。

主治：身体重，少气，少腹里急，或引阴中拘挛，热上冲胸，头重不欲举，眼中生花，膝胫拘急。

主要参考文献

［1］刘渡舟．伤寒论校注［M］．北京：人民卫生出版社，2013．

［2］南京中医药大学教研室．伤寒论译释［M］．上海：上海科学技术出版社，2010．

［3］李同宪．伤寒论现代解读［M］．西安：第四军医大学出版社，2003．

［4］国家药典委员会．中华人民共和国药典 2015 年版［M］．北京：中国医药科技出版社，2015．

［5］李宇航．伤寒论方药剂量与配伍比例研究［M］．北京：人民卫生出版社，2015．

图书在版编目（CIP）数据

《伤寒论》评述／郭旭峰著. —太原：山西科学
技术出版社，2019.4
ISBN 978 - 7 - 5377 - 5850 - 5

Ⅰ.①伤… Ⅱ.①郭… Ⅲ.①《伤寒论》－研究Ⅳ.①R222.29

中国版本图书馆 CIP 数据核字（2018）第 248354 号

《伤寒论》评述
SHANGHANLUN PINGSHU

出　版　人：赵建伟
著　　　者：郭旭峰
整　理　人：郝　洋
责 任 编 辑：王　璇
封 面 设 计：吕雁军

出 版 发 行：山西出版传媒集团·山西科学技术出版社
地　　　址：太原市建设南路 21 号　邮编：030012
编辑部电话：0351 - 4922135
发 行 电 话：0351 - 4922121
经　　　销：全国新华书店
印　　　刷：山西人民印刷有限责任公司
网　　　址：www. sxkxjscbs. com
微　　　信：sxkjcbs

开　　　本：880mm × 1230mm　　1/32　印张：14
字　　　数：294 千字
版　　　次：2019 年 4 月第 1 版　　2019 年 4 月第 1 次印刷
书　　　号：ISBN 978 - 7 - 5377 - 5850 - 5
定　　　价：98.00 元

本社常年法律顾问：王葆柯
如发现印、装质量问题，影响阅读，请与发行部联系调换。